孕产期
同步营养全书

王　琪　编著
汉　竹　主编

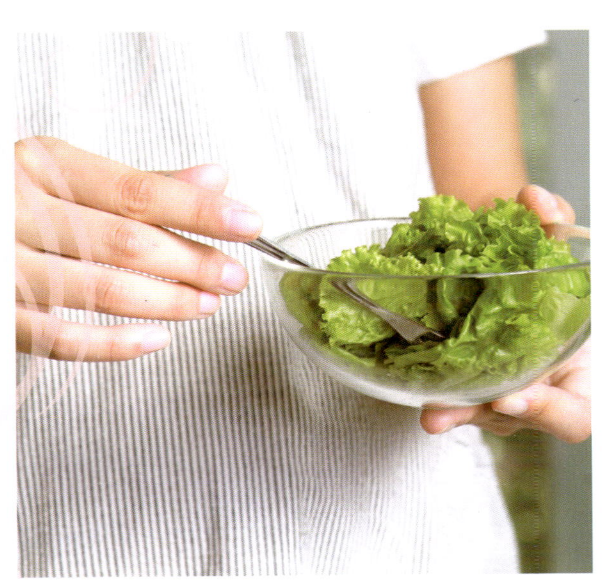

中国轻工业出版社

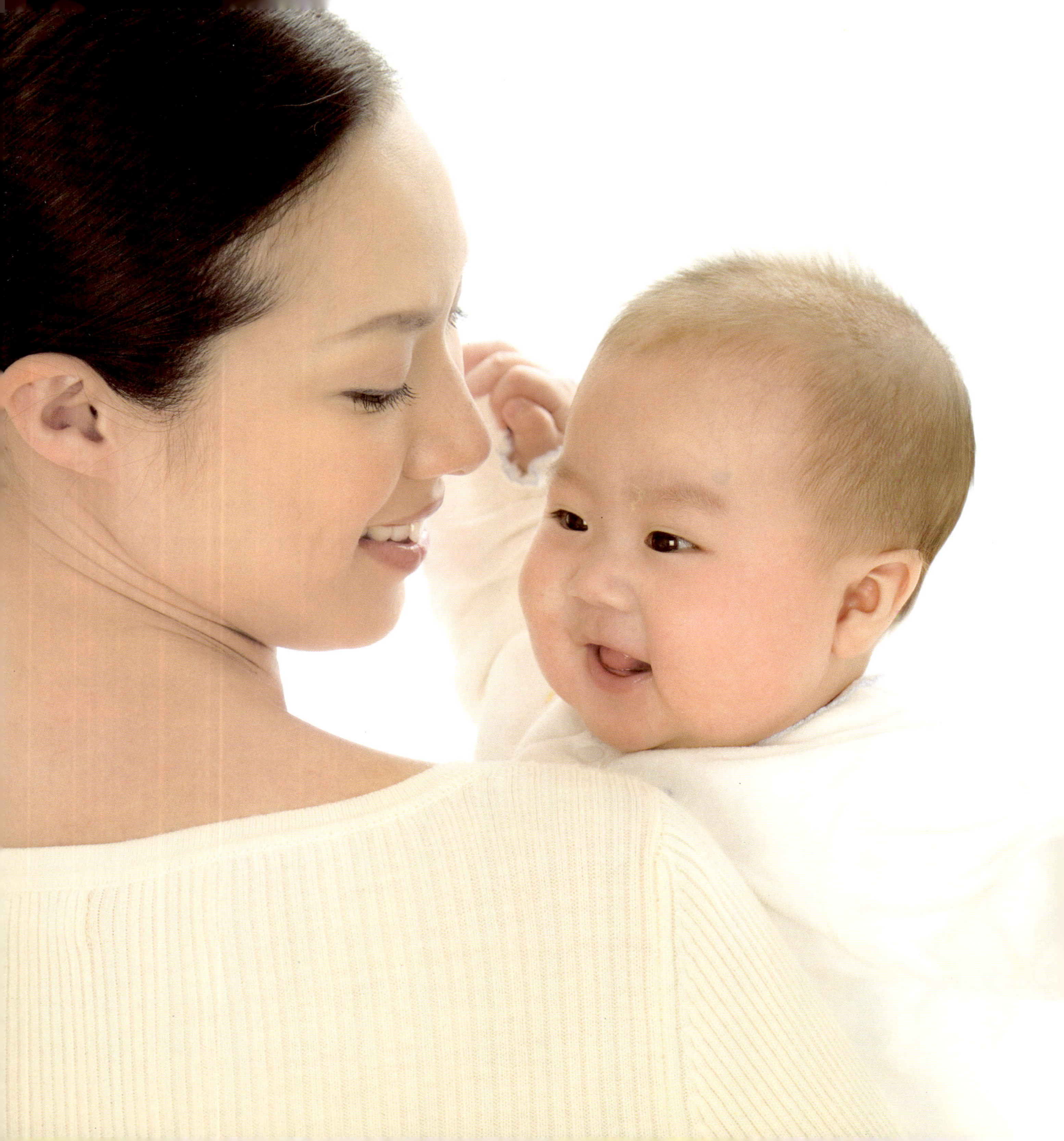

前言

宝宝的外貌、体形、智商取决于父母的遗传和孕产期的营养质量。作为一个孕妈妈，你知道自己和胎宝宝最需要哪些营养素吗？

怀孕期间多选钙质和维生素D丰富的食物，可促进胎宝宝躯干、四肢的发育，为宝宝将来长个高个子打下良好的基础。

海鱼、海虾、芝麻、核桃等，可以给胎宝宝提供人体必需的不饱和脂肪酸，能够让宝宝的大脑发育更加全面，眼睛更加明亮。

孕妈妈多摄入奶、水果、坚果，能够使宝宝的皮肤细腻嫩白……

认识各种食物的营养成分，是吃对、吃好的第一步，这样更有利于宝宝的发育。

宝宝出生之后，新妈妈把月子坐好，对母子的身体健康意义重大，合理安排月子餐，康复和瘦身也可以同时进行。

为了刚刚出生的宝宝，倍加操劳的新妈妈可能会有所不适，饮食营养可以调理好新妈妈的身体，又不影响宝宝的哺喂。

孕产期间，“食”关重大。为了让孕产期的妈妈和宝宝营养健康，我们特意编写了这本书。

愿全世界的小宝宝都健康、聪明，愿全世界的孕妈妈都平安、美丽。

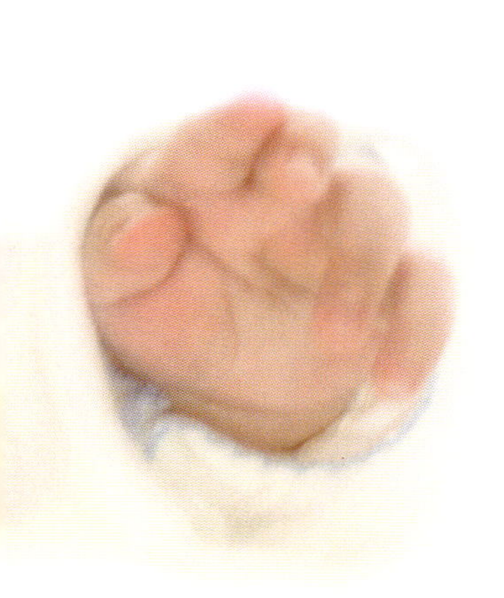

目录

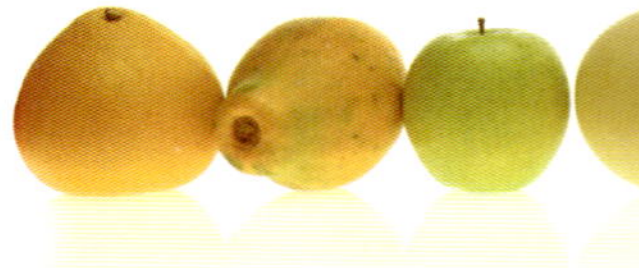

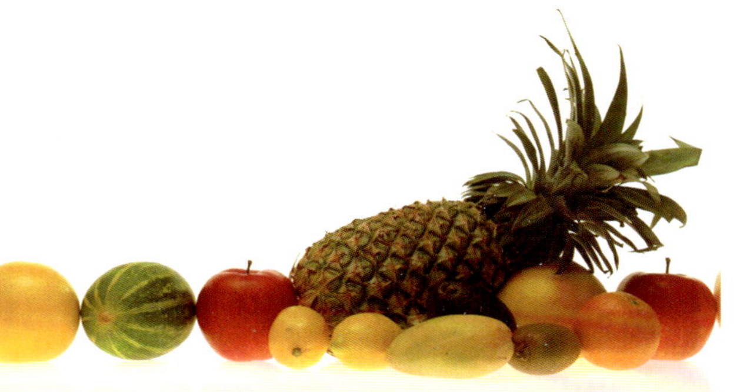

第三章 \ 孕期必需的20种关键营养素 95

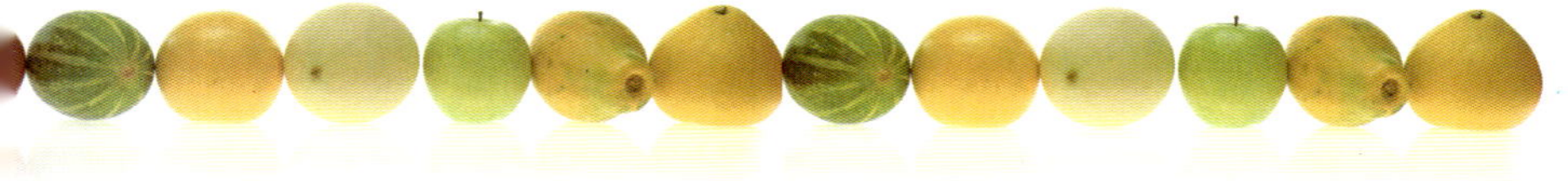

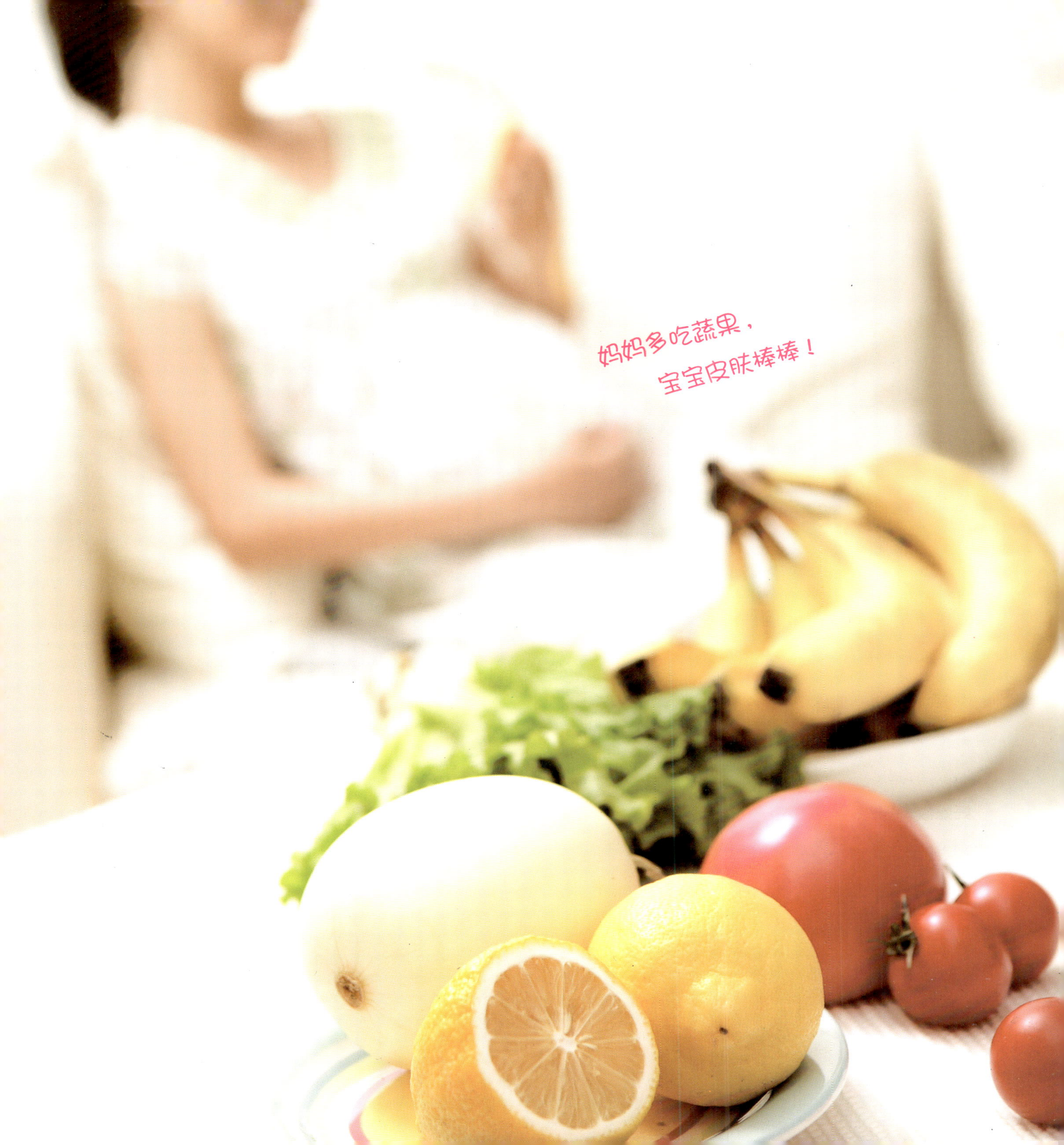
妈妈多吃蔬果，
宝宝皮肤棒棒！

孕妈妈营养情况自测表

最科学的进补原则就是缺什么补什么。但是怎样才能知道自己是不是缺营养或者到底缺什么呢？孕妈妈可以根据自己的体重、胎儿的大小以及自身的一些症状进行判断。

孕期体重合理增长表

体重增加的“速度”	
前3个月	共增加1~2千克
4~6个月	每周增加0.35千克，约为4.2千克
7~10个月	每周增加0.5千克，约为8千克
体重增加的“重量”	
怀孕前体重正常者	11.5~16千克
怀孕前体重稍低者	12~18千克
怀孕前体重较重者	7~12千克
平均增加体重	11.0~12.5千克

注：体重指数=体重（千克）/身高（米）的平方。体重指数<18.5为体重过轻，体重指数在18.5~23.9之间为正常体重，体重指数在24~27.9之间为超重，体重指数>28为肥胖。

前3个月若体重增加不够，看看是否有失眠或厌食——如果一切正常，就不必为体重增加不足而担心。

若体重增加过多，要小心可能患有糖尿病或妊娠高血压。

若体重增加过少，又会因营养不足而影响胎儿的正常发育。

宫高和腹围的标准

	妊娠周数	下限（厘米）	上限（厘米）	标准（厘米）
宫高	满20周	15.3	21.4	18
	满24周	22	25.1	24
	满28周	22.4	29	26
	满32周	25.3	32	29
	满36周	29.8	34.5	32
	满40周			33
腹围	满20周	76	89	82
	满24周	80	91	85
	满28周	82	94	87
	满32周	84	95	89
	满36周	86	98	92
	满40周	89	100	94

注：如果连续2周宫高没有出现变化，孕妈妈要及时去医院进行相关检查。宫高和腹围低于正常范围，胎宝宝可能发育迟缓，此时孕妈妈应适当加强营养。宫高和腹围高于正常范围，孕妈妈要注意控制营养摄入，增加运动。如果产前1周内测量宫高+腹围≥140厘米者，巨大儿的可能性会更大。

根据症状分析孕妈妈的营养情况

下面提到的一些症状，如果孕妈妈经常遇到，每 1 种可以得到 1 分。很多症状出现的频率都可能超过 1 次，因为这些症状是由多种营养素缺乏引起的。如果孕妈妈出现了加粗标明的任何一种症状，则得 2 分。各种营养素对应的最高分值为 10 分，将孕妈妈所得到的分值记录在下面的括号内。

维生素 A

口腔溃疡
夜视能力欠佳
痤疮
频繁感冒或感染
皮肤薄、干燥
有头皮屑
鹅口疮或膀胱炎
腹泻

得分（　　　）

维生素 D

关节炎和骨质疏松
背部疼痛
龋齿
脱发
肌肉抽搐、痉挛
关节疼痛或僵硬
骨质脆弱

得分（　　　）

维生素 E

性欲低下
轻微锻炼便筋疲力尽
容易发生皮下出血
静脉曲张
皮肤缺乏弹性
肌肉缺乏韧性
伤口愈合缓慢
不易受孕

得分（　　　）

维生素 C

经常感冒
缺乏精力
经常被感染
牙龈出血或过敏
容易发生皮下出血
流鼻血
伤口愈合缓慢
皮肤出现红疹

得分（　　　）

维生素 B_1

脚气病
肌肉松弛
眼睛疼痛
易怒
注意力不集中
手、脚部刺痛
记忆力差
胃痛
便秘
心跳快速

得分（　　　）

维生素 B_2

眼睛充血、灼痛或沙眼
对亮光敏感
舌头疼痛
白内障
头发过干或过油
湿疹或皮炎
指甲开裂
嘴唇干裂

得分（　　　）

维生素 B_{12}

头发状况不良
湿疹或皮炎
口腔对热或冷过度敏感
易怒
焦虑或紧张
缺乏精力
便秘
肌肉松弛或疼痛
肤色苍白

得分（　　　）

叶酸

湿疹
嘴唇干裂
少白头
焦虑或紧张
记忆力差
缺乏精力
抑郁
食欲不振
胃痛

得分（　　　）

α - 亚麻酸

皮肤干燥或有湿疹
头发干燥或有头皮屑
有炎症，如关节炎
过度口渴或出汗
水分潴留
经常感染
记忆力差
高血压或高脂血
经前综合征或乳房疼痛

得分（　　　）

钙

抽筋或痉挛
失眠或神经过敏
关节疼痛或关节炎
龋齿
高血压

得分（　　　）

铁

肤色苍白
舌头疼痛
疲劳或情绪低落
食欲不振或恶心
经血过多或失血

得分（　　　）

锌

味觉或嗅觉减退
两个以上的手指甲有白斑
经常发生感染
有伸张纹
痤疮或油性皮肤

得分（　　　）

孕妈妈在现有得分的基础上还要根据具体的营养素情况加上一定分值，才是最终得分：

维生素 D+1　维生素 B_{12}+2　叶酸 +2　α - 亚麻酸 +2　钙 +2　锌 +2

根据这个原则计算每一种营养素的总分值。营养素所得的分值越高，说明孕妈妈对这种营养素的需求越大，就应该增加这种营养素的补充量。

营养计划从孕前3个月开始

谁不想生一个健康漂亮的小宝宝呢！要想更好地实现这个愿望，孕妈妈的营养一定要跟得上，而且要保证均衡。这可不只是怀胎十月的任务，从孕前3个月开始，就应该为宝宝搭建一个充足的营养仓库了。

需要遵守的饮食原则

平衡膳食

为了更好地迎接宝宝的到来，孕妈妈一定要保证膳食平衡，摄入多种营养，满足身体的正常消耗，并为将来做好营养储备。

要实现膳食平衡，建议孕妈妈按照以下标准安排日常饮食。

油	25~30克
盐	6克
奶类及奶制品	300克
大豆类及坚果	30~50克
畜禽肉类	50~75克
鱼虾类	50~100克
蛋类	25~50克
蔬菜类	300~500克
水果类	200~400克
谷类、薯类及杂豆	250~400克
水	1200毫升

一日三餐均衡搭配

俗话说“早餐要吃好，午餐要吃饱，晚餐要吃少”，为了自己和未来宝宝的健康，孕妈妈也要注意一日三餐的搭配。

- 不能省略的早餐

早餐摄取的能量应占全天摄入能量的30%。最理想的早餐时间为7~8点。

从食物搭配的角度讲，早餐应该有谷类、豆制品类、奶类、蛋类、肉类、蔬菜、水果等，要注意做到粗细搭配、荤素搭配，还要注意干稀搭配。

- 午餐“重头戏”

午餐摄取的能量应该占全天摄入能量的40%。最理想的午餐时间为12点。

午餐可以选择蛋白质含量高的肉类、鱼类、禽蛋和大豆制品等，而且最好吃3种以上的蔬菜和水果，以保证充足的维生素、矿物质和膳食纤维，还可以选择两种主食进行搭配，如米饭＋豆沙包、米饭＋玉米棒等，一般125克主食就足够了。

- 晚餐“七八分饱”

晚餐摄取的能量应占全天摄入能量的30%。最理想的晚餐时间为晚上6~7点。

晚餐最好有两种以上的蔬菜，主食要适量减少，适当吃些粗粮，可以少量吃点鱼类。甜点、油炸食物晚上就不要吃了。

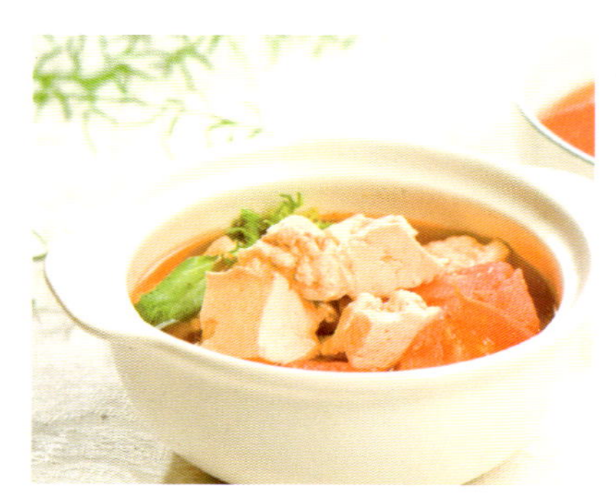

一日食谱举例

早餐：牛奶250毫升、馒头50克、香肠10克、芝麻酱10克、鸡蛋1个、苹果1个

午餐：米饭100克、豆腐干炒芹菜（芹菜100克、豆腐干50克）、排骨烧油菜（排骨50克、油菜100克）、蛋花汤（鸡蛋1个、紫菜5克）

晚餐：二米饭（大米50克、小米25克）、鲜蘑鸡片（鸡胸50克、鲜蘑50克）、牡蛎炒生菜（牡蛎肉20克、生菜200克）

孕前的重点营养素

叶酸

叶酸是孕前3个月需要特别补充的重点营养素，它可以有效预防胎宝宝的神经管畸形。孕前每日应摄入400微克（μg）的叶酸，孕中每日应摄入600~800微克。

以下是一些叶酸含量比较丰富的食物，供孕妈妈参考：（每100克可食部分）

猪肝：含425.1微克叶酸。

大豆：含181.1微克叶酸。

奶白菜：含116.8微克叶酸。

豌豆苗：含99.5微克叶酸。

油菜：含103.9微克叶酸。

鸡腿菇（干）：含351.8微克叶酸。

榴莲：含116.9微克叶酸。

鸡蛋（红皮）：含70.7微克叶酸。

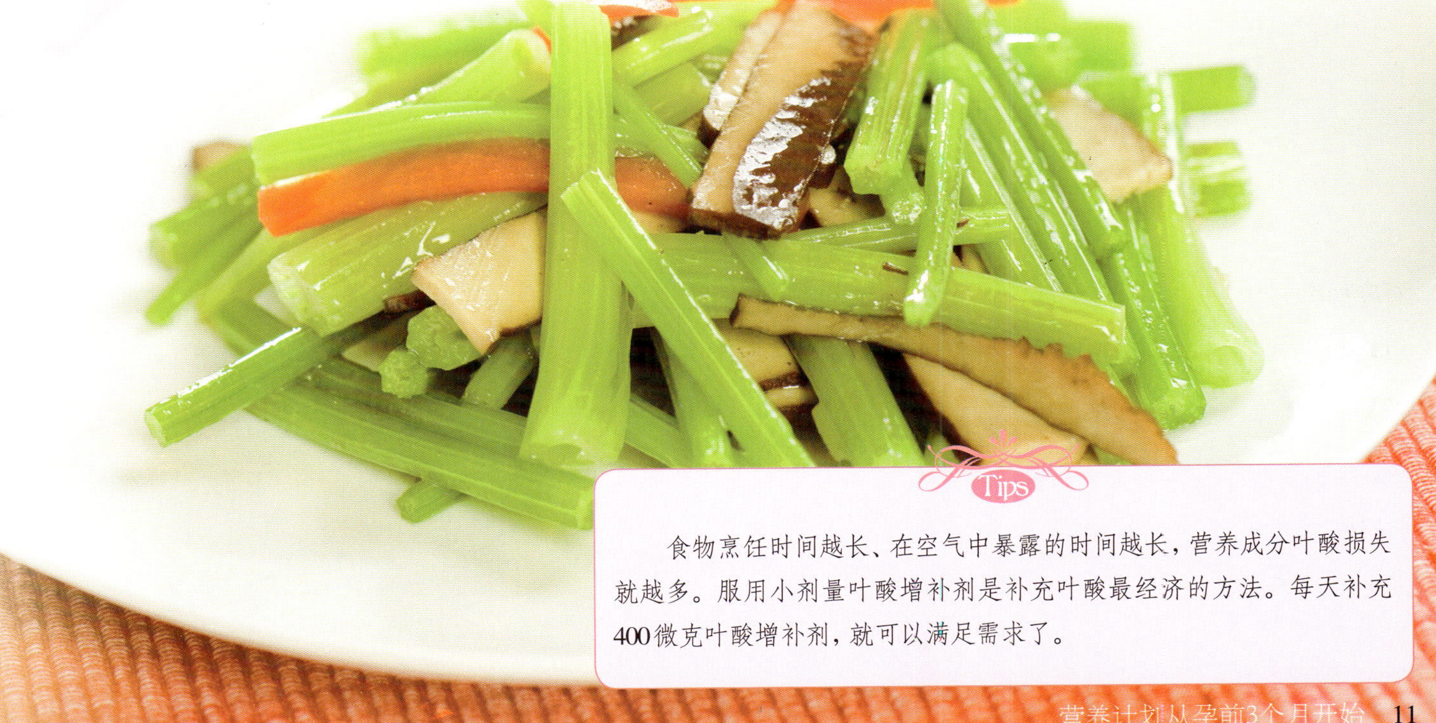

Tips

食物烹饪时间越长、在空气中暴露的时间越长，营养成分叶酸损失就越多。服用小剂量叶酸增补剂是补充叶酸最经济的方法。每天补充400微克叶酸增补剂，就可以满足需求了。

碘

碘堪称“智力营养素”，孕前补碘比怀孕期补碘对胎宝宝脑发育的促进作用更为显著。经补充碘出生的宝宝，其体重、身高及智商水平均高于未补碘出生的宝宝。准备怀孕的女性可以通过检测尿碘水平来辨明身体是否缺碘。孕期碘的摄入量应为每日175微克，相当于每日食用6克碘盐。

以下是一些碘含量比较丰富的食物，供孕妈妈参考：（每100克可食部分）

裙带菜（干）：含15878微克碘

紫菜（干）：含4323微克碘

海带（鲜）：含923微克碘

叉烧肉：含57.4微克碘

开心果（熟）：含37.9微克碘

火鸡腿：含33.6微克碘

乌鸡蛋（绿皮）：含20.0微克碘

锌

体内锌含量充足，可维持性激素分泌的增加，使精子数量增多或促进排卵。同时，锌对胎宝宝的大脑发育起着不可忽视的作用。孕期锌的摄入量应为每日20毫克。

以下是一些锌含量比较丰富的食物，供孕妈妈参考：（每100克可食部分）

火腿（全精肉）：含9.5毫克锌

山核桃：含7.1毫克锌

牛里脊肉：含4.7毫克锌

小海蟹：含3.2毫克锌

羊肉（后腿）：含3.1毫克锌

猪里脊肉：含2毫克锌

早餐麦片：含1.94毫克锌

碘在加热后会挥发。很多人都喜欢炒菜时先放盐，或者为了方便将盐放在炉灶附近，这往往让加碘盐变成了无碘盐。因此，煮菜时宜在差不多煮熟的时候再加盐，也不能将盐放在炉灶附近。

必须改变的不良饮食习惯

我们平时很多的饮食习惯可能在不知不觉中就会影响自身的健康，尤其是准备怀孕的女性，如果不加以改正，对自己和胎宝宝都会造成一定的危害。

拒绝烟酒

吸烟时，烟叶中的尼古丁会抑制卵子的输送和受精卵的着床，或使受精卵的着床部位出现异常，从而造成不孕或宫外孕的危险。另外，吸烟会降低机体的体液和细胞免疫功能，增加女性生殖道感染的机会。

过量饮酒可损害卵巢功能，使女性性激素分泌异常，导致不排卵和无月经。如果在妊娠期饮酒，还会危及胎宝宝。因此，年轻的夫妇至少应在计划怀孕前半年就戒烟戒酒。

拒绝咖啡因

准备怀孕的女性不要过多食用咖啡、茶及其他含咖啡因的饮料和食品。咖啡因作为一种能影响到女性生理变化的物质，可以在一定程度上改变女性体内雌激素、孕激素的比例，从而间接抑制受精卵在子宫内着床和发育。

减少辛辣食物的摄入

辛辣食物会加重孕妈妈的消化不良、便秘或痔疮等症状，影响孕妈妈对胎宝宝的营养供给，增加分娩的困难。因此在计划怀孕前3个月就应避免吃太过辛辣的食物。

不吃快餐

快餐里含有太多的饱和脂肪酸，容易导致胆固醇过高，危害心脑血管健康。多数快餐的调味料都含有大量盐分，这对肾脏没有益处。

如果由于工作原因必须选择快餐的话，那么别忘了给自己要1份蔬菜沙拉，而且要拒绝油炸食品，用果汁代替碳酸饮料。

纠正厌食、挑食、偏食习惯

这些坏习惯的直接影响就是会造成营养失衡或者营养不良。怀孕初期，胎宝宝发育所需要的营养主要来自于母体之前的营养储备，如果怀孕前孕妈妈营养不良，会造成胎宝宝发育迟缓。所以孕妈妈一定要按照我们之前讲过的饮食原则，调整自己的饮食。

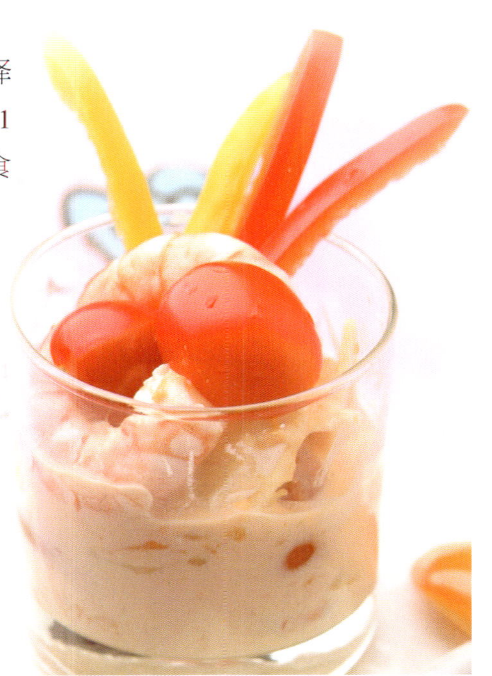

将多种水果和虾肉混搭，做成布丁或沙拉，能为孕妈妈提供膳食纤维、维生素、优质蛋白等全面均衡的营养。

准爸爸的营养功课

孕育一个健康聪明的宝宝，准爸爸的准备功课同样很重要，来看看哪些是准爸爸需要关注的吧！

维生素C

维生素 C 可以增加精子的数量和活力，减少精子受损的危险。准爸爸每天应至少摄取 60 毫克维生素 C。

最佳食物来源：橘类水果及其果汁、草莓、猕猴桃、木瓜、绿叶蔬菜、菜花、土豆等。一杯鲜榨橙汁含有 124 毫克维生素 C，足以满足准爸爸一天所需。

维生素A

维生素 A 是生成雄性激素所必需的物质，还可以防止维生素 C 的老化。准爸爸每天需要食用 1000微克维生素 A 。

最佳食物来源：鱼油、动物肝脏、奶制品、蛋黄、黄色及红色水果、红黄绿色蔬菜。准爸爸可以每天摄入100克鳗鱼、70克鸡肝、85克胡萝卜或125克皱叶甘蓝。

维生素E

维生素 E 又称生育酚，如果它和必需的脂肪都缺乏，会导致不孕症。充足的维生素 E 可以使男性体内雄性激素水平提高，精子活力和数量显著增加。一般建议每日摄入量为400~1000国际单位。

最佳食物来源：植物油、绿色蔬菜、核果、豆类、全谷类、肉、奶油、鸡蛋。大多数人由饮食中所得到的维生素 E 已经充足，无需额外补充。

钙和维生素D

每天服用 1000 毫克钙和 10 微克维生素 D 能提高男性的生育能力。

最佳食物来源：富含钙质的食物包括低脂牛奶、奶酪、虾皮、芝麻酱、大豆及其制品等，而牛奶和鲑鱼中维生素 D 含量较高。

锌

即使是短期锌缺乏症也会减小精子的体积和睾丸的激素含量。准爸爸在饮食中要增加锌含量，每天至少摄入12~15毫克。

最佳食物来源：牡蛎中的锌含量最为丰富，小麦胚粉、山核桃、乌梅、芝麻、猪肝、牛奶的含锌量也很高。日常饮食中，50 克瘦牛肉含4.5毫克锌，50克乌鸡肉含2.38毫克锌，准爸爸可以按需食用。

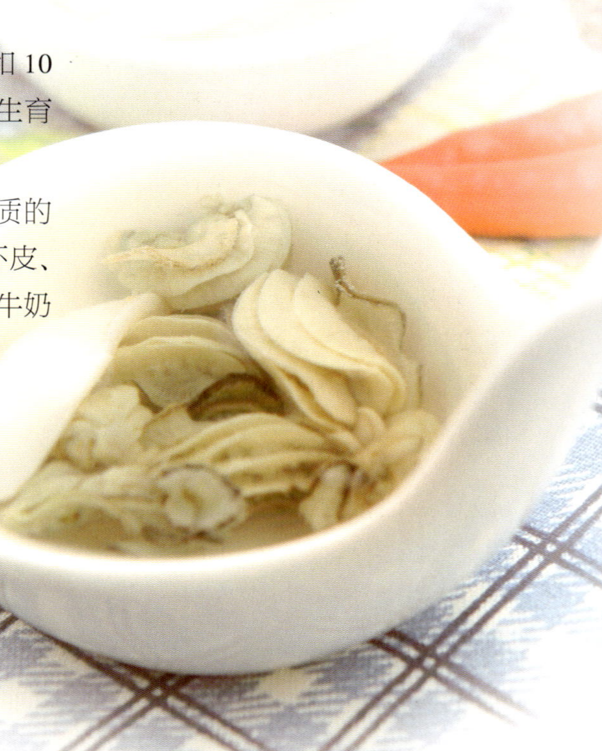

牡蛎煲汤汤汁鲜美，准爸爸多喝可增强精子活力，个大、完整、新鲜的牡蛎锌含量更高。

孕前排毒饮食方案

很多人在准备怀孕的时候都知道要适当增加营养，但是有一点却往往会忽略掉，那就是给身体排毒。正如我们每天都会呵护自己的皮肤一样，身体内部的环境也需要细心打理。把那些“饮食垃圾”从体内清扫出去，才能给胎宝宝一个健康的生存空间。

改掉不良的饮食习惯，减少毒素来源

对照之前讲过的关于不良习惯的内容，将那些孕妈妈也有的不良饮食习惯彻底改正，并按照我们提供的饮食原则，调整自己的饮食。

食物排毒

动物血、鲜蔬果汁、海带、紫菜、韭菜、豆芽、红薯、糙米都是很好的排毒食物。在我们提供的饮食原则上，多摄入这些食物，可以帮助清除体内垃圾，排出毒素。另外，适当吃些苦味的蔬菜是很有好处的，比如苦瓜等。

运动排毒

运动是排毒最原始、最有效的方法。通过运动让身体出汗，皮肤上的汗腺和皮脂腺，能够通过出汗等方式排出其他器官无法解决的毒素。打算怀孕前，待孕妈妈一定要养成经常健身、运动的好习惯，坚持一周三次地让身体出汗。

孕前没注意营养，孕后怎么补

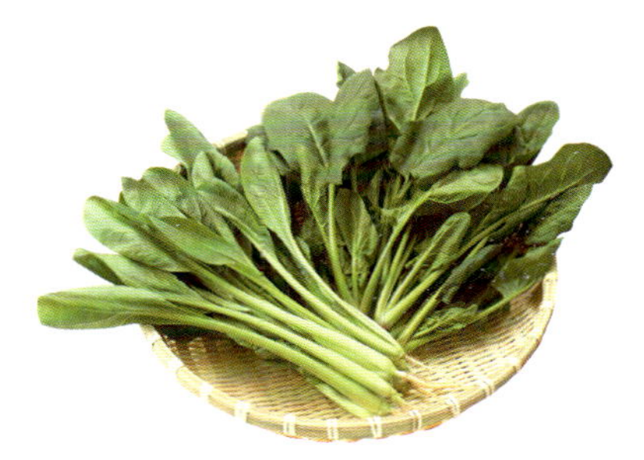

也许现在你已经怀孕了，而之前并没有特别注意营养问题，那么从现在开始，就应该重点关注一下了。

必须改变不良饮食习惯

如果怀孕之前没有注意过这方面，现在就必须要对这些不良的饮食习惯叫停。参照我们之前关于不良饮食习惯的内容，马上和它们告别吧！

检查自己的营养状况

按照我们之前提供的营养情况速查表，检查自己的营养情况。看一下现在的体重增长是不是正常，看一下是不是对某种营养素特别缺乏，对自己的营养情况有个大致的了解。

有针对性地调整

根据自己的营养状况，结合怀孕月数，并按照我们每个月提供的营养饮食方案，调整自己的饮食结构。

特别注意补充叶酸

如果孕前没有提前补充叶酸，那么现在必须开始补充。

现在孕妈妈每日叶酸的摄入量应该在600~800微克之间。除了像之前说过的那样多吃一些富含叶酸的食物外，每天吃一片叶酸增补剂（含400微克叶酸）就可以满足身体对叶酸的需要。

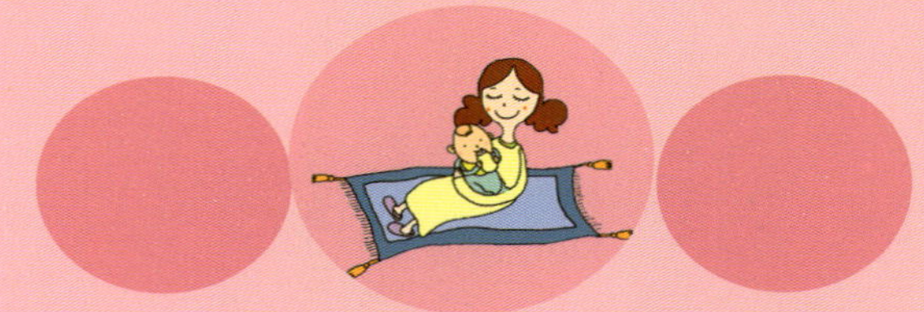

一生中最美好的时光，是宝宝带给孕妈妈的。

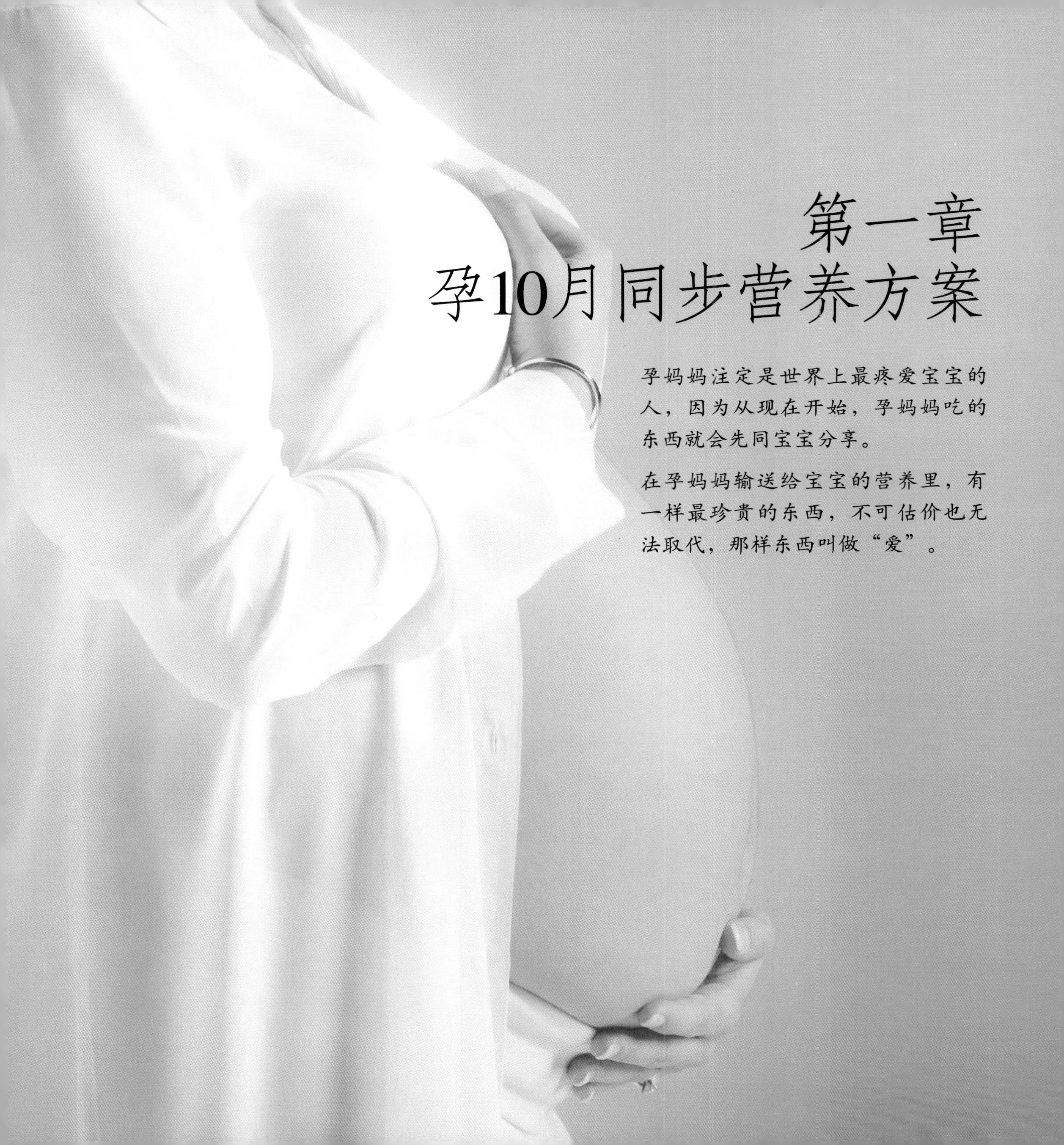

第一章
孕10月同步营养方案

孕妈妈注定是世界上最疼爱宝宝的人，因为从现在开始，孕妈妈吃的东西就会先同宝宝分享。

在孕妈妈输送给宝宝的营养里，有一样最珍贵的东西，不可估价也无法取代，那样东西叫做“爱”。

孕1月 悄悄降临的小生命

妈妈宝宝的变化

胎宝宝还是个小胚芽

这个阶段的胎宝宝还是个小小的“胚芽”，身长只有1厘米左右，体重只有1克，有一个大大的头，有类似鳃和尾巴的构造，感觉就像一个“小海马”。不过胎宝宝的性别以及长大之后的肤色、身高、长相等都已经处于确定状态。胳膊和腿大体上都有了，但是因为太小还看不清楚。神经系统、血液系统以及循环系统的原形几乎都已经出现，生命的神奇从现在就开始显现了。

孕妈妈还未察觉

大部分孕妈妈都没有自觉症状，少部分人可出现类似感冒的症状：身体疲乏无力、发热、畏寒等。这时，子宫、乳房还看不出有什么变化，子宫约有鸡蛋那么大。

由于大部分孕妈妈不知道自己已经怀孕，所以希望孕妈妈能够密切注意自己的身体状况，一旦发现有怀孕的征兆，就不要随便吃药，不要轻易接受X射线检查，更不要参加剧烈的体育活动。

妈妈宝宝营养情况速查

这个月孕妈妈的体重增长并不明显，几乎和怀孕前没有什么变化。如果想要知道本月自己的营养状况，可以按照本书开篇提供的“营养素检测问卷”进行自测，并进行初步判断。

营养过剩怎么办？

如果孕妈妈此时体重增长过快，很有可能会出现营养过剩或是营养摄入不均衡的症状。此刻孕妈妈需要减少脂肪的摄入量，少吃过于油腻和过甜的食物，并且不要暴饮暴食，每餐保持七八分饱。同时要细嚼慢咽，延长进食时间，增加饱腹感。

最重要的还是要按照我们为孕妈妈提供的营养饮食方案进行调整，以保证摄入均衡的营养。

本月重点营养素

叶酸

胎宝宝神经管发育的关键时期在怀孕的第17~30天。此时如果叶酸摄入不足，有可能引起胎宝宝神经系统发育异常。如果从计划怀孕开始即补充叶酸，就可有效地预防胎宝宝神经管畸形。

如果在孕前并没有特别注意补充叶酸，那么此刻孕妈妈必须开始补充叶酸了。此时所需要的叶酸含量每日为600~800微克，但最高不能超过1000微克。

关于叶酸的具体补充方案，本书第三章有详细的讲解，见101页。

蛋白质

对于孕妈妈来说，这一时期蛋白质的供给不仅要充足还要优质，每天在饮食中应摄取蛋白质60~80克，以保证受精卵的正常发育。

如果孕妈妈平时偏爱素食，现在更要加强对蛋白质的摄取。保证每周吃1~2次鱼，每天1~2个鸡蛋、250毫升牛奶和100~200克肉类的摄入是必需的。

关于蛋白质的具体补充方案，本书第三章有详细的讲解，见96页。

本月营养饮食方案

本月营养饮食原则

怀孕第1个月的营养素需求与孕前没有太大变化，如果孕前的饮食很规律，现在只要保持就可以了。需要特别说明的是，怀孕之后应坚持“三餐两点心”的原则，在保证一日三餐正常化的基础上，在两餐之间各安排一次加餐。

早、中、晚这三次正餐应该占全天总热能的90%，大部分营养素的摄入，应该在三餐中安排进去，特别是优质蛋白质、脂肪、碳水化合物这三大营养物质。

加餐一般占到全天总热量的10%，可安排几颗核桃、花生、瓜子等坚果，100克苹果、桃、橘子、猕猴桃、香蕉、草莓等水果，1份酸奶。

孕早期（1~3月）每日膳食构成参考

米、面主食达到300克
豆类及豆制品50~100克
牛奶或酸奶200~250毫升
蔬菜和水果500~600克
蛋类25~50克
畜、禽、鱼肉类50~100克
植物油20克
可加些坚果类食品作为零食

一日食谱举例

餐次	用餐时间	饮食参考
早餐	7点~8点	牛奶250毫升，全麦面包50克，1个鸡蛋，蔬菜适量
加餐	10点左右	苹果1个，麦麸饼干2片
午餐	12点~12点半	米饭100克，甜椒牛肉丝100克，素什锦50克，蛋花汤适量
加餐	15点	草莓100克，坚果适量
晚餐	18点半~19点	二米粥1碗，香菇油菜100克，家常红烧鳜鱼50克

替代方案

如果不习惯喝牛奶，可以用米粥代替，全麦面包也可以换成馒头或者包子。

如果早餐没有喝牛奶，上午的加餐还可以选择200毫升酸奶。

如果午饭不喜欢吃米饭，可以换成等量的馒头，菜品可以按自己口味调换，但至少要有3种蔬菜和1份肉。

下午的加餐可用西瓜、猕猴桃等量代替草莓，坚果可选择十几粒花生或2个核桃。

晚餐主食可换为适量面条、面饼等，可以根据自己的口味变换，但至少要保证有1份蔬菜以及1份豆制品。

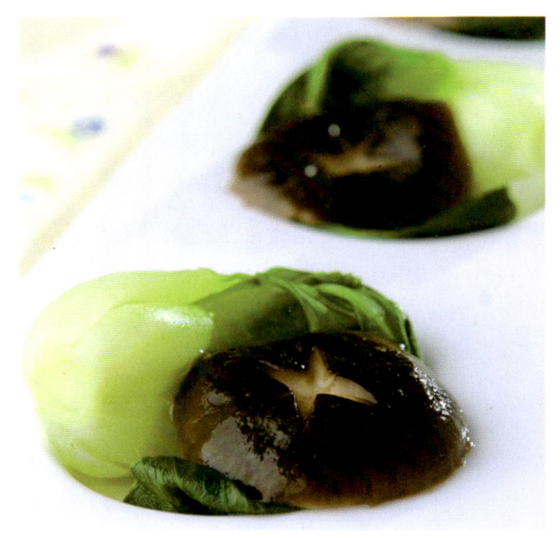

香菇油菜

原料：油菜250克，香菇6朵，盐、鸡精各适量。

做法：1. 油菜择洗干净，切成3厘米长的段，梗叶分置；香菇用温开水泡开去蒂，切成小块。

2. 锅置火上，放油烧热，先放油菜梗，至六七分熟，加盐，再下油菜叶同炒几下。

3. 放入香菇和浸泡香菇的温开水，烧至菜梗软烂，加入鸡精调匀即成。

营养分析：这道菜含有丰富的钙、铁、磷及多种维生素和蛋白质，有益于胎宝宝骨骼、牙齿的发育，还能增强孕妈妈对疾病的抵抗力。

甜椒牛肉丝

原料：牛肉、甜椒各200克，鸡清1个，蒜苗、酱油、甜面酱、盐、鸡精、姜、淀粉、料酒、水淀粉、鲜汤各适量。

做法：1. 将牛肉洗净切丝，加入盐、蛋清、料酒、淀粉搅拌均匀；甜椒和姜切成细丝；蒜苗切成段，备用。

2. 锅内放少许油，把甜椒丝倒入炒至半熟，然后盛出备用。

3. 锅内再倒入少许油，将牛肉丝倒入炒散。

4. 放入甜面酱、甜椒丝、姜丝炒出香味，加入酱油、鸡精、盐和鲜汤，用水淀粉勾芡。

5. 加入蒜苗段，翻炒均匀即成。

营养分析：含有丰富的优质蛋白质和人体必需的氨基酸、维生素，同时具有补益脾胃、增强免疫力的功效。

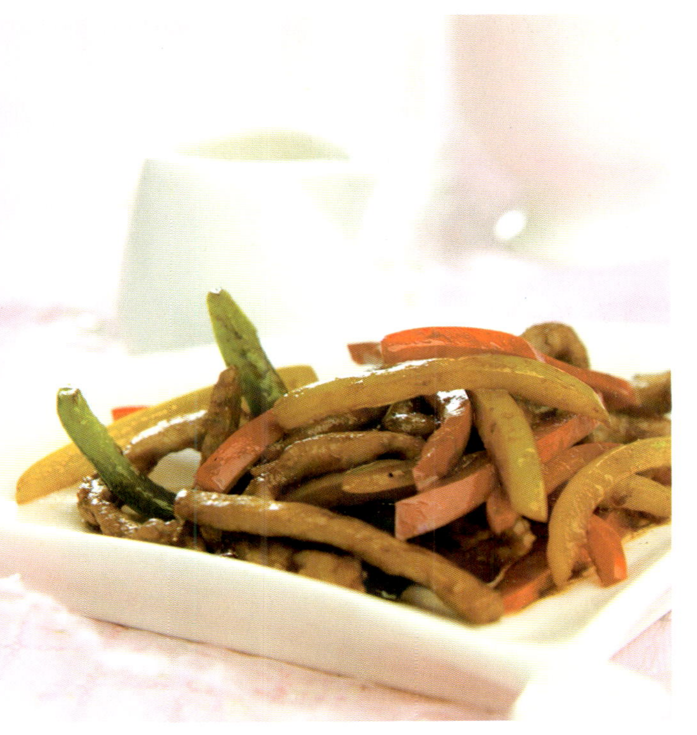

本月饮食禁忌

不宜贪吃冷饮

孕妈妈多吃冷饮会使胃肠道血管突然收缩，胃液分泌减少，消化功能降低，从而引起食欲不振、消化不良、腹泻等症状。另外胎宝宝对冷的刺激很敏感，孕妈妈多吃冷饮会刺激胎宝宝，使其躁动不安。

不宜多喝茶

茶叶中的鞣酸，可以和食物中的铁元素结合成一种不能被吸收的复合物。孕妈妈过多饮用浓茶，有引起贫血的可能。

专家答疑

Q 怀孕了，是不是吃得越多越好?

A 并不是这样。怀孕是一个生理过程，胎宝宝是每日每时不断地增长，并不是说孕妈妈一下子要吃两人份的食物。摄入过多的营养会增加孕妈妈胃肠道、肝脏、肾脏的负担。另外，如果某一种食物吃得过多，会影响其他食物的摄入，这样会造成营养的不均衡，不利于胎宝宝的生长发育和孕妈妈的健康。

孕2月 不要勉强吃喝

妈妈宝宝的变化

胎宝宝忙碌的发育

这个月胎宝宝只能被叫做“胚芽”，长 3 厘米左右，重约 4 克，外表已经能够分辨出头、身、手、脚。

第 6 周，胎宝宝的小心脏就开始跳动了，心脏、血管开始向全身输送血液。从这个月起，保护胎宝宝的羊水开始生成，脐带和胎盘开始发育。

孕妈妈出现妊娠反应

多数孕妈妈开始出现恶心、呕吐、食欲不振等妊娠反应，子宫增大到鹅蛋般大小，阴道分泌物增多，乳房增大明显，乳头变得更为敏感。由于孕期激素以及增大的子宫的原因，小便频繁。孕妈妈的神经会变得很敏锐，常常感觉疲劳、困倦，经常受急躁、不安、忧郁、烦闷等情绪困扰。

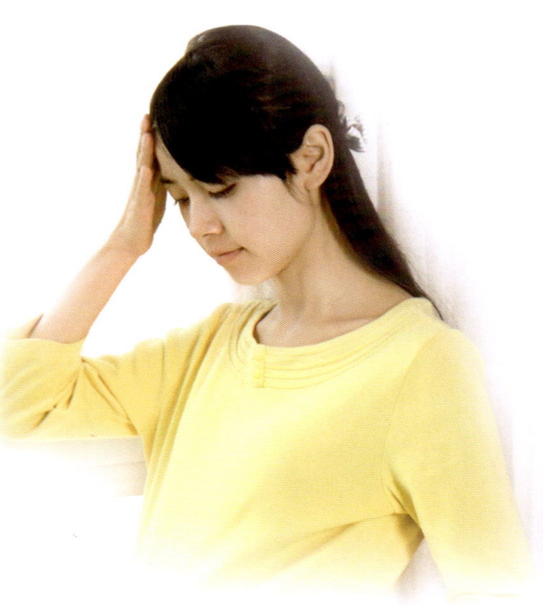

孕妈妈一旦感觉到胸闷、头晕、头疼，要马上离开当前环境或者打开门窗，通风透气。

妈妈宝宝营养情况速查

怀孕头三个月体重平均增长 1~2 千克，如果孕吐严重不能正常进食，要想办法保证营养的摄入，不能想当然地认为自己应该大量进食。以体重的变化来求证胎宝宝的健康，是不可取的。

不必从现在开始就进补

有的孕妈妈知道自己怀孕之后，为了让胎宝宝“吃”得更好，马上就开始进补。其实现在胎宝宝还很小，对营养需求也不大，孕妈妈只要维持正常饮食，保证质量就可以了。

本月重点营养素

锌

锌缺乏，会对胎宝宝造成神经系统发育障碍。为此，孕妈妈在均衡饮食的同时，需要适当吃一些香蕉、动物内脏、瓜子、花生、松子等富含锌元素的食物。中国营养学会建议，孕期锌的摄入量以每日20毫克为宜。

关于锌的具体补充方案，本书第三章有详细的讲解，见112页。

碘

如果孕期缺碘，有可能使宝宝患上呆小症。虽然现在已提倡食用碘盐，但孕期对碘的需要量大，饮食中仍然不能忽视对碘的补充。

孕期碘的摄入量应为每日175微克。鱼、海带、紫菜、贝类等海产品的含碘量较高，孕妈妈若能每2~3天食用一次海鱼，即可满足机体对碘的需求量。

孕妈妈补碘的关键时间是在妊娠早期3个月，尤以妊娠前为好。怀孕后5个月再补碘，已不能干预宝宝智力缺陷的发生。

关于碘的具体补充方案，本书第三章有详细的讲解，见111页。

特别注意

- 叶酸

本月，叶酸仍是营养重点。叶酸是人体三大造血原料之一，可促进红细胞的生成。孕妈妈记得要坚持补充叶酸。

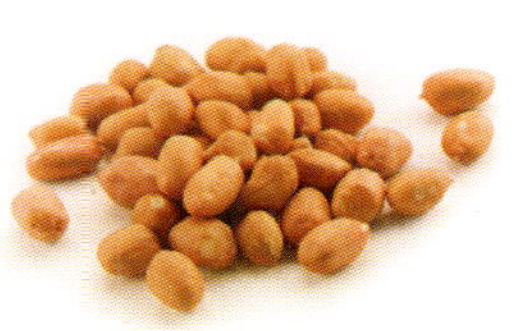

怀孕期间每天吃一把花生或其他坚果，宝宝更聪明。

本月营养饮食方案

本月营养饮食原则

不挑食，保证全面营养。这个时期胎宝宝的主要器官开始全面形成，孕妈妈的饮食要能够满足胎宝宝的正常生长发育和孕妈妈自身的营养需求。

少食多餐，减轻妊娠反应。妊娠反应带来的恶心、厌食，影响了孕妈妈的正常饮食，可以通过变化烹饪方法和食物种类，少食多餐，来保证自己的营养补充。

适当增加优质蛋白质的摄入量。这个时期，孕妈妈每日应摄入蛋白质80~95克，以满足胎宝宝的发育需要。孕妈妈一定要通过食物获得足够的优质蛋白，还要多吃奶类及水果、蔬菜。

一日食谱举例

餐次	用餐时间	饮食参考
早餐	7点~8点	豆包或馒头50克，燕麦南瓜粥1碗，煮鸡蛋1个，蔬菜适量
加餐	10点左右	牛奶250毫升，苹果1个
午餐	12点~12点半	米饭100克，青椒炒瘦肉丝100克，拍黄瓜50克，棒骨海带汤1碗
加餐	15点	烤馒头片50克，橘子1个
晚餐	18点半~19点	面条100克，西红柿炒鸡蛋100克，红烧黄鱼50克，胡萝卜肉丝汤1碗

替代方案

燕麦南瓜粥可用燕麦鸡蛋粥代替，豆包或馒头可换成花卷或餐包以变换口味。

上午的加餐可改为豆浆或乳酪面包。

如果时间充裕，午餐和晚餐内容可以互换，如果下午还要工作，午餐就可以用简单而营养丰富的饮食代替，以免因为身体需要动用大量的血液进行消化而昏昏欲睡。

下午的加餐可以用蒸的面点代替烤馒头片。

燕麦南瓜粥

原料：燕麦30克，大米50克，小南瓜1个，葱花、盐适量。

做法：1. 南瓜洗净削皮，切小块；大米洗净，清水浸泡半小时。

2. 大米加水适量，大火煮沸，换小火煮20分钟。

3. 放入南瓜块，小火煮10分钟；放燕麦，小火再煮10分钟。

4. 熄火后，加入盐、葱花等调料。

营养分析：燕麦的锌含量在所有谷物中最高。同时燕麦内含有一种燕麦精，具有谷类的特有香味，能刺激食欲，特别适合孕吐时期食用。

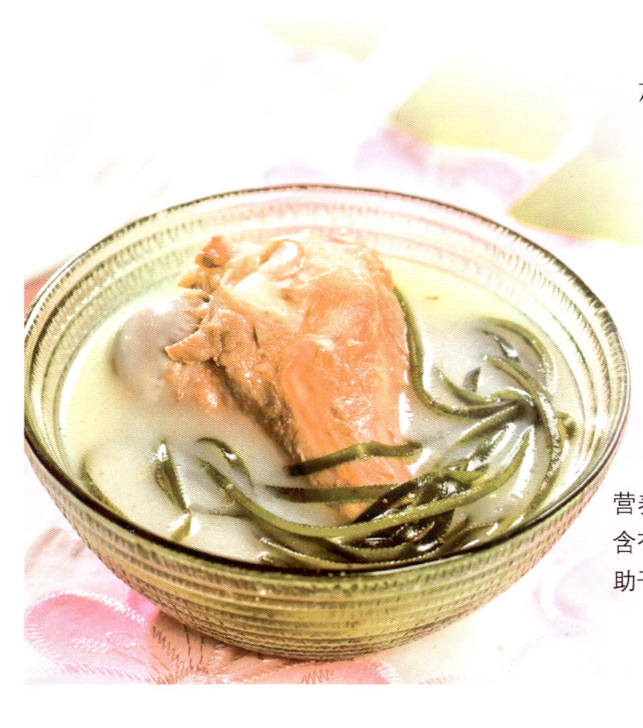

棒骨海带汤

原料：海带100克，猪棒骨1根，葱段、姜片、米醋、盐各适量。

做法：1. 海带洗净切丝或条。

2. 猪棒骨洗干净后，用开水焯一下，再放入热水锅中，和葱段、姜片一起煮。

3. 猪棒骨六成熟时放海带下锅，并加入适量米醋。

4. 猪棒骨煮至熟透，起锅前放盐调味。

营养分析：海带是补碘佳品，猪棒骨含有营养丰富的骨髓，加入米醋则有助于营养物质的析出和吸收。

本月饮食禁忌

不宜多吃酸

不少孕妈妈在孕早期嗜好酸味的食物，但一定要注意不宜多吃。由于妊娠早期胎儿耐酸度低，母体摄入过量的加工过的酸味食物，会影响胚胎细胞的正常分裂增生，诱发遗传物质突变，容易致畸。可改食无害的天然酸性食物，如西红柿、樱桃、杨梅、石榴、海棠果、橘子、草莓、酸枣、葡萄等。

不宜吃油条

做油条时，需加入一定量的明矾。明矾是一种含铝的无机物，进食超量对人的大脑极为不利。如果孕妈妈每天吃两根油条，就等于吃进了3克明矾，这样天天积蓄起来，其摄入的铝是相当惊人的。这些明矾中的铝通过胎盘，侵入胎宝宝的大脑，会使其形成大脑障碍，增加痴呆儿的概率。

专家答疑

Q 素食孕妈妈补充什么营养？

A 我们吃的食物当中的磷脂需要在脂质的环境下才能被吸收，好多素食里不含有磷脂，这样的话就很难保证胎宝宝中枢神经系统的完善发育。建议孕期至少要吃一些油类植物，比如坚果、大豆等。最好在妊娠期间充分地摄入各种类型的营养。

孕3月 保证营养，不怕孕吐

妈妈宝宝的变化

胎宝宝有性别了

这个月胎宝宝的各种器官均已出现，神经管开始连接大脑和脊髓，心脏开始分成心房和心室，心跳很快，每分钟可达150次，是孕妈妈的2倍。

泡在羊水里的胎宝宝，身上的小尾巴完全消失了，五官形状清晰可辨，还能够区分性别了。

孕妈妈妊娠反应更激烈

这个月末，孕妈妈的子宫变得有拳头般大小，会压迫膀胱，造成尿频。胀大的子宫拉扯身体两侧的韧带，会引起腰酸背痛。孕妈妈的乳房更加膨胀，在乳晕、乳头上开始有色素沉着，颜色发黑。这个时期的妊娠反应较之前更为明显，有的孕妈妈还会发生便秘。

妈妈宝宝营养情况速查

这个月，孕妈妈的外形不会有明显改变，增加的体重可能连自己也不易察觉，也有些孕妈妈到了第3个月体重非但没有增加，反而出现了下降的趋势。

这时候可能让体重下降的原因有很多。一方面，怀孕前体重越重，此时增加的体重可能就会越少。另一方面，身体现在需要更多的热量，如果孕妈妈饮食没变，体重多半会下降一些。因为孕妈妈的身体会优先为胎宝宝提供营养。

此外，孕早期的食欲不振和孕吐，致使孕早期体重下降也是常见的现象。

如果孕妈妈的体重突然发生剧烈的变化，比如一周内下降或增加了5千克，那就一定要立刻告诉医生，因为这意味着身体可能存在某些潜在问题。

本月重点营养素

膳食纤维

怀孕后，由于胃酸减少，胃肠蠕动缓慢，很多孕妈妈都会受到便秘的困扰。膳食纤维有刺激消化液分泌、促进肠蠕动、缩短食物在消化道通过的时间等作用，是改善便秘的得力助手。

一般情况下，每天摄入500克蔬菜、250克水果就可以满足身体对膳食纤维的需求。

关于膳食纤维的具体补充方案，本书第三章有详细的讲解，见114页。

维生素E

维生素E又称为生育酚，具有保胎、安胎、预防流产的作用，还有助于胎宝宝的肺部发育。孕期维持维生素E的足量摄取是必要的。

虽然维生素E对孕妈妈很重要，但是日常饮食足以满足孕期每日14微克的需要。植物油、坚果和葵花子都含有维生素E，没有医生的建议，不推荐额外补充，过量摄入反而不利。

关于维生素E的具体补充方案，本书第三章有详细的讲解，见108页。

特别注意

• 叶酸

这个月依然要坚持服用叶酸片。从下个月起，叶酸就可以靠正常饮食来摄取，不必再额外加服。

本月营养饮食方案

本月营养饮食原则

在妊娠反应强烈的本月，孕妈妈的膳食以清淡、易消化吸收为宜。可食用一定数量的粗粮如小米、玉米、红薯等。

孕妈妈应尽可能选择自己喜欢的食物，不必刻意多吃或少吃什么。少吃多餐，能吃就吃，进食的嗜好比孕前有所改变也不必忌讳，可适量吃些酸辣以增进食欲。

如果孕妈妈的妊娠反应严重影响了正常进食，可在医生建议下适当补充综合维生素片。同时，为保证蛋白质的摄入量，在有胃口的时候多补充些奶类、蛋类、豆类食物。

想吃厚味食物时，可选择红肉烹制；想吃清淡的就选择鱼、虾等清蒸、清炒；如果什么肉都吃不下去，可以选择口蘑、鸡腿菇等菌类，来补充蛋白质和必需的氨基酸。

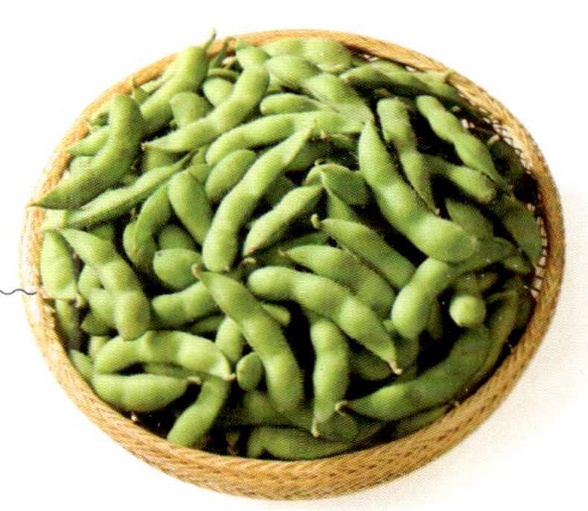

毛豆应呈现自然青翠的绿色，异常碧绿可能是在采收前喷洒或浸泡过甲胺磷农药，孕妈妈不要选购。

一日食谱举例

餐次	用餐时间	饮食参考
早餐	7点~8点	花卷50克，米粥1碗，鸡蛋1个，蔬菜或咸菜适量
加餐	10点左右	麦麸饼干2片，苹果1个
午餐	12点~12点半	米饭100克，牛肉或鸡肉100克，大拌菜（生菜、彩椒、紫甘蓝、圣女果、黄瓜）适量，玉米1根
加餐	15点	坚果（葵花子、核桃等）若干，酸奶250毫升
晚餐	18点半~19点	鱼1份，蒜蓉茄子100克，面条1碗

替代方案

早餐的咸菜吃多了容易造成体内钠含量的增高，不利于健康。可以在头一天晚上用做酸甜藕片的方法做酸甜黄瓜或者酸姜，代替咸菜。

上午的加餐可以用小蛋糕和1个西红柿代替。下午的加餐可以吃1小块烧饼，并根据晚餐时间的远近决定份量。

午餐可以用豆制品代替肉类。晚餐的蒜蓉茄子可以用香干芹菜代替。

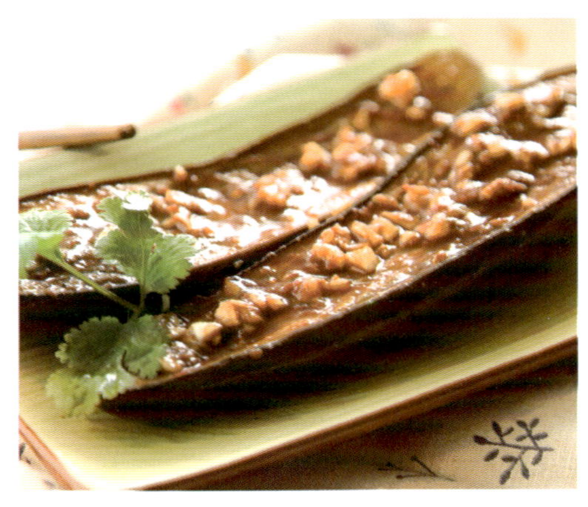

蒜蓉茄子

原料：紫皮长茄子400克，香菜末15克，大蒜25克，盐2克，酱油3克，白糖3克，香油5克，花椒5克。

做法：1. 香菜洗净切末，大蒜切碎剁成蒜蓉。

2. 茄子切段，放入盐水中浸泡5分钟，捞出，一剖为二，放入热油中炸软捞出。

3. 用油爆香花椒后，捞出花椒，放入蒜蓉炒匀，放入茄子、酱油、白糖和盐，烧至入味，放入香油、香菜末即可。

营养分析：茄子富含维生素E，还富含磷、铁、胡萝卜素和氨基酸，可提高机体免疫力。蒜蓉茄子是孕期的一款好食谱。

酸甜藕片

原料：嫩藕600克，花椒1匙，盐、白糖、醋各适量。

做法：1. 嫩藕洗净，切薄片泡于盐水中。

2. 在锅中沸水焯烫藕片，捞起冲凉，沥干水分。

3. 锅中倒入油，加入花椒，小火炒香成花椒油后，熄火凉凉，捞掉花椒。

4. 用盐、白糖、醋及花椒油拌匀藕片，放置半小时，入味后即可食用。

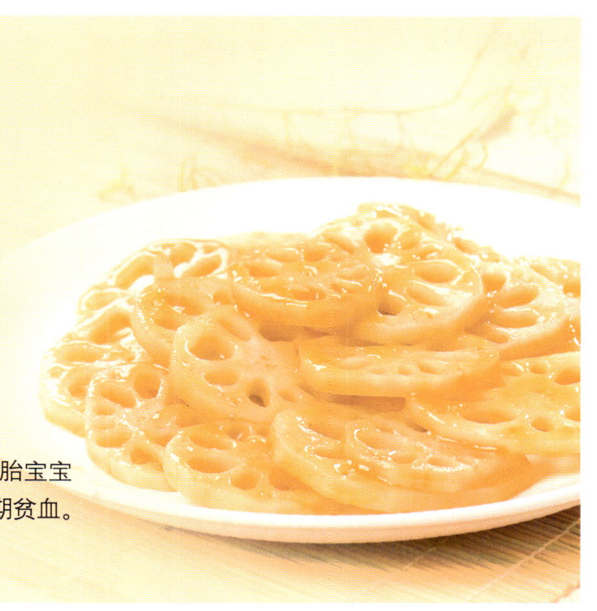

营养分析：莲藕丰富的营养成分，可以很好地促进胎宝宝的发育，其较高的含铁量还可以帮助孕妈妈预防孕期贫血。

本月饮食禁忌

不宜喝长时间煮的骨头汤

动物骨骼中所含的钙质，不论多高的温度也不能溶化，过久烹煮反而会破坏骨头中的蛋白质。骨头上总会带点肉，熬的时间长了，肉中脂肪析出，会增加汤的脂肪含量。熬骨头汤1个小时左右就可以了。

不宜食用过敏性食物

过敏体质的孕妈妈，在孕期要避免食用虾、蟹、贝壳类食物及辛辣刺激性食物，这些过敏食物经消化吸收后，可从胎盘进入胎宝宝的血液循环中，妨碍胎宝宝的生长发育，或直接损害某些器官，如肺、支气管等，从而导致胎宝宝畸形或者患病。孕妈妈一定要注意。

专家答疑

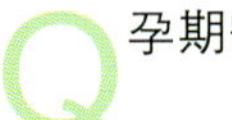

Q 孕期需要少吃甜食吗？

A 甜食主要指的是碳水化合物，不单纯限于吃起来甜的物质，米、面、糕点都属于甜食。甜食摄入过多会使母体内的血糖陡然升高又很快下降，不利于胎宝宝的生长发育。过食甜食还可能出现消渴，而消渴需要饮用大量的水，增加心脏和肾脏的负担，并影响其他营养物质的摄入。多吃甜食还有可能分娩巨大儿，不利于母子健康。

孕4月 吃好比吃饱更重要

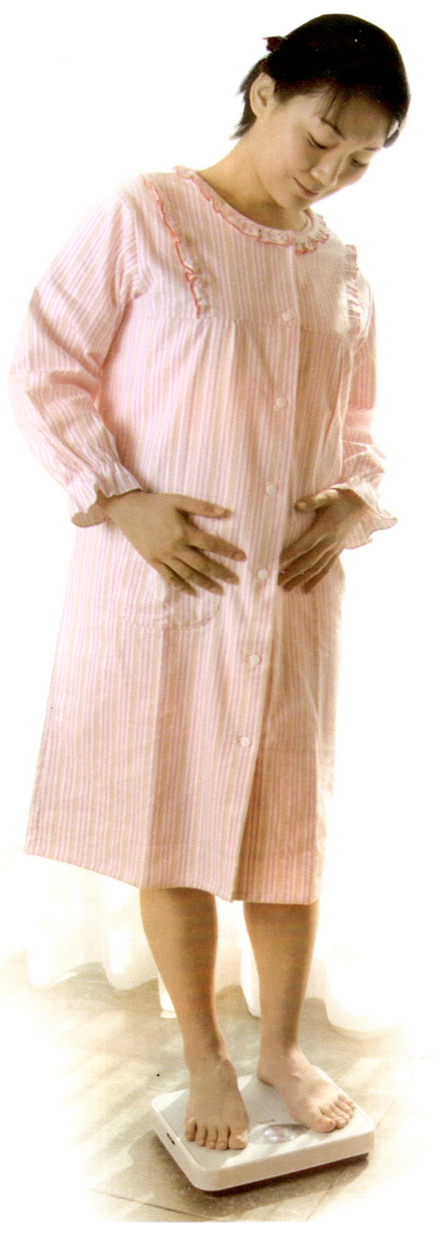

妈妈宝宝的变化

胎宝宝大脑迅速发育

这个月胎宝宝的头渐渐伸直，胎毛、头发、乳牙也迅速增长，有时还会出现吮吸手指、做鬼脸等动作。

胎宝宝的大脑明显地分成了6个区，皮肤逐渐变厚而不再透明。

到16周末，胎宝宝身长达18厘米，体重达160克。

孕妈妈胃口好多了

孕妈妈的食欲开始增加，可以吃各种平时喜欢但因为担心发胖而不敢吃的东西。

到了孕4月，孕妈妈下腹部开始隆起，子宫已如婴儿头大小，乳房继续增大，乳晕颜色变深。白带、腹部沉重感及尿频依然持续存在。

妈妈宝宝营养情况速查

因为妊娠反应减小，这个月很多孕妈妈会出现体重增长过快的情况，有的甚至一个月就能长2~2.5千克。切记体重如果不加控制，会导致营养过剩或者巨大儿的情况出现。孕中期的三个月，每周增加0.35千克的体重最为合理。

超重不好，过轻也不好。因为孕4月也是胎宝宝的快速发育期，如果孕妈妈摄入的营养素不足，胎宝宝就会同母体抢夺营养素。因此孕妈妈要注意按照我们提供的标准，保证营养的摄入。

本月重点营养素

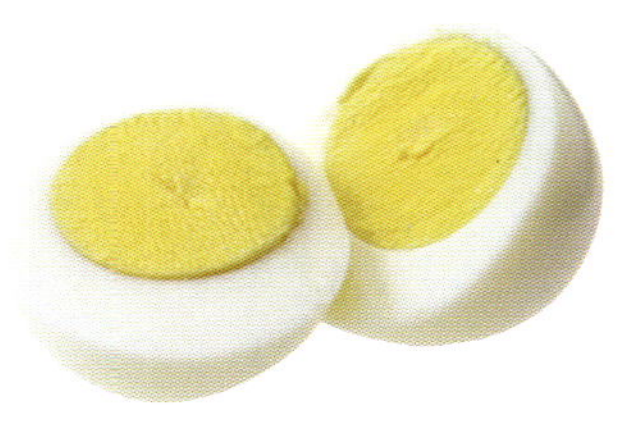

钙

胎宝宝的恒牙胚在孕4个月时开始发育，及时补钙对宝宝拥有一口好牙极其重要。如果钙摄入量不足，胎宝宝就会从孕妈妈的骨骼中夺走骨钙，给孕妈妈带来小腿抽筋、下肢麻木、牙齿松动、腰酸背痛等种种病痛。

每日饮用200~300毫升牛奶就能够满足孕中期每日补1000毫克钙的需求。

关于钙的具体补充方案，本书第三章有详细的讲解，见109页。

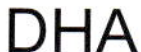

DHA

DHA是二十二碳六烯酸的简称，是一种多不饱和脂肪酸，它是构成大脑皮层神经膜的重要物质，而且对视网膜光感细胞的成熟有重要作用。DHA对胎宝宝的脑神经细胞发育非常重要。建议孕妈妈从妊娠4个月起适当补充DHA。

安全补充DHA，应当每周至少吃1~2次鱼，或者选用海藻油DHA制品。

关于DHA的具体补充方案，本书第三章有详细的讲解，见99页。

维生素D

维生素D可促进钙、磷的吸收和在骨骼中的沉积，如果缺乏，会影响胎宝宝骨骼和牙齿的发育。它主要存在于海鱼、动物肝脏、蛋黄和瘦肉中。多晒太阳也有助于人体自身合成维生素D。

关于维生素D的具体补充方案，本书第三章有详细的讲解，见107页。

本月营养饮食方案

本月营养饮食原则

孕4个月时，胎宝宝的生长开始加快。根据中国居民膳食指南建议，孕中期每天增加蛋白质15克，即从这个月开始，孕妈妈每天应增加总量约50~100克的鱼、禽、蛋、瘦肉，以满足孕妈妈和胎宝宝对优质蛋白质的需要。同时，每天至少摄入250毫升的牛奶或者相当量的乳制品及补充300毫克的钙，或喝450~500毫升的低脂牛奶，以满足钙的需要。

铁增加至25毫克，其他营养素如碘、锌、维生素A、维生素D、维生素E、维生素B_1、维生素B_2、维生素C等也相应增加。

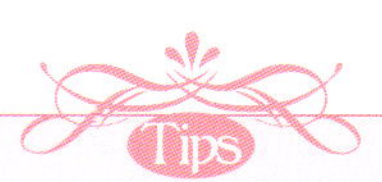

孕中期（4~7月）每日膳食构成参考

米、面主食400~500克

蛋类50~100克

畜、禽、鱼肉类100~150克

动物内脏50克（至少每周1次）

豆类及豆制品50~100克

新鲜蔬菜500克

水果200克

植物油30~40克

一日食谱举例

餐次	用餐时间	饮食参考
早餐	7点~8点	芝麻烧饼1个，豆浆250毫升，鸡蛋1个，蔬菜适量
加餐	10点左右	酸奶布丁150克
午餐	12点~12点半	米饭100克，虾仁西葫芦100克，清炒油麦菜100克
加餐	15点	橙子1个，坚果适量
晚餐	18点半~19点	红豆饭100克，西红柿炒鸡蛋100克，抓炒鱼片250克

替代方案

早餐在家可以用鲜榨果汁代替豆浆，果汁用冰糖调味或者不加糖。

上午的加餐，也可以选择吃1个煮鸡蛋。

午餐可以加上海带豆腐汤或者其他汤品。

晚餐的红豆饭可以用自己喜欢的蔬菜和肉做一个炒米饭代替。

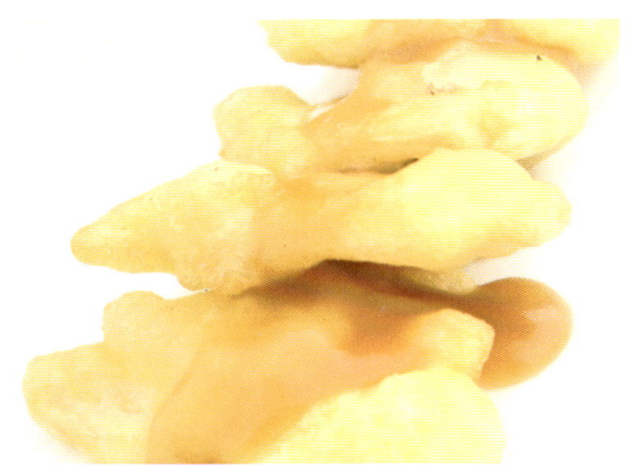

抓炒鱼片

原料：草鱼250克，蛋清1个，葱花、姜末、蒜末、盐、料酒、水淀粉、酱油、醋、白糖各适量。

做法：1. 将草鱼去鳞、去肠杂，洗净。

2. 鱼肉切成片，放入葱花、姜末、蒜末、盐、料酒等调味料，用水淀粉、蛋清挂糊，用热植物油炸熟。

3. 把盐、酱油、料酒、醋、白糖等调味料倒入锅中，加水淀粉勾芡成糊状，将炸好的鱼片倒入，推匀即成。

营养分析：营养开胃，富含蛋白质、钙、磷等营养元素，易于孕妈妈消化吸收。

酸奶布丁

原料：酸奶、牛奶、各色水果丁、冰糖、明胶粉各适量。

做法：牛奶加适量明胶粉、冰糖煮化，凉凉后加入酸奶，倒入玻璃容器中混匀；加入各色水果丁后冷藏，以促进凝固。从冰箱取出放一会儿，等温度适宜再吃。

营养分析：酸奶布丁的钙质丰富并且很好吸收，同时含有一定量的维生素D。这样一种补充牛奶方式，可为孕妈妈的生活增添色彩。

虾仁西葫芦

原料：西葫芦250克，虾仁50克，蒜、盐、白糖、鸡精、水淀粉各适量。

做法：1. 虾仁洗净，去掉虾线，用沸水焯熟，备用；西葫芦洗净放水中浸泡一会儿。

2. 坐锅倒油，油热后放蒜，闻到蒜香味后放西葫芦，翻炒一会。

3. 放入焯熟的虾仁，继续翻炒，加盐、白糖，继续翻炒，加盖略焖一会儿。

4. 加入2勺水淀粉，翻炒，加鸡精起锅。

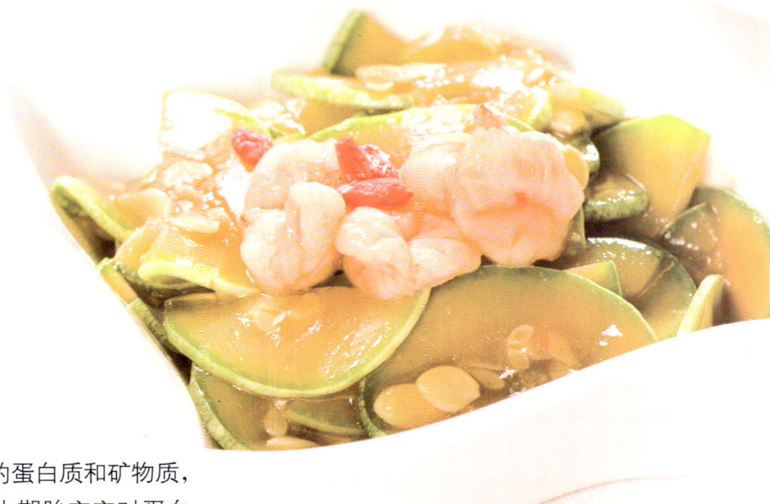

营养分析：虾仁含有丰富的蛋白质和矿物质，特别是钙，常吃可满足孕中期胎宝宝对蛋白质和钙的需求。

本月饮食禁忌

不宜吃桂圆

桂圆性味甘温，孕妈妈食用非但不能产生补益作用，反而容易发生漏红、腹痛、腹胀等先兆流产症状。

不宜吃大补食品

人参、蜂王浆等滋补品含有较多的激素，孕妈妈滥用这些补品会干扰胎宝宝的生长发育，而且补品吃得过多会影响正常饮食营养的摄取和吸收，引起人体整个内分泌系统紊乱和功能失调。

不要一次吃得过饱

本月孕妈妈可以解除“食禁”，吃各种平时喜欢却因为担心发胖而不敢吃的东西。但此时进食有一个原则：再好吃、再有营养的食物都不要一次吃得过多、过饱，或一连几天大量食用同一种食物。

专家答疑

Q 孕妈妈可以多吃鸡蛋吗？

A 鸡蛋的营养成分和磷脂的成分都特别适合胎宝宝生长发育的需要。鸡蛋蛋白质含有各种必需氨基酸，是常见食物中蛋白质较优的食物之一。一个中等大小的鸡蛋与200毫升牛奶的营养价值相当，不仅有益于胎宝宝的脑发育，而且有利于提高产后母乳的质量。但是，鸡蛋多吃不利于消化吸收，建议每天吃1~2个就可以了。

孕5月 进补营养正当时

妈妈宝宝的变化

胎宝宝能听到声音了

这个月开始，胎宝宝的循环系统、尿道开始工作，听力形成，可以听得到孕妈妈的心跳、血流、肠鸣和说话声。

胎宝宝身长达到25厘米，体重450克，皮肤是半透明的，眼睛由两侧向中央集中，骨骼开始变硬，会皱眉、斜眼、做鬼脸了。

孕妈妈感受到胎动啦

期待已久的胎动在这个月来临。随着胎宝宝的成长，胎动会非常频繁，直到后期子宫被撑满为止。胎动为孕妈妈和胎宝宝之间建立起奇妙的默契。从现在开始，孕妈妈的宫底每周大约升高1厘米，腰身也会变粗，动作也开始笨拙了。

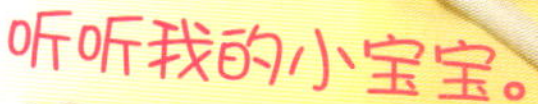

妈妈宝宝营养情况速查

孕妈妈营养情况自测表（厘米）

宫高满20周	下限15.3	上限21.4	标准18
腹围满20周	下限76	上限89	标准82

进入孕5月，孕妈妈已经具有明显的孕妇体型了。很多孕妈妈在这个月都会超过每周体重平均增长0.35千克这个标准值。对比孕妈妈营养情况自测表，看看自己的宫高和腹围是否在正常范围以内，并结合体重做三方面的综合考虑。也可以根据本书最开始为孕妈妈提供的营养情况速查表，检查自己的营养情况，进行针对性地补充。

本月重点营养素

铁

怀孕时母体内血容量扩张，胎宝宝和胎盘快速增长，铁的需要量猛然增加，孕妈妈每天不但要供给自身需要的铁，还要为胎宝宝的生长发育提供足够的铁，因此很容易出现铁供给量不足的问题。如果母体严重贫血，会造成胎宝宝的发育迟缓或智力低下，危害母子健康。

动物肝脏是补铁首选，鸡肝、猪肝可一周吃两三次，每次25克左右。动物血、瘦肉也很不错。水果中的维生素C，可以促进铁的吸收。

关于铁的具体补充方案，本书第三章有详细的讲解，见110页。

维生素A

维生素A以对视力的重要性而闻名，也是正常骨骼发育所必需，如果缺乏，会导致成骨与破骨之间的不平衡，并造成神经系统异常。鉴于过量补充维生素A会造成毒性作用，建议孕妈妈选用β-胡萝卜素来代替维生素A。平时多吃胡萝卜就能够防止维生素A缺乏。

关于维生素A的具体补充方案，本书第三章有详细的讲解，见102页。

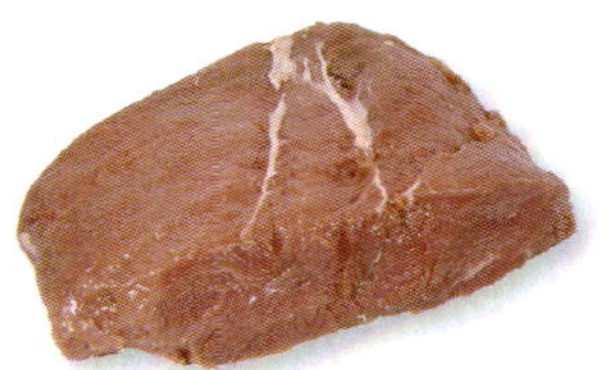

每100克瘦牛肉中含铁3.2毫克，是孕期补铁的不错选择。但牛肉纤维较粗，孕妈妈食用时一定要煮熟、煮烂。

本月营养饮食方案

本月营养饮食原则

这个月，孕妈妈可以在医生的指导下，服用鱼肝油以补充维生素A和维生素D。

为配合胎宝宝的生长发育，孕妈妈要重视加餐和零食的作用，红枣、板栗、花生、瓜子都是很好的选择，可以换着吃，满足口味变化的需要。

猪肝富含铁和维生素A。为使猪肝中的铁更好地吸收，建议孕妈妈坚持少量多次的原则，每周吃2~4次，每次吃25~50克。因为大部分营养素摄入量越大，则吸收率越低，所以不要一次大量食用。

一日食谱举例

餐次	用餐时间	饮食参考
早餐	7点~8点	西红柿鸡蛋面1碗，酱猪肝50克
加餐	10点左右	火龙果1个，坚果适量
午餐	12点~12点半	米饭100克，木耳娃娃菜100克，蒜蓉空心菜50克，排骨适量
加餐	15点	牛奶250毫升，坚果适量
晚餐	18点半~19点	豆包100克，芝麻圆白菜100克，清蒸鲈鱼50克，丝瓜鸡蛋汤1碗

替代方案

加餐的水果可以换成孕期适宜食用的应季水果，比如桃子或者橙子。

午餐的木耳娃娃菜可以换成木耳炒鸡蛋，空心菜也可以换成别的时蔬。

晚餐可以换成馅饼和炒虾仁，佐以鲜榨果汁或者小米粥。

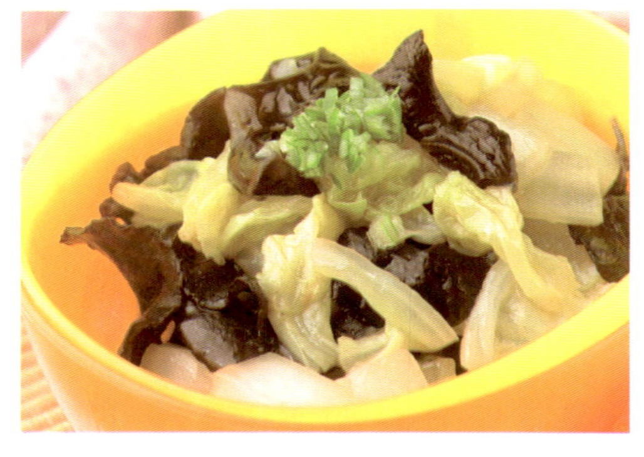

木耳娃娃菜

原料：娃娃菜250克，干木耳15朵，葱片6片，生抽1汤匙，白糖、盐适量。

做法：1. 干木耳泡软后去硬根，撕成小块，沸水焯2分钟；娃娃菜洗净切片。

2. 爆香葱片，倒入娃娃菜翻炒，菜叶变软后倒入木耳，淋入生抽，加白糖、盐，炒匀即可。

营养分析：这道菜是孕妈妈最理想的防贫血和便秘的菜肴。

蒜蓉空心菜

原料：空心菜350克，大蒜5瓣，葱末、盐、香油、鸡精各适量。

做法：1. 空心菜洗净切长段；大蒜剁成蒜末。

2. 坐锅放油，烧至六成热，放入葱末和一小半蒜末炝锅，加入空心菜炒至断生。

3. 加入盐、鸡精、香油翻炒至入味，出锅前加入剩下的蒜末炒匀即可。

营养分析：空心菜含钙、镁、钠、钾、磷、硒等元素及大量膳食纤维，有通便、解毒的作用，适合孕中期及孕后期食用。

芝麻圆白菜

原料：圆白菜半颗，黑芝麻1把，盐适量。

做法：1. 小火将黑芝麻炒出香味。

2. 圆白菜洗净，切粗丝。

3. 起锅热油，放入圆白菜，翻炒至熟透发软，加盐调味，撒上黑芝麻拌匀即可。

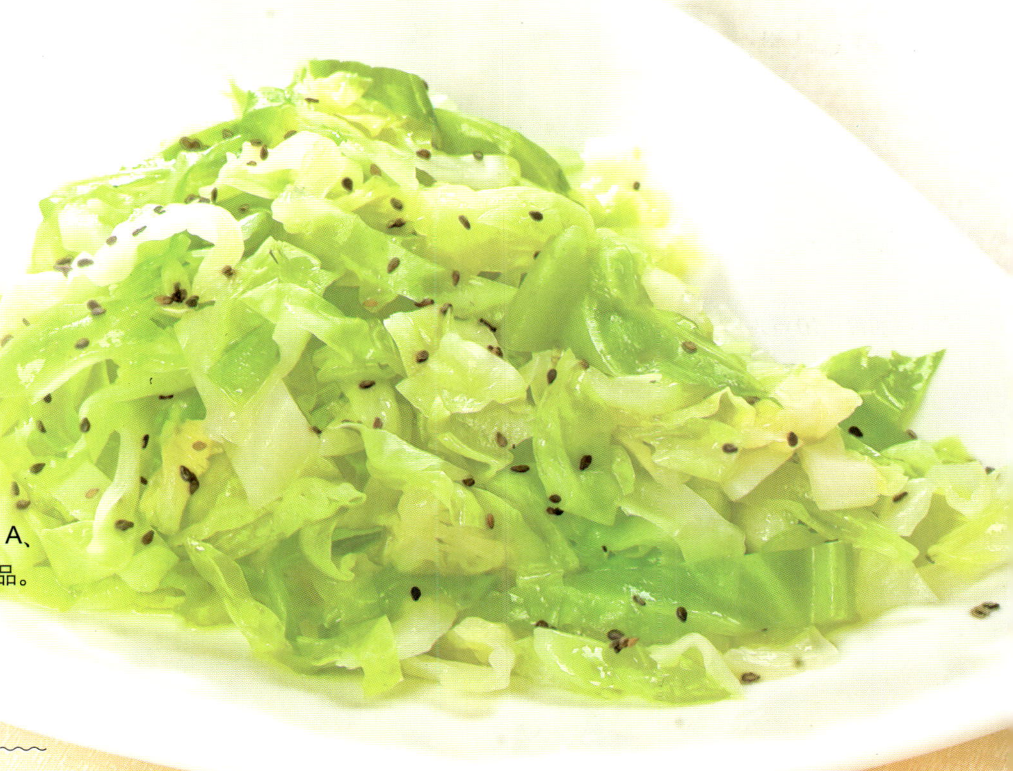

营养分析：圆白菜富含维生素A、维生素E、叶酸，是孕期饮食良品。

本月饮食禁忌

不宜多吃盐

怀孕期间易患水肿和高血压，因此不宜多吃盐。孕妈妈常吃过咸的食物，可导致体内钠水潴留，引起浮肿，影响胎宝宝的正常发育。但一点盐都不吃对孕妈妈也并非有益，用盐量每天最好少于6克。

不宜吃热性香料

大料、茴香、花椒、胡椒、桂皮、五香粉、辣椒粉等都属于热性香料，具有刺激性，很容易消耗肠道水分，使胃肠腺体分泌减少，加重孕期便秘。

专家答疑

Q 孕期要少吃甜食，就是说需要禁糖吗？

A 人们普遍认为吃多糖容易发胖，实际上，葡萄糖是生命中不可缺少的。糖不仅仅提供能量，还能燃烧脂肪。因为胎盘对糖分有过滤作用，胎宝宝的血糖含量会比孕妈妈的低3倍。如果孕妈妈禁糖，胎宝宝就会低血糖。我们应该食用各种类型的糖，同时只要避免消化后血糖的突然升高就可以了。在设计食谱时，要选择那些既含糖，也含蛋白质、脂类的食物，避免只是单纯地从巧克力或含糖高的饮料中获取糖分。

孕6月 这时候更要少食多餐

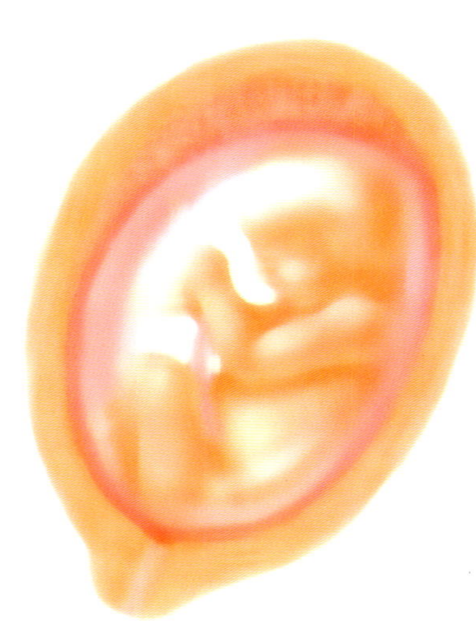

孕妈妈是不是感觉自己变得越来越笨拙了呢？不要为此懊恼，为了宝宝，一切都是值得的，你看，胎宝宝在肚子里欢快地“跳舞”呢！

妈妈宝宝的变化

“游来游去”的胎宝宝

由于皮下脂肪尚未产生，胎宝宝现在就像个小老头，身上覆盖了一层白色的、滑腻的胎脂，用以保护皮肤免受羊水的损害。

这个月末，胎宝宝体重会达到 820 克，身长有 30 厘米，不断吞咽羊水来加速发育自己的呼吸系统。

孕妈妈更性感了

孕 6 月，孕妈妈会发现膨胀的乳房开始分泌稀薄的淡黄色乳汁，这就是初乳。同时，肚子越来越凸出，体重日益增加。增大的子宫压迫了肺部，容易气喘吁吁。

因为肚子的重心前移，走路姿势也明显改变，越来越有孕妈妈的样子了。

妈妈宝宝营养情况速查

孕妈妈营养情况自测表（厘米）

宫高满24周	下限22	上限25.1	标准24
腹围满24周	下限80	上限91	标准85

孕妈妈的体重现在平均每周增长 350 克，不过有些孕妈妈每周只增长 300 克，有些也可能增长 500~1000 克，判断自己是不是营养过剩或者营养不良，还是要根据体重、宫高、腹围这三方面共同考虑。此外，还要结合孕前的体重来考虑。孕前体重偏低的现在体重可能会长得快一些，孕前体重偏高的现在增长的可能会慢一些。

本月重点营养素

脂肪

孕5个月以后，胎宝宝的大脑进入发育高峰期。脂肪是构成脑组织极其重要的营养物质，此时必须重视优质脂肪的摄入。

孕妈妈不必因担心脂肪就是肥胖的代名词，而对脂肪说“不”，在鱼、坚果、玉米中含有的单不饱和脂肪酸，就是非常有益于胎宝宝大脑发育的物质。

关于脂肪的具体补充方案，本书第三章有详细的讲解，见97页。

碳水化合物

碳水化合物是胎宝宝新陈代谢必需的营养素。胎宝宝在孕中期会消耗掉孕妈妈更多的热能来长身体，所以维持碳水化合物的足量供应很重要。蔗糖、谷物、水果、坚果、蔬菜等，都是碳水化合物的优良来源。

关于碳水化合物的具体补充方案，本书第三章有详细的讲解，见113页。

蛋白质

现在胎宝宝的身体器官在迅速发育，作为造就躯体的原材料，蛋白质必不可少。世界卫生组织建议，孕妈妈在孕中期，每日增加优质蛋白质9克，相当于牛奶300毫升或鸡蛋2个或瘦肉50克。如果以植物性食品为主，则每日应增加蛋白质15克，相当于干大豆40克或豆腐200克或豆腐干75克或主食200克。

本月营养饮食方案

本月营养饮食原则

6个月的时候，胎宝宝通过胎盘吸收的营养是初孕时的五六倍，孕妈妈比之前更容易感觉到饿，除了正餐要吃好之外，加餐的质量也要给予重视。少食多餐是这一时期饮食的明智之举。

孕妈妈是不是在刷牙时发现牙龈总是出血呢？这是缺少维生素C引起的。多吃蔬菜和含维生素C的水果如橘子，就可以得到改善，如果不放心，可以去看下医生。

这段时间容易便秘，应常吃富含膳食纤维的蔬果。酸奶是非常有利于排便的一种乳制品，还能够补充钙质，孕妈妈应该多饮用。

因为吃得多，会在不知不觉中摄入很多盐分，这一点孕妈妈必须注意。在家烹饪时要把握咸淡，在外就餐时要叮嘱少放盐，以免加重肾脏的负担或促发妊娠高血压综合征。

一日食谱举例

餐次	用餐时间	饮食参考
早餐	7点~8点	五仁粳米粥1碗，奶汁烩生菜100克
加餐	10点左右	香蕉1根，坚果适量
午餐	12点~12点半	米饭100克，干煎带鱼100克，鸭血豆腐菠菜汤1碗
加餐	15点	酸奶100克，黄瓜1根，坚果适量
晚餐	18点半~19点	虾片粥1碗，三鲜包子100克，蔬菜沙拉适量

替代方案

早餐可以改为豆浆1杯，馒头1个，蔬菜适量。

上午的加餐可以改为葡萄或者哈密瓜1份。

午餐可以用炒绿叶菜、土豆炖牛肉、米饭替换。

晚餐可以改为五香牛肉100克、西红柿蛋汤1碗、米饭100克或者玉米面发糕适量。

五仁粳米粥

原料：粳米100克，芝麻、碎核桃仁、碎杏仁、碎花生仁、瓜子仁、冰糖水各少许。

做法：1. 粳米煮成稀粥。

2. 加入芝麻、碎核桃仁、碎杏仁、碎花生仁、瓜子仁。

3. 浇适量冰糖水，煮10分钟即可。

营养分析：芝麻、碎核桃仁、碎杏仁、碎花生仁、瓜子仁等坚果仁中含有丰富的不饱和脂肪酸，补益大脑的同时还有润肠作用。

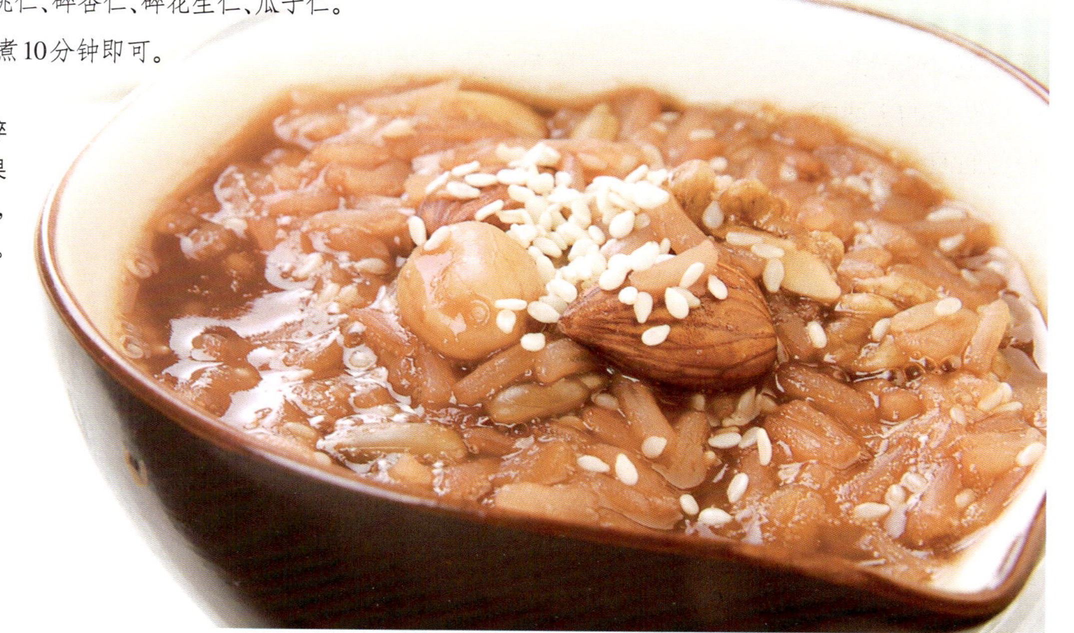

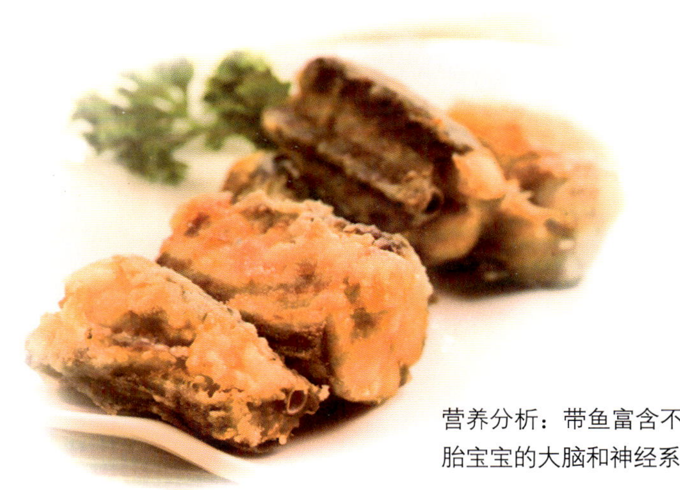

干煎带鱼

原料：带鱼500克，五香粉少许，盐1/2茶匙，姜片、料酒、各适量。

做法：1. 带鱼洗净切块抹干，用料酒、盐和五香粉腌20分钟。

2. 锅烧热，放3汤匙油，加入姜片和鱼块，煎至两面金黄色即可。

营养分析：带鱼富含不饱和脂肪酸、卵磷脂，对胎宝宝的大脑和神经系统发育非常有益。

本月饮食禁忌

不宜多吃味精

味精的主要成分为谷氨酸钠，可与血液中的锌结合从尿液排出。

过多食用味精会消耗大量锌元素，导致胎宝宝缺锌。日常饮食应减少味精的摄入，不用或以鸡精代替。

不要偏食肉食

人体呈微碱状态是最适宜的，如果偏食肉类，则使体内趋向酸性，导致胎宝宝大脑发育迟钝、不灵活。

不宜吃含添加剂的食品

食品添加剂是导致孕妈妈流产和胎宝宝畸形的危险因素，因此怀孕期间不宜食用含食品添加剂的水果罐头和鱼、肉罐头等，可选食新鲜的水果和肉类。

不宜饮用汽水

汽水中多含磷酸盐，进入肠道后易与孕妈妈体内的铁元素发生反应，使铁元素流失，从而造成缺铁性贫血，影响胎儿正常发育。

专家答疑

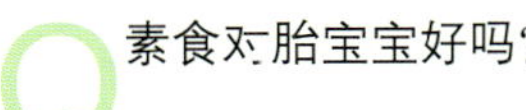

Q 素食对胎宝宝好吗？

A 素食者可能分为两类：只是不吃肉的素食者，和不吃所有与动物有关的食物的素食者。蛋白质是细胞组成的基础成分，是建造宝宝机体不可或缺的“砖瓦”，而肉类食品则是优质蛋白质的最佳来源。

只是不吃肉的素食者，可以从鸡蛋和奶制品当中摄入足够的蛋白质。如果不吃所有与动物有关的食品，就很难保持膳食平衡。为了胎宝宝的健康，建议素食的孕妈妈适量进食蛋类和乳制品。

孕7月 营养冲刺，加油吃

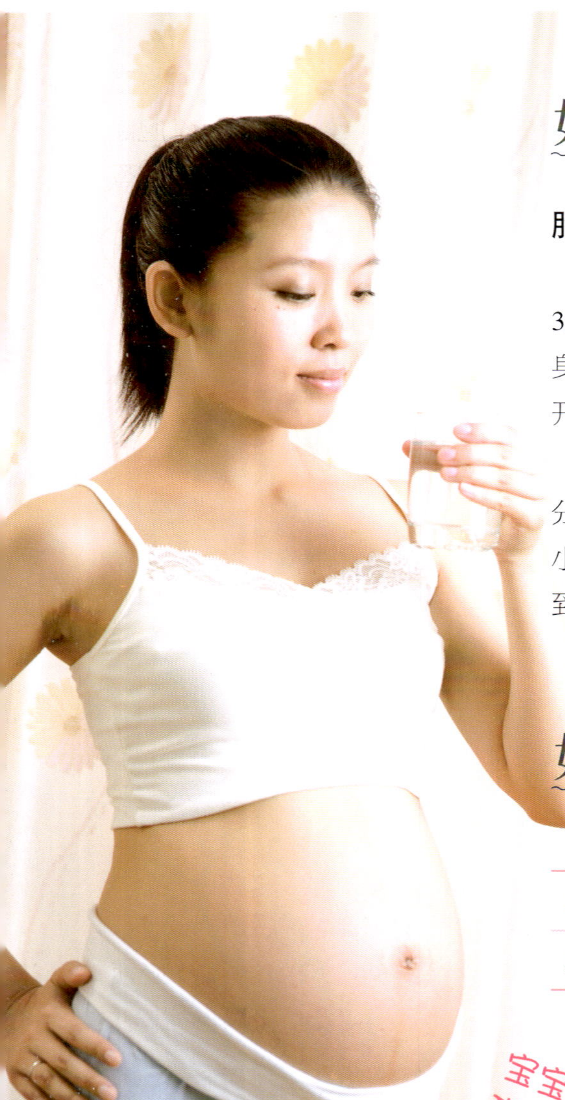

妈妈宝宝的变化

胎宝宝像个小老头

这个月，胎宝宝的身长会达到35~38厘米，体重1000克左右，全身覆盖着一层细细的绒毛，身体开始充满整个子宫。

胎宝宝的大脑细胞迅速增殖分化，舌头上的味蕾、眼睫毛这些小细节也在不断形成，还能够感觉到孕妈妈腹壁外的明暗变化。

孕妈妈睡眠变差了

由于大腹便便，孕妈妈重心不稳，所以在上下楼梯时必须十分小心。这段时间，如果母体受到外界的过度刺激，会有早产危险，应避免激烈的运动，更不宜做压迫腹部的姿势。如果心理负担过重或精神不好，会导致血压升高而引起头痛，孕妈妈记得要时常保持愉快的心情。

妈妈宝宝营养情况速查

孕妈妈营养情况自测表（厘米）

宫高满28周	下限22.4	上限29	标准26
腹围满28周	下限82	上限94	标准87

定时量宫高和腹围，是了解孕妈妈身体营养状况的有效方法，平常可以在家人的协助下进行。

特别提示：因为肚子越来越大，孕妈妈现在看不到自己的脚，出行的时候要特别小心。

本月重点营养素

B族维生素

B族维生素包括已经强调过的叶酸。B族维生素是个大家族，当某种B族维生素被单独摄入时，由于细胞的活动增加，对其他维生素的需求跟着增加，各种B族维生素的作用被迫“相辅相成”，因此只有均衡摄入B族维生素，各种营养素才能最大化地利用。在孕妈妈通常吃的鸡蛋、牛奶、深绿色蔬菜、谷类等食物中都含有B族维生素。

B族维生素还能帮助色氨酸转换为烟酸，以利于神经传导并减轻情绪波动现象。由于受到孕期激素的影响，心情波动比较大的孕妈妈，补充B族维生素是大有裨益的。

卵磷脂

卵磷脂能够保障大脑细胞膜的健康和正常运行，保护脑细胞健康发育，是胎宝宝非常重要的益智营养素。大豆、蛋黄、核桃、坚果、肉类及动物内脏中都含有卵磷脂。孕期每日补充500毫克为宜。

关于卵磷脂的具体补充方案，本书第三章有详细的讲解，见100页。

腰果含有丰富的卵磷脂，但其含油量也很高，孕妈妈不要食用过多，避免油腻造成恶心的感觉。

Tips

红薯、南瓜、芋头都含有较多的膳食纤维，有通便利肠的作用，既可作为主食也可作为加餐的点心，是绿色的健康食品。但这些食物不宜食用过多，否则易导致胃酸过多、烧心等不适症状。

本月营养饮食方案

本月，孕妈妈会面临妊娠高血压综合征的危险，在饮食方面需要额外小心。日常饮食以清淡为佳，不宜多吃动物性脂肪，减少盐分的摄入量，忌吃咸菜、咸蛋等盐分高的食品。同时，要保证充足、均衡的营养，必须充分摄取蛋白质，多吃鱼、瘦肉、牛奶、鸡蛋、豆类等。忌用辛辣调料，多吃新鲜蔬菜和水果，适当补充钙元素。

一日食谱举例

餐次	用餐时间	饮食参考
早餐	7点~8点	素蒸饺100克，鸡蛋1个，西红柿蘑菇汤适量
加餐	10点左右	鲜黄瓜汁或西瓜汁1杯，小蛋糕1块
午餐	12点~12点半	米饭100克，海米炒洋葱100克，宫保素丁100克
加餐	15点	牛奶250毫升，红枣4枚
晚餐	18点半~19点	馒头100克，清炒西蓝花100克，大蒜鱼头豆腐汤1碗

替代方案

早餐可以替换为虾片粥1碗，水果沙拉1份。

上午的加餐可以变为牛奶250毫升，酸奶布丁1个。

午餐可以用红小豆焖饭、土豆炖牛肉、木耳炒黄花替换。

下午的加餐可以换为一个橙子或者黄瓜，搭配适量坚果。

晚餐可以改为三鲜包子100克，金针菇拌肚丝1份，搭配冬瓜排骨汤。

海米炒洋葱

原料：水发海米30克，洋葱150克，姜丝、酱油、香油、盐各适量。

做法：1. 洋葱去皮，洗净，切成丝放盘中；水发海米洗净，放碗中待用。

2. 将酱油、盐、姜丝放另1碗中调成汁。

3. 炒锅上火，倒入油烧热，加入洋葱、海米，烹入调味汁炒熟，淋入香油即可。

营养分析：洋葱能降低血糖，稀释血液，改善大脑的血液供应，孕妈妈常吃有益健康。

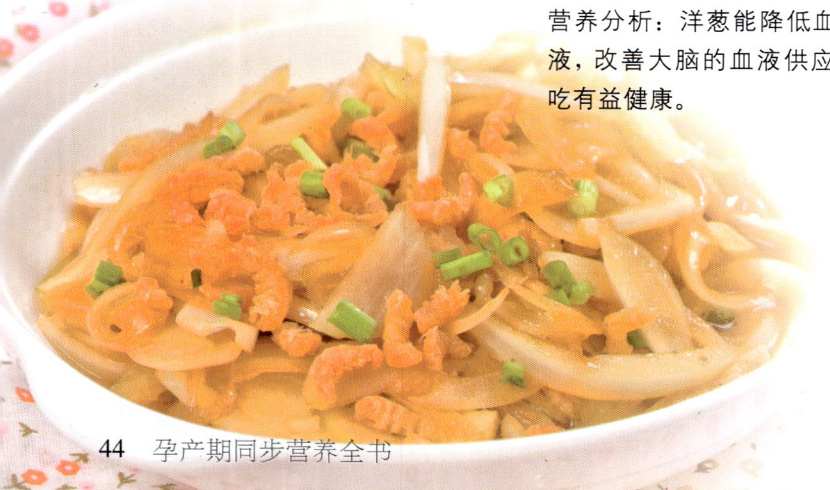

木耳炒黄花

原料：木耳20克，黄花菜80克，盐、葱花、水淀粉各适量。

做法：1. 温水泡发木耳，洗净用手撕成片；冷水泡发黄花菜，洗净挤干。

2. 热油煸香葱花，放木耳、黄花菜煸炒，加适量水、盐煸炒至熟入味，用水淀粉勾芡，出锅即成。

营养分析：木耳含有丰富的维生素B_2和铁、钙等矿物质，与富含铁、钙的黄花菜搭配，有益于胎宝宝的发育。

大蒜鱼头豆腐汤

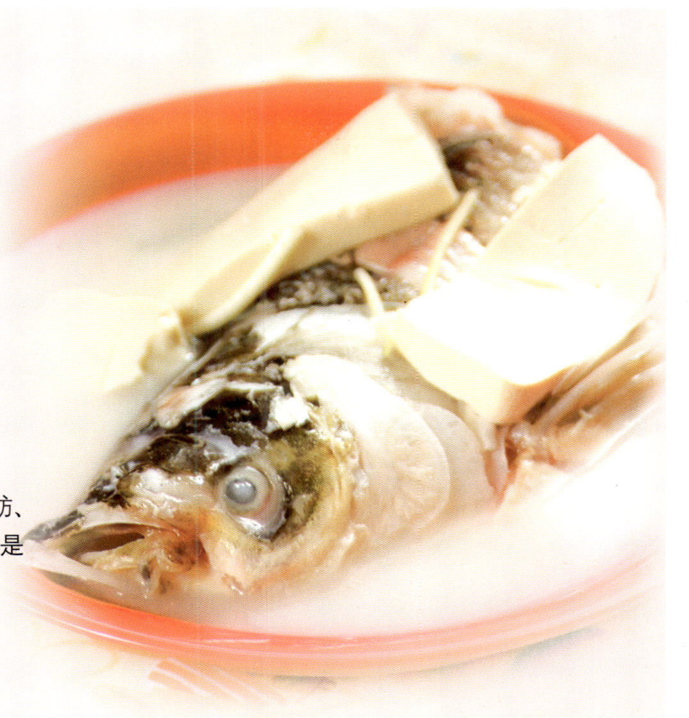

原料：鲢鱼头500克，大蒜90克，豆腐200克，盐、鸡精各3克。

做法：1. 大蒜洗净，去皮；鱼头洗净。

2. 豆腐、鱼头分别入油锅煎香，铲起。

3. 将煎香的豆腐、鱼头与大蒜一起放入锅内，加清水适量，小火煲半小时，加入盐、鸡精调味。

营养分析：鱼头富含卵磷脂、蛋白质、脂肪、钙、磷、铁及维生素 B_1，与大蒜豆腐炖汤是孕期的一款好食谱。

本月饮食禁忌

不宜多吃方便面

方便面的主要成分是碳水化合物，汤料只含有少量鸡精、盐等调味品，即使是各种名目的鸡汁、牛肉汁、虾汁等方便面，其中肉汁成分的含量也非常少，远远满足不了孕妈妈每天所需要的营养。而且方便面中的一些食品添加剂，也会危害到孕妈妈和胎宝宝的健康。

不宜忽略食品说明书

仔细看过说明再购买食品。怀孕之前可能去超市里想吃什么就买什么，怀了胎宝宝之后就要养成看过成分再买的习惯了。当然，生产日期和保质期也是需要看清楚的。

专家答疑

Q 胎儿偏小怎么办？

A 胎儿过小，第一件要做的事是先核实孕周，通常的办法是间隔一周做两次 B 超，看看在这一周过程中，胎儿生长的速度，从而确定是营养不够还是孕周没有算对。

如果是第二种情况尽可以放心，不用再增加什么营养了。如果是营养不足造成的，也分两种，一种可能是吸收有问题，需要在医院进行干预；如果是单纯的摄入不足，建议孕妈妈平衡膳食，加餐时多吃水果、牛奶，正餐的时候多吃一点肉类。

孕8月 胃口又变差了

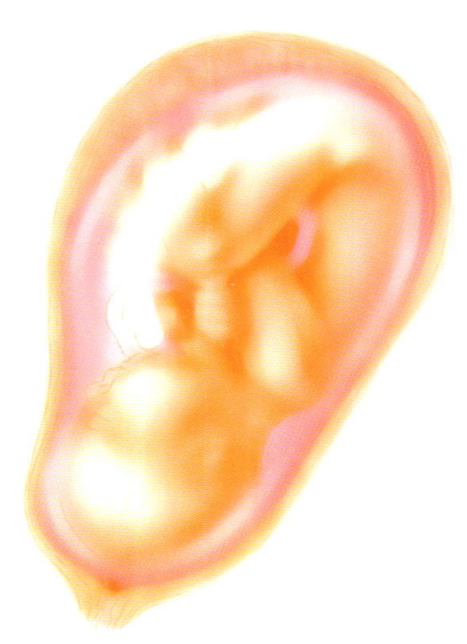

孕 8 月，胎宝宝的头发、手指、脚趾、眼睫毛已经样样俱全。孕妈妈是不是感觉胎宝宝最近动得越来越少了，别担心，这是因为宝宝长大了，活动空间小了。

妈妈宝宝的变化

胎宝宝就要倒过来了

这个月末，胎宝宝会增长到 2100 克左右，随着皮下脂肪的出现，身体逐渐丰满，头发变浓密，眼睛会睁开寻找孕妈妈腹壁外的光源，肺和胃肠功能也更接近成熟。

现在胎宝宝的身体就要倒转过来，做好头向下的体位准备了。

孕妈妈行动越来越吃力

到这个月，孕妈妈较孕前已增重 5 千克左右，行动越来越吃力。因为子宫上升到了横膈膜处，呼吸受压迫，时常喘不上气来。吃完东西之后有“顶”的感觉，食欲下降。

这个月的胎动感觉明显减少，肚子偶尔会一阵阵发硬发紧，这是不规则宫缩的表现，不必过分担心。

妈妈宝宝营养情况速查

孕妈妈营养情况自测表（厘米）

宫高满32周	下限25.3	上限32	标准29
腹围满32周	下限84	上限95	标准89

从怀孕 29 周到怀孕 40 周，理论上被称为孕晚期。大多数孕妈妈在这一阶段将增重 5 千克左右。

现在胎宝宝正在为出生做最后的冲刺。这个时期，孕妈妈的体重每周增加 500 克也是正常的。

如果体重增长过多，孕妈妈就应该根据医生的建议适当控制饮食，少吃淀粉和脂肪，多吃蛋白质、维生素含量高的食品，控制体重，以免胎宝宝生长过大，造成分娩困难。

本月重点营养素

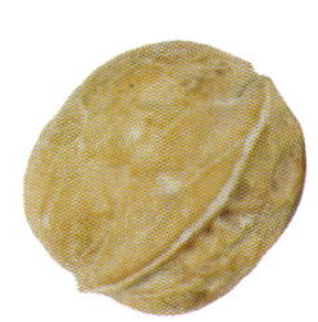
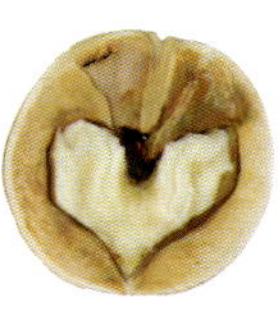

孕期每天吃 2~5 个核桃，既能满足孕妈妈的营养需求，又不会摄入过多油脂。

α -亚麻酸

在怀孕的最后 3 个月，孕妈妈体内会产生两种和 DHA 生成有关的酶。在这两种酶的帮助下，胎宝宝的肝脏可以利用母血中的 α - 亚麻酸来生成 DHA，帮助发育完善大脑和视网膜。

孕妈妈此时应多吃一些核桃等富含 α - 亚麻酸的坚果，来帮助胎宝宝成长。

关于 α - 亚麻酸的具体补充方案，本书第三章有详细的讲解，见98页。

碳水化合物

第 8 个月，胎宝宝开始在肝脏和皮下储存糖原及脂肪，此时孕妈妈要及时补充足够的碳水化合物。如果孕妈妈的碳水化合物摄入不足，就容易造成蛋白质缺乏或酮症酸中毒。结合孕妈妈的体重，碳水化合物每日摄入量要控制在 350~450 克。

关于碳水化合物的具体补充方案，本书第三章有详细的讲解，见 113 页。

本月营养饮食方案

本月营养饮食原则

这个月的孕妈妈，每天需要碳水化合物 400 克左右，需要脂肪 60 克，理想的蛋白质摄入量为 75~100 克。但多数孕妈妈此时没有什么胃口，进食后易产生不适感，这时最好少吃多餐，每天进食 5~6 餐，并按照自己的口味吃一些易消化的养胃汤和菜。

每天喝 2 杯牛奶用于补钙，摄入鱼、虾、鸡肉、鸡蛋和豆制品以补充蛋白质，并进食适量的玉米油、芝香油、葵花油或玉米、花生、芝麻来补充必需的亚油酸。

孕晚期（8~10月）每日膳食构成参考

米、面主食 350~450 克

蛋类 50~100 克（1~2 个）

畜、禽、鱼肉类 200 克

动物肝脏 50 克（至少每周 1 次）

牛奶 250~500 毫升

豆类及豆制品 50~100 克

新鲜蔬菜（绿叶蔬菜为主）500~750 克

时令水果 100 克

植物油 30 克

一日食谱举例

餐次	用餐时间	饮食参考
早餐	7点~8点	紫菜包饭100克，鸡蛋1个，海带汤适量
加餐	10点左右	牛奶1杯，饼干适量
午餐	12点~12点半	米饭100克，山药五彩虾仁100克，清炒圆白菜50克，紫菜蛋花汤1碗
加餐	15点	香蕉1根，坚果适量
晚餐	18点半~19点	花卷1个，鸡丝粥1碗，蜜汁南瓜100克，炖排骨适量
晚点	18点半~19点	酸奶1杯，小点心2个

替代方案

早餐可以换成皮蛋瘦肉粥1碗、牛奶1杯。

上午的加餐可以换成水果什锦沙拉和适量坚果。

午餐可以尝试菠萝炒饭、酸菜鱼、豆芽鸭血汤。

下午的加餐可以改吃熟鸡蛋和牛奶。

晚餐可以用芹菜粥和荞麦扒糕、红烧带鱼来替换。按需要可以再增加菜点和主食。

晚上加餐可以吃点香蕉和坚果。

山药五彩虾仁

营养分析：山药具有补脾养胃、补肺益肾的功效，是孕妈妈的绝佳美食。

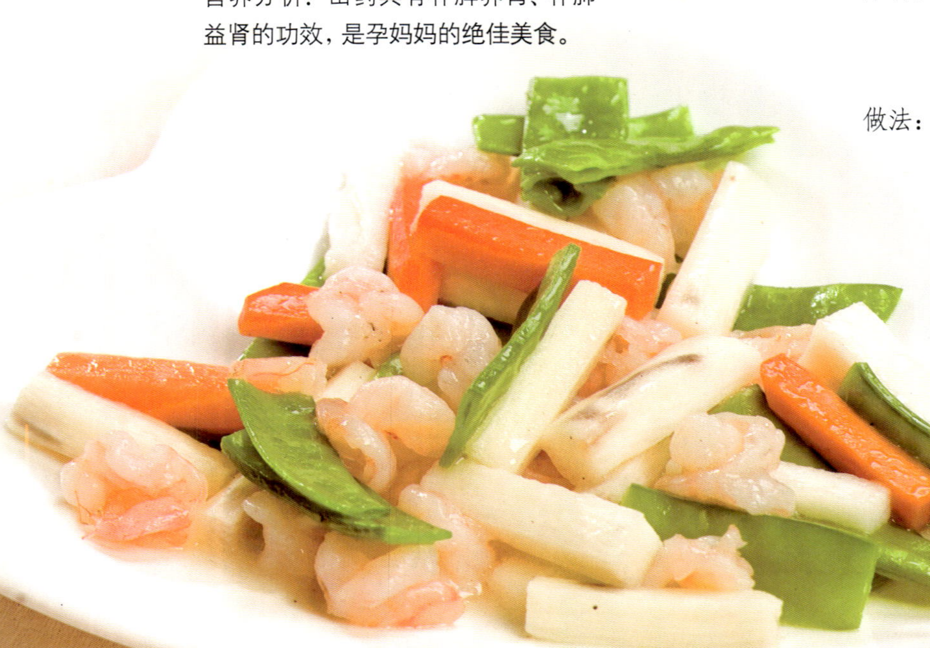

原料：山药200克，虾仁100克，胡萝卜50克，豌豆荚50克，盐、白糖、醋、料酒、水淀粉、淀粉各适量。

做法：1. 山药、胡萝卜去皮，分别放入沸水中焯一下，捞出沥干水分；豌豆荚洗净。

2. 虾仁洗净，用盐、白糖、醋、料酒、淀粉腌10分钟。

3. 锅中放油烧热后，把山药、胡萝卜、豌豆荚、虾仁一同放入，快速翻炒，炒至快熟时，用水淀粉勾芡，等汤汁稍干即可。

蜜汁南瓜

原料：南瓜500克，红枣、白果、枸杞子、蜂蜜、白糖、姜片各适量。

做法：1. 南瓜去皮、洗净、切丁；红枣、枸杞子用温水发开，待用。

2. 切好的南瓜丁整齐放入盘里，加入红枣、枸杞子、白果、姜片，入蒸笼蒸15分钟。

3. 取出，去掉姜片，轻轻扣入碗里。

4. 锅洗干净，上火放少许油，加适量水、白糖和蜂蜜，小火熬制成汁。根据汁的浓度进行适当勾芡。

营养分析：南瓜含有一定的 α - 亚麻酸，还有丰富的膳食纤维和维生素及碳水化合物，是预防妊娠高血压的极好食材。

本月饮食禁忌

不宜多吃坚果

多数坚果有益于孕妈妈和胎宝宝的身体健康，但因油性比较大，而孕期消化功能相对减弱，过量食用坚果很容易引起消化不良。每天食用坚果以不超过50克为宜。

不吃生的凉拌菜

做凉拌的蔬菜也不要生吃。用沸水烫一下捞起，用优质的橄榄油凉拌，不但卫生，对营养吸收也有好处。

专家答疑

Q 豆制品能代替奶制品补钙吗？奶制品和豆制品的替换，是不是说早晨喝了豆浆就可以不喝牛奶？

A 豆制品包括豆浆以及用凝固剂做成的豆腐皮、豆腐。首先大豆里含的钙量有限，另外本身做成豆制品浓度也是问题，所以钙量不好计算。鼓励孕妈妈吃豆制品，但是不鼓励用豆制品替换牛奶，牛奶一定要喝够，牛奶不仅可以补钙，而且可以补蛋白质。

孕9月 要控制体重了

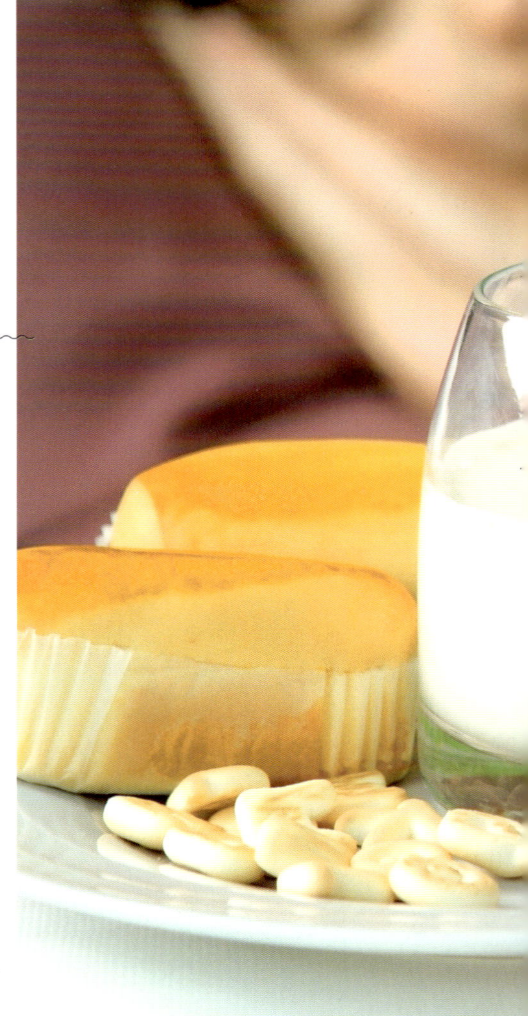

妈妈宝宝的变化

胎宝宝更像个小婴儿

这个月胎宝宝会长到大约2900克，皮下脂肪大为增加，呼吸系统、消化系统、生殖器官发育已近成熟。此时胎宝宝出生存活率为99%。

这个月末，胎头开始降入骨盆，位置尚未完全固定。偶尔孕妈妈会感觉到胎宝宝部分身体的轮廓。

孕妈妈最困难的时刻开始了

由于胎头进入骨盆，孕妈妈可能会再度出现尿频的症状。身体关节出现疼痛，这是身体正在为分娩做准备。

随着胎宝宝位置的下移，大约孕34周时，孕妈妈会觉得呼吸和进食舒畅多了。

妈妈宝宝营养情况速查

孕妈妈营养情况自测表（厘米）

宫高满36周	下限29.8	上限34.5	标准32
腹围满36周	下限86	上限98	标准92

此时，孕妈妈的体重以每周约500克的速度增长，几乎有一半重量长在了胎宝宝身上。

这个月末，孕妈妈体重的增长已达到最高峰，大约已增重11~13千克。

肚子里的胎宝宝在飞速生长，很多孕妈妈有夜间被饿醒的经历，这时可以喝点粥，吃2片饼干，喝1杯奶，或者吃2块豆腐干、2片牛肉，漱漱口，再接着睡。

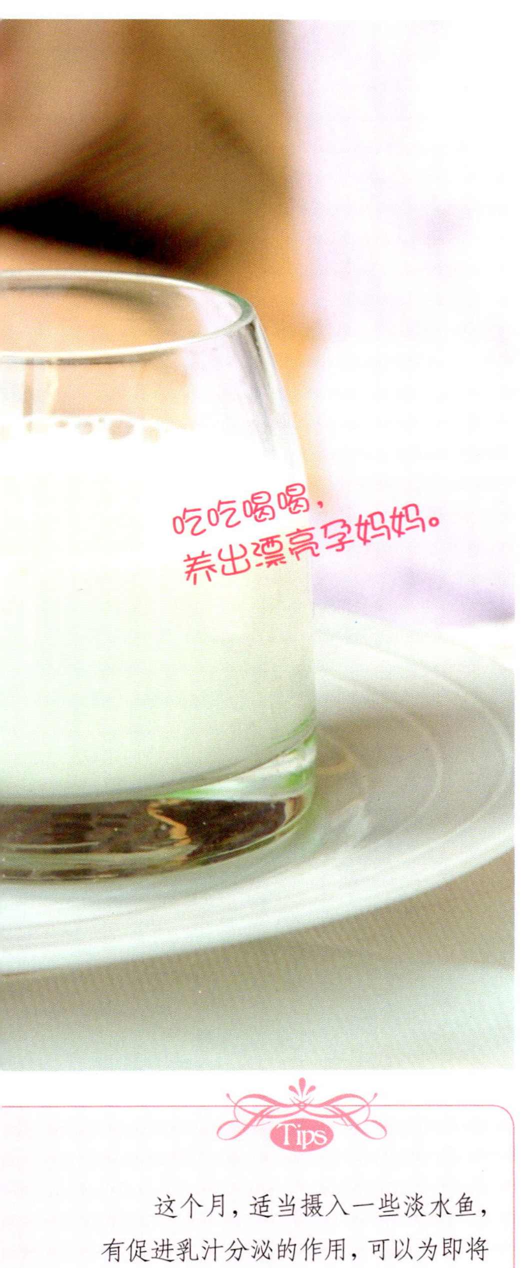

本月重点营养素

铁

在这个月，孕妈妈必需补充足够的铁。现在胎宝宝的肝脏以每天5毫克的速度储存铁，直到存储量达到240毫克。如果此时铁摄入不足，会影响胎宝宝体内铁的存储，出生后易患缺铁性贫血。

关于铁的具体补充方案，本书第三章有详细的讲解，见110页。

钙

妊娠全过程都需要补充钙，但胎宝宝体内的钙一半以上是在怀孕期最后2个月储存的。如果第9个月里钙的摄入量不足，无法满足胎宝宝的需要，出生后就有发生软骨病的危险。

关于钙的具体补充方案，本书第三章有详细的讲解，见109页。

本月营养饮食方案

本月营养饮食原则

胎宝宝体内的钙，一半以上是在怀孕期最后2个月储存的。此时，孕妈妈最好能坚持每天喝两杯牛奶，每天摄入不少于250克的含有丰富维生素、矿物质和膳食纤维的绿叶蔬菜和水果。

总而言之，这个月的饮食目的之一，是为了使胎宝宝保持一个适当的出生体重，从而有益于婴儿期的健康生长。

Tips

这个月，适当摄入一些淡水鱼，有促进乳汁分泌的作用，可以为即将出生的宝宝准备好营养充足的初乳。

一日食谱举例

餐次	用餐时间	饮食参考
早餐	7点~8点	花生红薯汤1碗，鹌鹑蛋5个，糖拌西红柿50克
加餐	10点左右	牛奶250毫升，坚果适量
午餐	12点~12点半	米饭100克，蘑菇炒青菜100克，鱼类或肉类100克
加餐	15点	橙子1个，坚果适量
晚餐	18点半~19点	米饭100克，清炒油麦菜100克，土豆炖排骨50克，海带汤1碗
晚点	20点半~21点	小点心1~2个，苹果1个

替换方案

早餐可以用麻酱烧饼、蔬菜、豆浆代替。

上午的加餐可以吃鸡蛋羹1碗。

午餐可以用素炒或者蒜蓉炒时蔬、鱼汤代替。炒菜中如果不放肉可以放一点豆制品。

晚餐可以用面条来代替米饭，同时记得摄取足够的肉类或蛋类以及蔬菜。

晚点可以用苹果1个和适量的坚果替代。

蘑菇炒青菜

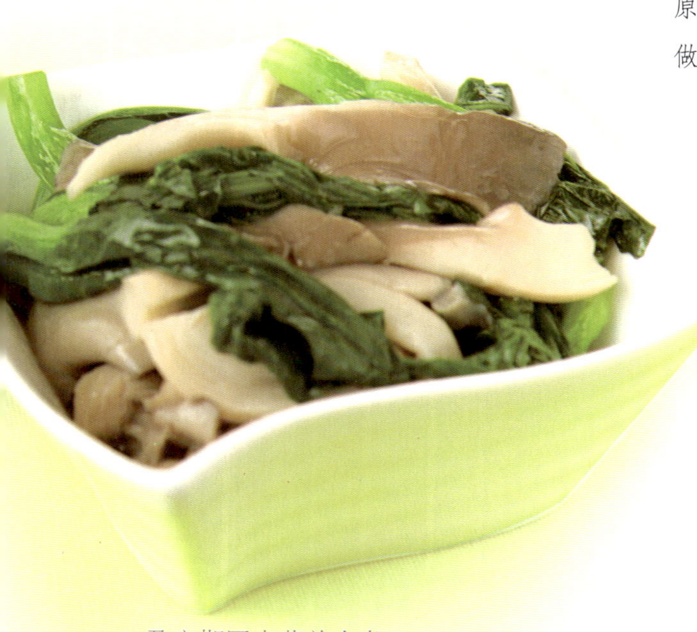

原料：鲜蘑菇250克，青菜心500克，盐适量。

做法：1. 将蘑菇和青菜心拣洗干净，切片。

2. 坐锅下油，油热时放入青菜，大火煸炒几下，放入蘑菇，将出锅时加入盐炒匀，上桌趁热食用。

营养分析：蘑菇含丰富的铁、维生素和膳食纤维，非常适合这个月的孕妈妈食用，如果不喜欢太素的话，可以加入一些肉类来烹炒，别有滋味。

花生红薯汤

原料：花生、红薯、红枣各适量，牛奶1杯，姜片2片。

做法：1. 花生、红枣洗净浸泡30分钟（如果是新鲜花生则可以不浸泡）；红薯洗净，切块。

2. 锅中放入花生、红薯、红枣，加水没过2厘米，小火烧开后放入姜片，煮至红薯变软即可关火。

3. 将花生红薯汤盛入碗中，汤汁不要盛太多，再浇入牛奶。

营养分析：这是一道美味的碳水化合物食谱。用红薯自身的甜味调味既美味又降低了糖分的摄入，加入牛奶可起到良好的补钙功效。

本月饮食禁忌

不宜大量饮水

由于孕妈妈胃部容纳食物的空间不多，所以不要一次性地大量饮水，以免影响进食。

同时，还要继续控制盐的摄入量，以减轻水肿的不适。

不要盲目减肥

很多孕妈妈在这个时候发现自己体重超标，便采用克制进食的方法来控制体重，这样反而有害无益。咨询医生和营养师，根据自己的情况制定出合适的食谱才是科学的方法。

专家答疑

Q 每个孕妈妈都需要喝孕妇奶粉吗？

A 患有妊娠糖尿病的孕妈妈就不宜服用孕妈妈奶粉，高危的孕妈妈同样不适宜服用。身体健康的孕妈妈服用的时候要把鲜奶和孕妈妈奶粉分开计算奶量。孕妈妈奶粉属于配方奶粉，即奶粉加了一些复合的营养素，孕妈妈应在医生指导下正确服用，以免重复补充导致营养过量。

孕10月 胃口好了也不能乱吃

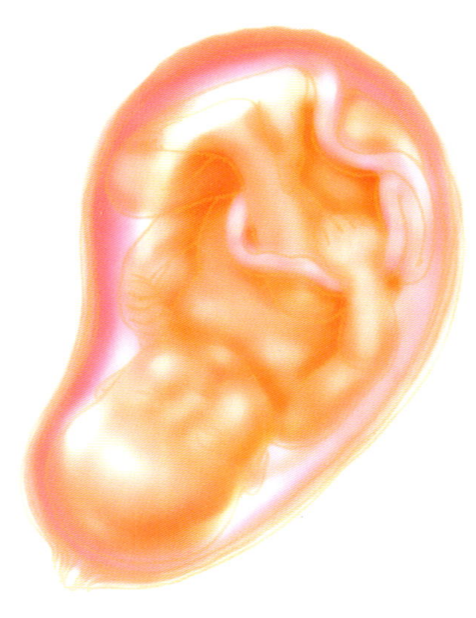

这时候胎宝宝已经做好了出生的准备，就等待呱呱坠地的那一刻了。

妈妈宝宝的变化

胎宝宝成熟了

现在胎宝宝正以每天20~30克的速度增长体重，出生之前将会达到3200~3400克，身长接近50厘米。身体各部分器官已发育完成，肺部将在胎宝宝出生之后开始工作。

在孕期的38周到40周之间，小宝宝随时都可能降临人间。

孕妈妈进入分娩状态

因为胎宝宝的胎头降入骨盆，牵拉宫颈，有的孕妈妈会觉得胎宝宝好像就要掉出来了。这时，孕妈妈既要注意保持身体清洁，又要注意阴道分泌物是否正常，如果发现血迹，应马上就医。

现在孕妈妈应和医生商量，选择更为合适的分娩方式。

妈妈宝宝营养情况速查

孕妈妈营养情况自测表（厘米）

宫高满40周	下限30	上限34	标准32
腹围满40周	下限89	上限100	标准94

在孕10月，每个孕妈妈的增重各不相同。一般来说，增重15千克左右对于孕妈妈和胎宝宝是个相对安全和健康的数字。

如果孕妈妈在妊娠前体重过轻，一般会比正常的孕妈妈有更多的体重增长。

这个时候是孕妈妈最不适宜减肥的时候。因为即将临盆，很多孕妈妈难免因情绪上的波动而影响食欲，此时，家人要通过安慰和鼓励帮助孕妈妈减轻心理压力，同时提供可口的食物，以便孕妈妈正常地摄取营养。

本月重点营养素

维生素B_{12}

这一阶段胎宝宝的神经开始发育出起保护作用的髓鞘，这个过程将持续到出生以后。髓鞘的发育依赖于维生素B_{12}。这种维生素几乎只存在于动物制品中，孕妈妈可以从精瘦肉或家禽、低脂奶制品中获得。素食的孕妈妈可以通过补充维生素片和吃强化早餐麦片，来保证吸收足够的维生素B_{12}。

关于维生素B_{12}的具体补充方案，见本书105页。

锌

胎宝宝对锌的需求量在孕晚期最高。孕妈妈体内储存的锌，大部分在胎宝宝的成熟期间被利用。孕晚期应保持每日补充锌16.5毫克，以满足胎宝宝的生长发育需要。

关于锌的具体补充方案，本书第三章有详细的讲解，见112页。

铁

生产会造成孕妈妈血液流失，阴道生产的出血量是350~500毫升，剖腹产失血最高会达750~1000毫升。孕晚期补铁是不容忽视的，推荐补充量每日为20~30毫克。

关于铁的具体补充方案，本书第三章有详细的讲解，见110页。

素有“海底牛奶”之称的牡蛎，清蒸之后蘸酱油啜饮，味道可比牛奶鲜美多啦，孕妈妈也来上一个试试吧！

本月营养饮食方案

本月营养饮食原则

本阶段孕妈妈的饮食既要照顾到胎宝宝飞速发展的需要，又要为分娩储备能量，所以这个时期应该多吃蛋白质、碳水化合物等能量较高的食物，保证足够的营养。

本月饮食的关键在于重质不重量，少食多餐，没必要额外进食大量补品。食物以口味清淡、容易消化为佳，应多吃一些对生产有补益作用的食物，如西蓝花、甘蓝、香瓜、麦片、全麦面包等，以获得对血液有凝结作用的维生素K；多吃豆类、糙米、牛奶、动物内脏等，以补充身体内的维生素B_1，避免生产时产程延长。

现在孕妈妈即便感觉到尿频和便秘，依然要坚持多喝水，多吃富含膳食纤维的食物，不能因为怕“麻烦”而减少喝水的次数。

如果孕期增重过多，孕妈妈还应适当限制脂肪和碳水化合物等热量的摄入，以便顺利分娩。

一日食谱举例

餐次	用餐时间	饮食参考
早餐	7点~8点	虾片粥1碗，生菜卷饼1个
加餐	10点左右	牛奶250毫升，水果酸奶土司100克
午餐	12点~12点半	千层饼100克，清炒茼蒿100克，木瓜炖牛排100克
加餐	15点	西瓜2块，坚果适量
晚餐	18点半~19点	小米粥1碗，三鲜包子50克，鲶鱼炖豆腐100克，炒绿叶菜1份
晚点	20点半~21点	1杯牛奶，2块饼干

替换方案

早餐可以换成喜欢的面点和牛奶。

早上的加餐可以换成慕司蛋糕和1份水果。

午餐可以换成木瓜炖排骨或者茭白炒鸡蛋。

下午的加餐可以吃鸡蛋1个，或者芝麻糊1碗。

晚餐可以加一个紫菜蛋花汤。

木瓜炖牛排

原料：木瓜1个，牛排200克，鸡蛋1个，蒜末、蚝油、高汤、米酒、盐各适量。

做法：1. 用盐和鸡蛋将牛排腌4小时，再切成条状。

2. 木瓜切成条状，小火过油。

3. 油锅爆香蒜末，牛排下锅，加蚝油、高汤和少许米酒，大火煮开后改小火炖煮。

4. 肉烂熟时，加入木瓜，拌煮至熟。

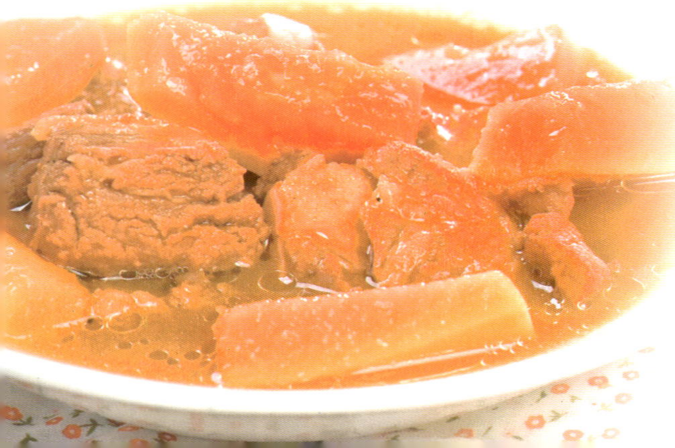

营养分析：牛肉富含铁和锌，能够帮助孕妈妈恢复体能、催乳，还含有胎宝宝大脑神经发育需要的维生素 B_{12}。木瓜蛋白酶，可帮助分解肉食，还可以预防产后少奶。

鲶鱼炖豆腐

原料：鲶鱼600克，豆腐500克，香菜15克，料酒、盐、大葱、姜各适量。

做法：1. 鲶鱼收拾干净，切成6厘米长的段，焯烫后捞出。

2. 豆腐切成4厘米见方、1.5厘米厚的片，焯烫后与鱼放入沙锅中，加盐、大葱等调料，大火烧开改小火炖1小时。

3. 拣出调料，撒上香菜即成。

营养分析：鲶鱼中蛋白质、矿物质、维生素 B_{12} 含量丰富，特别适合在产前食用。

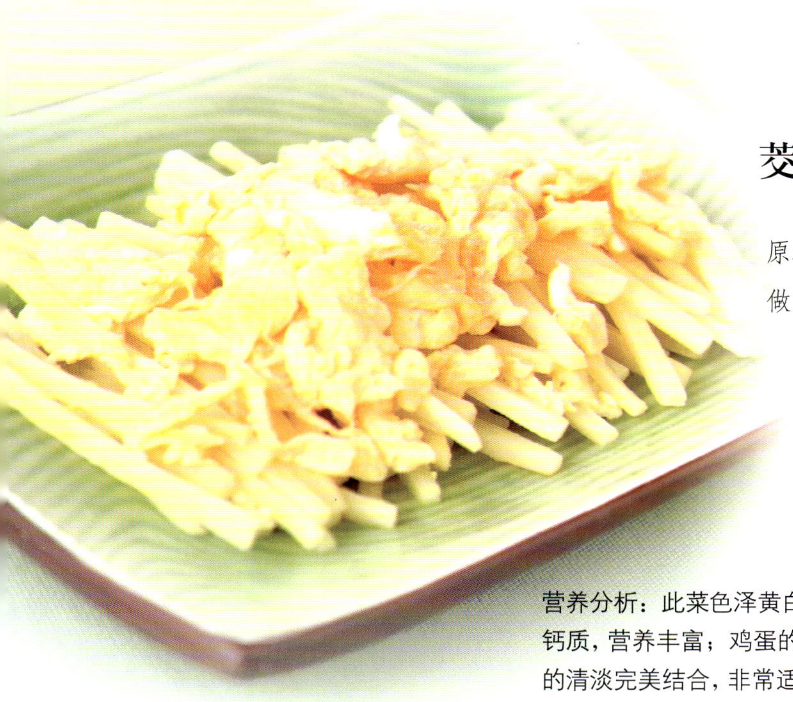

茭白炒鸡蛋

原料：鸡蛋50克，茭白100克，盐、葱花、高汤各适量。

做法：1. 将茭白去皮，洗净，切成丝；鸡蛋磕入碗内，加入盐调匀。

2. 油倒入锅中烧热，葱花爆锅，放入茭白丝翻炒几下，加入盐及高汤，炒干汤汁，待熟后盛入盘内。

3. 另起锅放入油烧热，倒入鸡蛋液，同时将炒过的茭白放入一同炒拌，待鸡蛋熟后装盘即可。

营养分析：此菜色泽黄白，味道鲜美，富含维生素A和钙质，营养丰富；鸡蛋的醇厚香味和健康营养，与茭白的清淡完美结合，非常适于孕妈妈食用。

本月饮食禁忌

不宜食用马齿苋

马齿苋性寒凉而滑腻，对子宫有明显的兴奋作用，易造成早产。

因为马齿苋常做凉拌菜食用，故爱吃凉拌菜的孕妈妈需多加留心。

不宜吃过多油腻食物

临产前的食欲也会受到一定的影响，过度地吃大鱼大肉、油炸食品会让胃的胀饱感加重，不适感增加。建议吃一些清淡、软烂、热量略微高的食物。

不宜多吃果脯

在果脯的制作过程中，会往里加入大量人造色素和防腐剂，而孕妈妈新陈代谢比一般人慢，不可能尽快地将这些有害物质排出体外，所以最好少吃或不吃。

专家答疑

Q 分娩前，应该给产妇准备什么吃的才能补充营养？

A 临产前，孕妈妈可以吃一些清淡、软烂、热量略微高的食物，不宜食用大鱼大肉、大量鸡蛋和油炸食品。临产开始以后，可以以高热量的流食和半流食为主。巧克力被誉为“助产大力士”，可以给分娩增加能量。如果顺产因故改为剖宫产，吃流食可以减少因发生呕吐而误吸的情况。国外的助产机构，一旦临产，便不太允许孕妈妈吃东西。在国内的很多产科机构，大部分也都是鼓励孕妈妈吃一些高热量的流食或者是半流食，一旦发生紧急情况要做手术，发生误吸和导致不良后果的情况会减少。

偏食孕妈妈的营养补偿方案

☹ 不爱吃菜——可能会缺各种维生素、膳食纤维及微量元素

代偿方案

1）日常饮食中多吃富含维生素C的食物。可在两餐之间多吃一些富含维生素C的水果，如橙子、草莓、猕猴桃等，榨汁食用也可以。

2）早餐增加1份燕麦，可以将其加在早餐的牛奶里。也可以吃些全谷物粮食及坚果。

3）补充叶酸和铁。叶酸每日补充400微克，铁每日补充20~30毫克为宜。

☹ 不爱喝牛奶——可能会缺钙

代偿方案

1）可以选择酸奶和奶酪。它们由鲜牛奶加工而成，摒除了鲜牛奶的腥味。酸奶中还含有乳酸菌，可以防治便秘。

2）乳糖不耐症的孕妈妈可以选用羊奶。

3）每天喝1杯孕妇配方奶粉。

4）如果出现了缺钙的症状，可以在医生的指导下吃点钙片。孕期每日需要补钙800~1500毫克。

☹ 不喜欢吃鱼——可能会缺蛋白质、脂肪、矿物质及维生素D、维生素A

代偿方案

1）食用鱼油。最好选择以深海鱼为原料提炼而成的那种。

2）用坚果作为加餐。坚果中脂类含量丰富，可以作为优质脂肪的一种营养补充剂。

3）做菜时选用多种植物油，如大豆油、菜子油、橄榄油等。孕期每日用油60克为宜。

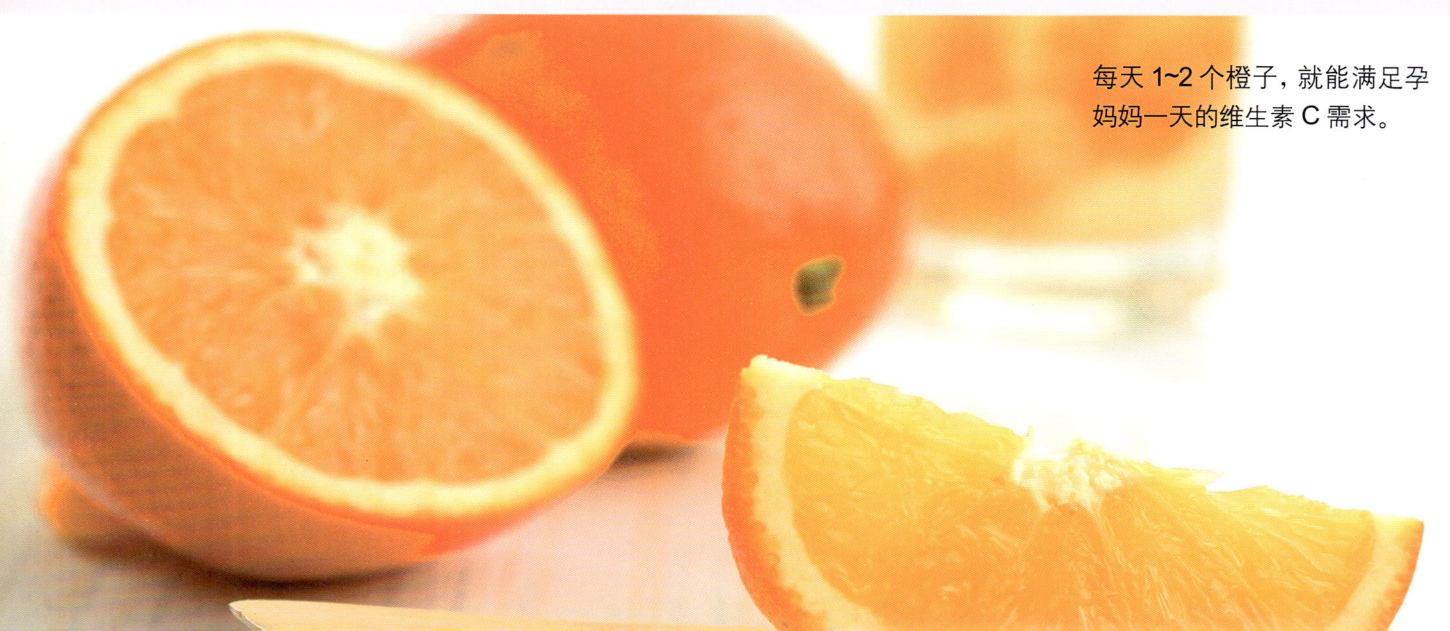

每天1~2个橙子，就能满足孕妈妈一天的维生素C需求。

☹ 不喜欢吃鸡蛋—— 可能会缺蛋白质、维生素和矿物质

代偿方案

1）每天喝50毫升醋蛋口服液。

2）多吃点富含维生素C的蔬菜和水果，可以增加铁质的吸收。

3）每天固定吃2份坚果。

☹ 不爱吃肉——可能会缺蛋白质、B族维生素

代偿方案

1）多摄取奶制品。这类孕妈妈可以每天喝250毫升牛奶、125毫升酸奶，也可以每天吃2~3块奶酪。

2）多选用豆制品。可以常吃大豆、豆腐、豆腐干、豆浆等豆及豆制品。

3）选择全谷物粮食、鸡蛋和坚果。可在早餐时适当增加全麦面包和麦片，每天适当吃几粒坚果和2个鸡蛋。

有些豆腐丝买来的时候就已经是经过加工、含有盐分的，这种豆腐丝一般不要再放盐，以免摄入过多的盐分。

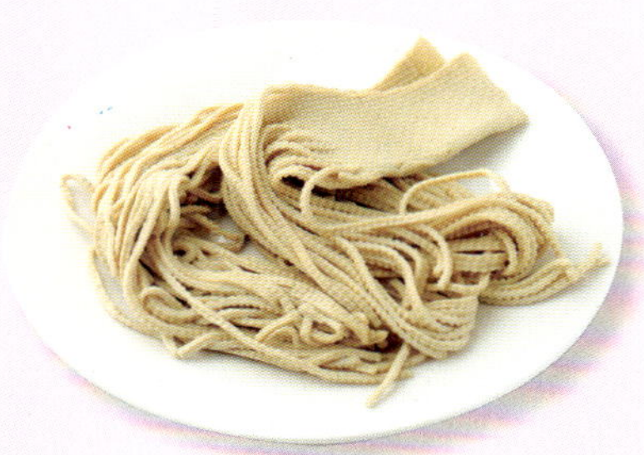

☺ 喜欢甜食——过量摄取会造成肥胖，增加妊娠糖尿病、妊娠尿毒症的概率

代偿方案

可以用木糖醇代替，但是同样要自觉地逐渐降低糖分的摄入。

☺ 喜欢吃酸食——食用过多会造成胃酸过多，引发胃溃疡等疾病

代偿方案

尽量用成熟了的酸甜口味的水果代替腌制的酸味食品。成熟了的水果口味虽酸，但属于碱性食品，有利于健康；未成熟的水果仍是酸性食品，过多食用不利于健康。

☺ 喜欢吃咸——过多摄入容易造成妊娠高血压，不利分娩和胎儿健康

代偿方案

如果喜欢口味重一些，可以在减少盐的同时，用醋、柠檬汁、柚子汁、苹果醋、香菜等调味品调味，增重菜肴的口味。

上班族孕妈妈怎么吃

早餐一定要吃

有条件的话就在家吃，自带早餐的话，袋装牛奶、全麦面包、消化饼、坚果、新鲜水果，都是便于携带的好选择。

留出水果时间

孕妈妈在午饭前或者饭后半小时吃水果，可以补充维生素。

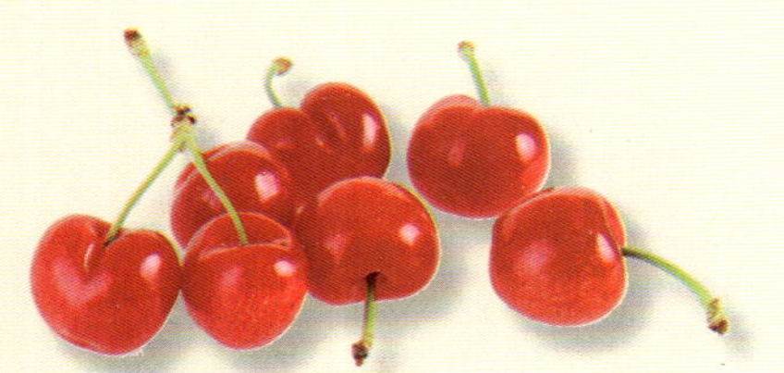

樱桃中丰富的维生素C，让孕妈妈皮肤红润嫩白，而丰富的胡萝卜素，则能给胎宝宝一双清澈明亮的大眼睛。

关于午饭这件事

职场孕妈妈中午怎么吃？除了那些离家近、中午可以回家吃的孕妈妈，这是个问题。基本上，现在的职场孕妈妈分为吃食堂、出去吃、叫外卖、自己带几种情况，身为孕妈妈的你属于哪一类？

- 吃食堂

有食堂的好处就是能保证按时进餐，但是食堂毕竟是给大多数员工服务的，孕妈妈要在点餐的时候，注意挑选适合自己吃的饭菜。

慎吃油炸食物：含有害物质，还会让孕妈妈摄入过多的脂肪。

拒绝味重食物：辛辣、调味重的食物应明智地拒绝。

点菜不要重复：不要只点自己爱吃的菜，应该从营养的角度出发来选择食物，降低对口味的要求。

了解汤水原料：点汤品之前先问清楚汤水的用料。

- 出去吃

如果孕妈妈中午固定出去吃，记得自带餐具，卫生又环保。

如果单位附近有学校，在学校食堂里搭个伙，相对就比较方便。

在餐馆里点餐，可以告诉厨师不放味精、热性调料，更换菜品的烹饪方式。如果最近早餐喝豆浆比较多，那么在点餐的时候可以选择浇淋牛奶的甜品。

谨慎选择饮品。健康饮料包括矿泉水和纯果汁，而含咖啡因或酒精的饮料不要点。

- 叫外卖

原则和“出去吃”一样。事先可以和同事进行交流。

松仁鸡肉卷

原料：鸡胸肉250克，虾仁100克，松子仁25克，胡萝卜50克，蛋清、盐、料酒、水淀粉、椒盐各适量。

做法：1. 将鸡胸肉洗净，片成大薄片；胡萝卜洗净去皮后，切成末。

2. 虾仁切碎剁成蓉，放入碗中，加盐、料酒、蛋清和水淀粉搅匀。

3. 将鸡片平摊，在鸡片中间放入虾蓉和松子仁，卷成卷后把胡萝卜末塞入卷的两头。

4. 将做好的鸡卷放入蒸锅，大火蒸6~8分钟即可。吃的时候可蘸些椒盐。

紫菜包饭

原料：糯米500克，鸡蛋1个，紫菜1张，火腿、黄瓜、沙拉酱、米醋各适量。

做法：1. 黄瓜洗净、切条，加米醋腌制30分钟。

2. 糯米洗净，上锅蒸熟后，倒入适量米醋，拌匀凉凉。

3. 鸡蛋打散；火腿切条。

4. 锅中放少量油，将鸡蛋摊成饼，切丝。

5. 将糯米平铺紫菜上，再摆上黄瓜条、火腿条、鸡蛋丝、沙拉酱，卷起，切1厘米厚片即可。

• 自己带

自己做放心又对味，唯一不足的是制作时间问题。

食物挑选原则：携带方便、含孕期所需营养。通常一道主菜、两道副菜的营养就已足够。

最好当天早上现做。以烫、煮、凉拌的方式可以避免便当菜回锅后变色、变味，而且不油腻，不会引起孕妈妈呕吐。

不要把所有的菜都通通放在饭上，不妨选择菜、饭分开装。酱汁可用袋子装起来，将油脂多的食物用铝箔纸包起来，再放到便当盒里蒸，可以使蔬菜吸收多余的油脂，好看好吃。

现在给自己动手做饭的孕妈妈们推荐两款营养又方便的菜品。

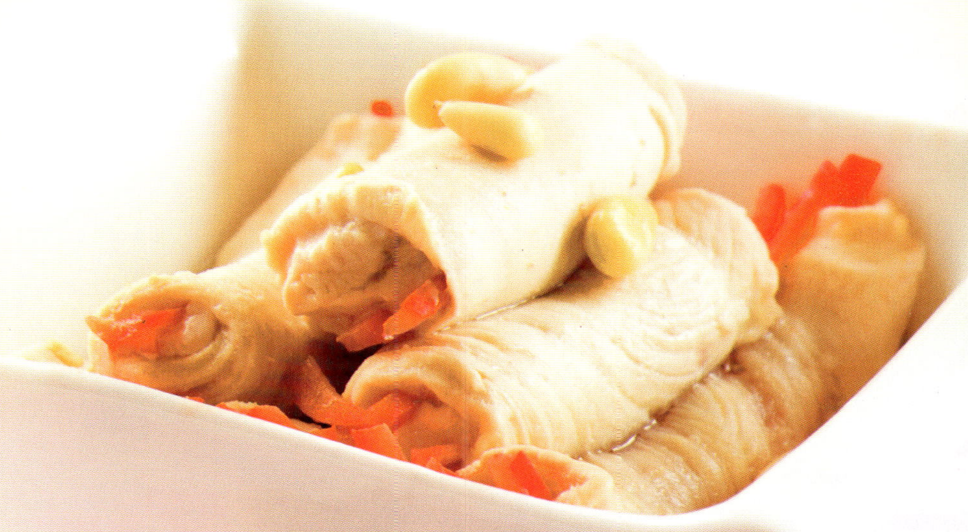

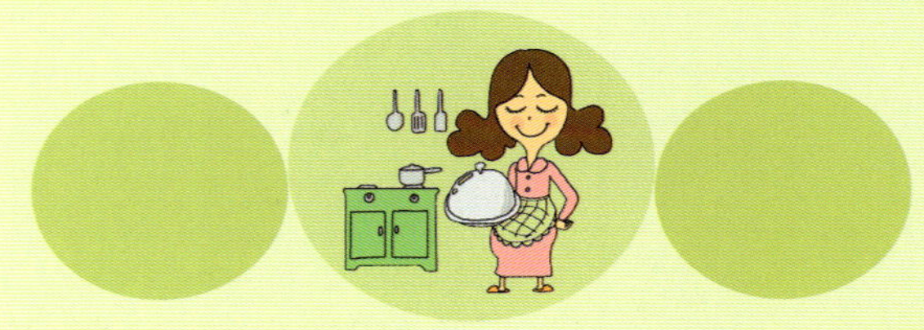

知道怀孕的那一天，我真正懂得了什么是“喜极而泣”。

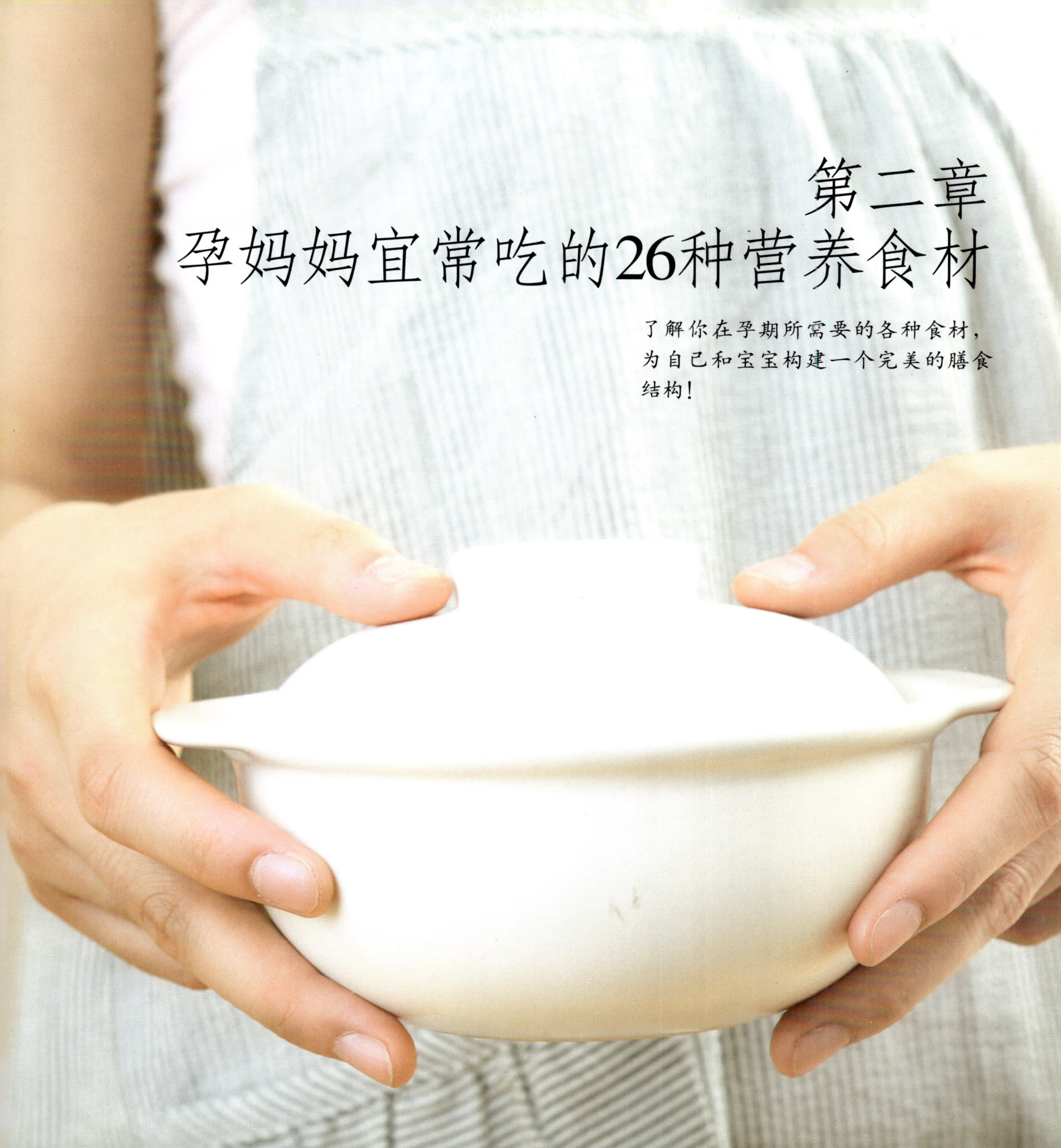

第二章 孕妈妈宜常吃的26种营养食材

了解你在孕期所需要的各种食材，为自己和宝宝构建一个完美的膳食结构！

白萝卜 | 保障孕妈妈健康的"小人参"

白萝卜自古就有"小人参"的美称，它的营养价值非常丰富。孕妈妈常吃白萝卜，对自己和胎宝宝都很有好处。

优势营养解读

（每100克可食用部分）

膳食纤维	维生素 C	碳水化合物	烟酸	叶酸	钙	磷
1.8克	19.0毫克	4.0克	0.14毫克	6.8微克	47毫克	16毫克

食补功效

- 增加机体免疫力

白萝卜富含维生素C，对胎宝宝形成细胞基质、产生结缔组织、发育心血管以及健全造血系统都有重要作用。此外，常吃白萝卜还可以增强孕妈妈的机体免疫力，预防感冒。

- 健胃消食、防治便秘

白萝卜中的芥子油和膳食纤维都能促进肠胃蠕动，可润肠通便，是孕妈妈的理想食品。

- 促进胎宝宝视网膜发育

白萝卜富含胡萝卜素，即维生素A原，对眼睛很有好处，可以促进胎宝宝视网膜的发育。

最佳食用方法

对孕妈妈来说，白萝卜最好的吃法就是用它醋拌凉菜或做沙拉，生吃时每次不能超过200克。另外，白萝卜还可以用来烧萝卜汤、和牛羊肉一起炖块或者炒萝卜丝，也可以做成饺子馅。

建议孕妈妈尽量不要吃腌萝卜干，如果实在喜欢吃，每次最好不要超过50克。

食用禁忌

白萝卜不能与人参、西洋参、何首乌一起食用，否则会使药效相抵，起不到补益的作用。

白萝卜为寒凉蔬菜，脾胃虚寒者不宜多食，而且患有慢性胃炎、先兆流产、子宫脱垂等病症的孕妈妈也不能食用。

萝卜炖羊肉

原料：羊肉500克，白萝卜300克，姜、香菜、盐、醋各适量。

做法：1. 羊肉洗净切成2厘米见方的块；白萝卜洗净，切成3厘米见方的块；香菜洗净、切段。

2. 将羊肉、姜、盐放入锅中，加适量清水，大火烧开，改小火煎熬1小时。

3. 放入萝卜块煮熟，加入香菜和少许醋调味即可。

营养分析：这道菜补血益气，温中暖肾，且味道鲜美，可增强孕妈妈的食欲。

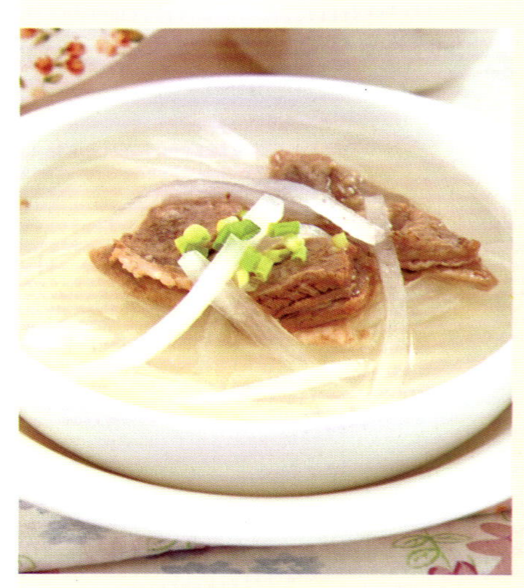

丝瓜 | 健脑、安胎的佳品

丝瓜全身都是宝，所含各类营养在瓜类食物中较高，不但清热化痰、凉血解毒、解暑除烦，对孕期和产后同样好处多多。

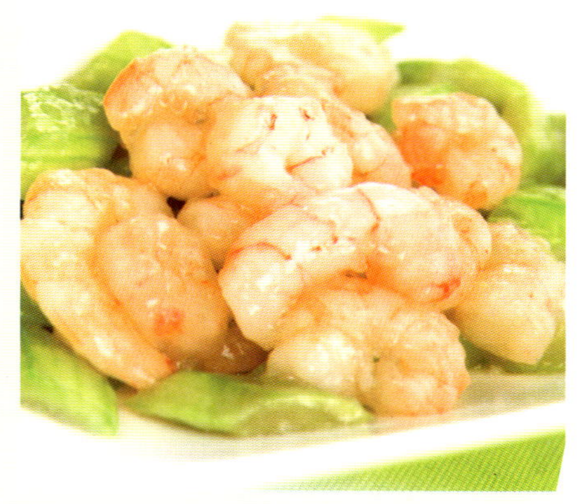

丝瓜虾仁

原料：丝瓜100克，虾仁200克，姜2片，葱1段，生抽2匙，水淀粉1汤匙，盐、香油各适量。

做法：1. 虾仁去泥肠，用盐抓洗，冲净沥干，用盐、生抽、水淀粉腌5分钟；丝瓜去皮切小块。

2. 起锅倒油将虾仁过油，盛出。

3. 用葱、姜炝锅，下丝瓜炒软，下虾仁翻炒，稍滚放盐和香油。

营养分析：丝瓜清香可口，虾仁爽滑弹牙，孕期和产后都适宜食用。

优势营养解读

（每100克可食用部分）

膳食纤维	维生素A	维生素E	胡萝卜素	叶酸	钾	磷
1.7克	26微克	0.08毫克	155微克	22.6微克	121毫克	33毫克

食补功效

- 有利胎宝宝的发育

丝瓜富含磷脂、B族维生素和维生素C，可以促进胎宝宝机体细胞和大脑的正常发育。

- 可预防孕妈妈贫血

丝瓜中的丝瓜皂甙可以减轻辐射伤害，还可以增加白细胞的数量，孕妈妈常吃丝瓜可预防贫血。丝瓜中富含的维生素E还有促进乳腺分泌的作用。

- 凉血安胎，通便防痔

丝瓜清热解毒，可以预防先兆性流产，同时也是预防和治疗便秘、痔疮的理想食品。

最佳食用方法

长丝瓜比短丝瓜嫩、口感好，短丝瓜的味道更为浓郁，孕妈妈可以按照自己的喜好选择。丝瓜鲜嫩的时候食用最好。

食用时先去皮，可凉拌、炒食、烧食、做汤食或取汁，宜现切现做。切完丝瓜泡在水里可以防止氧化变黑。

烹制丝瓜时应注意尽量保持清淡，少放油，充分突出丝瓜清甜、香嫩、爽口的特点。

食用禁忌

过多食用会导致腹泻。

霜后的丝瓜性偏寒凉，孕妈妈要减少食用。

脾胃虚寒、腹泻的孕妈妈要等身体恢复之后再食用。

香菇 | 增加机体免疫力的“蘑菇皇后”

从孕期、分娩到产后，香菇都堪称优质食品。香菇是高蛋白、低脂肪、低碳水化合物，富含维生素和矿物质的保健食品。

优势营养解读

（每100克可食用部分）

蛋白质	维生素C	胡萝卜素	烟酸	钾	铁	锌	磷	钙
20.0克	5毫克	20微克	20.5毫克	464毫克	10.5毫克	8.57毫克	258毫克	83毫克

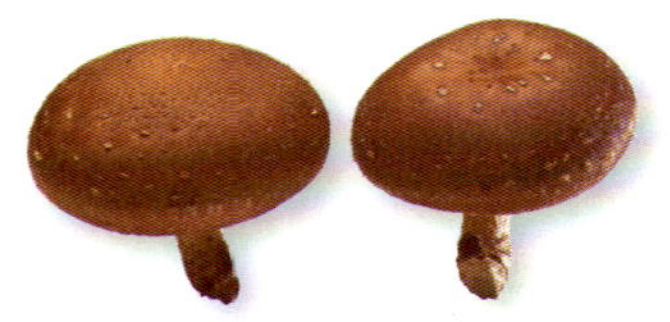

食补功效

• 可以增加孕妈妈的抗病能力

香菇中含有腺嘌呤，孕妈妈经常食用能增强机体免疫力。

• 可以降血压、降血脂、降胆固醇

香菇中含有嘌呤、胆碱、酪氨酸、氧化酶以及某些核酸物质，能起到降血压、降胆固醇、降血脂的作用，可以预防妊娠高血压、妊娠水肿等疾病。

• 膳食纤维补益肠胃

香菇是最有益于肠胃的食物之一，孕期多吃香菇，可以让孕妈妈远离便秘困扰。

最佳食用方法

新鲜香菇以菇香浓郁、菇面平滑稍带白霜、菇褶紧实细白、菇柄短而粗壮的为佳，干香菇以干燥、不霉、不碎的为良品。

干香菇宜用低于40℃的净水浸泡0.5~1小时。泡发香菇的水溶液有很多营养物质，过滤之后加入菜中，能提升鲜味和营养。

香菇与鸡鸭鱼肉相配或煮或炖，鲜美可口，其中最适合孕妈妈的食用方法就是煲汤，不但益于肠胃，还有利于营养物质的消化吸收。

食用禁忌

特别大的香菇多数是用激素催肥的，建议不要购买。

患有顽固性皮肤瘙痒症的孕妈妈应忌食香菇。

猪蹄瓜菇汤

原料：猪蹄1只，丝瓜300克，豆腐250克，红枣、香菇各30克，黄芪、枸杞子各12克，当归5克，姜片、盐各适量。

做法：1. 香菇洗净，泡软后去蒂；丝瓜去皮，洗净切块；豆腐切块；猪蹄去毛，洗净剁块，入开水锅中煮10分钟，捞起用水冲净；黄芪、当归放入纱布袋中。

2. 锅内放入纱布袋、红枣、枸杞子、猪蹄、香菇、姜片及10杯水，以大火煮开，改小火煮至肉熟烂，再入丝瓜、豆腐继续煮5分钟，最后加盐调味即可。

营养分析：猪蹄、丝瓜、豆腐都有很好的美白嫩肤作用，当归养血，黄芪补气，红枣气血双补，枸杞子明目，香菇降脂，这是一道孕妈妈极品养颜菜。

西红柿 | “吃掉”妊娠斑的高手

西红柿角色多变，人称“蔬菜中的水果”，无论是外形还是滋味，都令人赏心悦目，在被孕吐困扰的孕初期，它可是孕妈妈的得力助手。

优势营养解读

（每100克可食用部分）

维生素A	维生素C	维生素E	胡萝卜素	叶酸	钾	磷
63微克	14.0毫克	0.42毫克	375微克	5.6微克	179毫克	24毫克

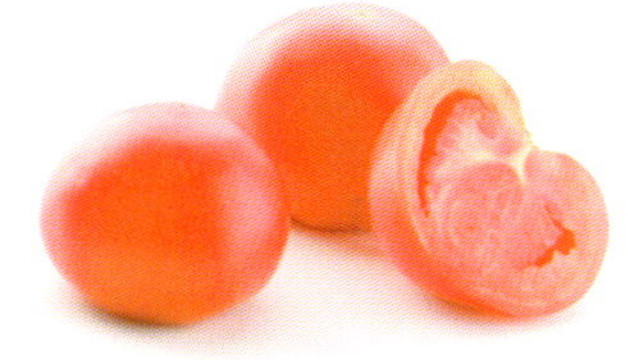

食补功效

- 改善食欲，促进消化

西红柿酸酸甜甜的口感有助于改善食欲，缓解早孕反应。

西红柿所含的苹果酸或柠檬酸，有助于胃液对脂肪及蛋白质的消化。

西红柿富含的维生素C能够帮助孕妈妈预防妊娠斑和妊娠纹。

- 抗氧化，防出血

西红柿特有的番茄红素有抗氧化损伤和保护血管内壁的作用，对预防妊娠高血压很有助益。

经常发生牙龈出血或皮下出血的孕妈妈，吃些西红柿有助于改善症状。

最佳食用方法

生吃西红柿是补充维生素C的好办法。但没成熟的青西红柿含有毒素，不能吃。

熟吃西红柿比生吃更能获得番茄红素。番茄红素遇油加热后更易被人体吸收，但加热时间最好不超过30分钟。加热时间过长，西红柿中的番茄红素就会被自动分解掉。

西红柿每次食用100~250克为宜。

食用禁忌

青色未熟的西红柿不宜食用。

急性肠炎、菌痢及溃疡活动期间不宜食用。

不宜与石榴同食。

烧煮时稍加些醋，就能破坏其中的有害物质番茄碱。

西红柿炖牛腩

原料：牛腩250克，西红柿300克，洋葱1个，盐适量。

做法：1. 牛腩沸水煮开，去掉血水捞起备用。

2. 西红柿、洋葱切块，加焯烫过的牛腩入汤锅中，加适量水，大火煮开转小火继续煲80分钟。

3. 调入盐，再用大火煮10分钟即可。

营养分析：这道菜含有丰富的维生素、矿物质、碳水化合物、有机酸及少量的蛋白质，具有促进消化、利尿、增强免疫力的作用。

柠檬 | 止吐开胃的“益母果”

闻起来香，吃起来酸，是喜欢吃酸的孕妈妈的最爱，因此柠檬获得了“益母果”“益母子”的称号。

优势营养解读

（每100克可食用部分）

维生素E	维生素C	碳水化合物	烟酸	锌	钾	钙
1.14毫克	22毫克	6.2克	0.6毫克	0.65毫克	209毫克	101毫克

食补功效

• 化痰止咳，生津健脾

柠檬皮的化痰功效比柑橘还强。将柠檬汁加温水和少量食盐饮用，可起到祛痰功效。

• 提高身体免疫力

柠檬富含维生素C，作用犹如天然抗生素，可以帮助孕妈妈预防感冒，还能使胎宝宝皮肤细腻。

• 美容祛斑，延缓衰老

柠檬中含有维生素B_1、维生素B_2、维生素C以及丰富的有机酸，具有很强的抗氧化作用，对促进肌肤的新陈代谢、延缓衰老及抑制色素沉着十分有效。

最佳食用方法

不适宜鲜食，直接用鲜果压榨出果汁，再配以糖、冰块、冰水，搅拌后即可饮用。还可以用来配菜。

直接使用因酸性太强会腐蚀牙齿，一定要稀释并且在食用之后及时漱口。

食用禁忌

胃溃疡、胃酸分泌过多、患有龋齿和糖尿病的孕妈妈慎食柠檬。

柠檬水酸性较强，酸碱值达2.8以下，空腹食用极易伤胃。

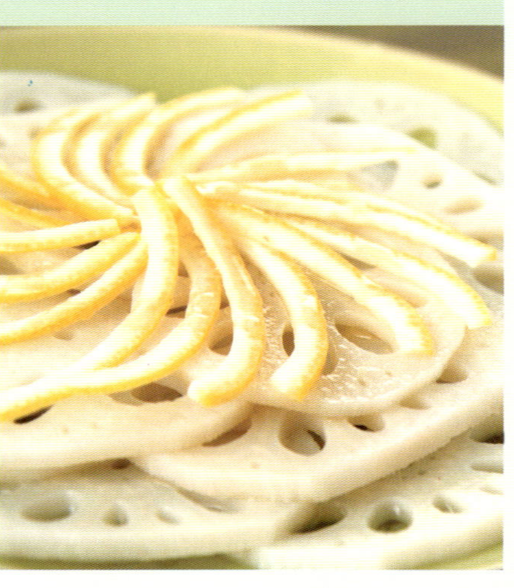

凉调柠檬藕

原料：藕200克，柠檬半个，蜂蜜、盐各适量。

做法：1. 藕去皮切薄片，加少许盐，焯熟放凉。

2. 挤柠檬汁，加适量蜂蜜调和；柠檬皮切丝。

3. 将调好的柠檬汁淋在藕片上，柠檬丝做装饰，待入味即可。

营养分析：藕片含有丰富的钙质，柠檬含有的柠檬酸可以促进钙质的吸收。莲藕和柠檬都可以防止和消除色素在皮肤内的沉着，令肌肤变得白净有光泽。

香蕉 | 保护肠胃的“开心果”

不开心吗？吃香蕉吧！郁闷吗？吃香蕉吧！想聪明吗？吃香蕉吧！想生个聪明快乐的宝宝吗，多吃香蕉吧！

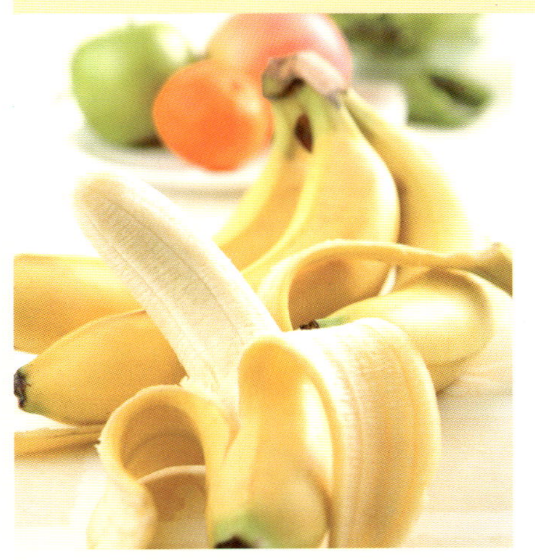

优势营养解读

（每100克可食用部分）

碳水化合物	维生素A	维生素C	胡萝卜素	叶酸	镁	钾
20.8克	6微克	4.9毫克	36微克	11.2微克	33毫克	208毫克

香蕉粥

原料：新鲜香蕉250克，冰糖、粳米各100克。

做法：1. 香蕉去皮切丁；粳米淘洗干净，清水浸泡2小时后捞出沥干。

2. 将锅放火上，倒入1000毫升清水，加入粳米，用大火煮沸。

3. 再加入香蕉丁、冰糖，改用小火熬30分钟即成。

营养分析：本粥具有养胃止渴、滑肠通便、润肺止咳之功效。适宜于津伤烦渴、肠燥便秘、痔疮出血、咳嗽日久及习惯性便秘、高血压、动脉硬化等患者食用。

食补功效

- 保护肠胃，润肠通便

香蕉以润肠作用而著称，还含有预防胃溃疡的5-羟色胺，能缓解胃酸对胃黏膜的刺激，保护胃黏膜。

- 降低血压

香蕉富含能够保护动脉内壁的钾元素，是预防妊娠高血压的保健食品。

- 放松心情，抵抗抑郁

香蕉含有一种可帮助大脑产生5-羟色胺的物质，能使人的心情变得愉悦，减轻疼痛和忧郁。

最佳食用方法

直接食用即可。用来作为蔬果汁原料和拔丝香蕉，也是深受大众欢迎的食用方法。

每天1~2根香蕉为宜。

食用禁忌

空腹吃香蕉会使人体中的镁元素骤然升高，破坏人体血液中的镁钙平衡，对心血管产生抑制作用，不利于身体健康。

因为香蕉在胃肠中消化得很慢，对胆囊不好，急慢性肾炎及肾功能不全者忌食，畏寒体弱和胃虚的人也不宜多食。

香蕉糖分高，一根香蕉约含120卡热量（相等于半碗白饭），有妊娠糖尿病的孕妈妈要忌食。

红枣

孕妈妈的“天然维生素丸”

红枣有“小型维生素丸”之称，又被誉为“百果之王”。怀孕之后，红枣就成了孕妈妈的亲密伙伴。

优势营养解读

（每100克可食用部分）

碳水化合物	维生素A	维生素C	维生素E	胡萝卜素	叶酸	钾	硒
30.5克	40微克	243毫克	0.78毫克	240微克	140微克	375毫克	0.80微克

食补功效

• 补养身体，滋润气血

红枣能促进白细胞的生成，降低血清胆固醇，提高血清白蛋白，保护肝脏。

• 补中益气，养血安神

红枣富含钙和铁，对防治骨质疏松、产后贫血有重要作用。怀孕和产后容易发生贫血，红枣就是十分理想的食疗佳品。

• 健脾益胃，防治呕吐

红枣富含的矿物质有养胃作用，其清香的气味可减轻妊娠呕吐。

最佳食用方法

每天食用5颗即可，过多食用会引起胃酸过多和腹胀。

食用禁忌

红枣含糖量高，有妊娠糖尿病的孕妈妈最好少吃。

红枣可以每天都吃，但是不能一次吃得过多，否则会给消化系统造成负担，引起胃酸过多、腹胀便秘等症。如果不注意口腔清洁，吃太多红枣还易引起蛀牙。另外，湿热重、舌苔黄的人不适合服食红枣。

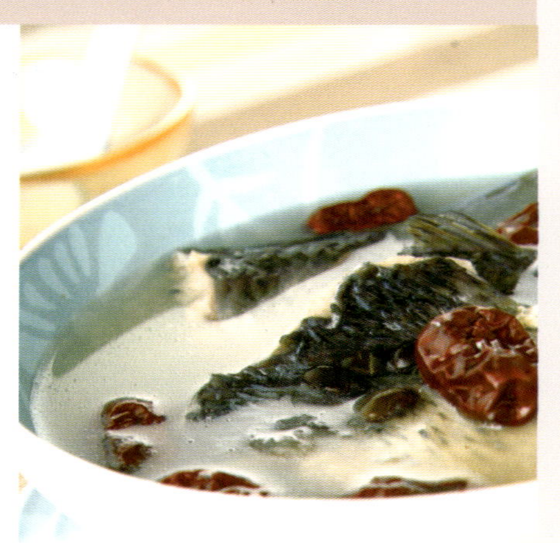

红枣黑豆炖鲤鱼

原料：鲤鱼1条，黑豆50克，红枣30克，姜5克，料酒3克，盐、鸡粉、胡椒粉各适量。

做法：1. 将鲤鱼剖洗干净，用料酒、姜腌渍待用。

2. 把黑豆放入锅中，用小火炒至豆衣裂开，取出。

3. 将鲤鱼、黑豆、红枣一起放入炖盅内，加入适量滚水，用中火隔水炖3小时，放入鸡粉、胡椒粉、盐拌匀便成。

营养分析：此汤能健脾益胃，通阳利水，调气导滞。对妊娠手足发肿或患有寒冷症和手足冰冷者有特别疗效。

火龙果 | 水果中的补铁高手

来自南美的热带火龙果，别名有“仙人果”“吉祥果”，几乎不使用任何农药就可以正常生长，它的保健功效就和外形一样，深受世人喜爱。

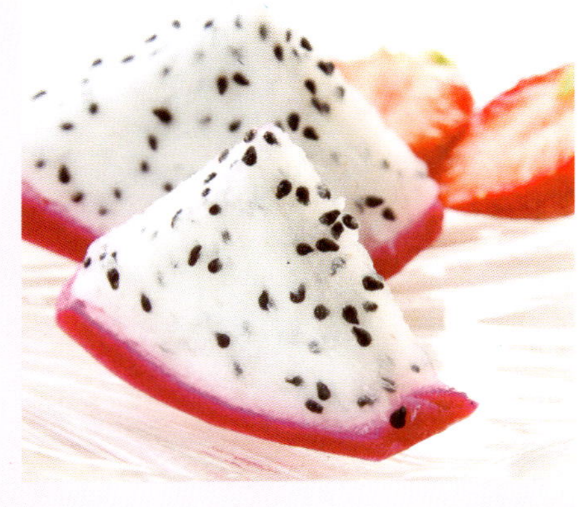

火龙果酸奶汁

原料：火龙果150克，酸奶1瓶，柠檬1个。

做法：1. 火龙果切小块后去皮待用。
2. 柠檬去皮后榨成汁。
3. 将柠檬汁倒入搅拌器中，再加入火龙果、酸奶拌匀即可。

营养分析：含有丰富的维生素和矿物质，叶酸含量也很丰富，尤其适合孕早期胃口不佳的孕妈妈食用。

优势营养解读

（每100克可食用部分）

碳水化合物	膳食纤维	维生素E	维生素C	叶酸	锌	钾	硒
13.3克	2.0克	0.14毫克	3.0毫克	28.1微克	0.29毫克	20毫克	0.03微克

食补功效

- 排毒养颜

火龙果含有一般植物少有的植物性白蛋白，可以帮助人体排出重金属离子，对胃壁还有保护作用。

- 延缓衰老

火龙果中的花青素含量很高，具有抗氧化、抗自由基、抗衰老的作用，还能预防脑细胞变性，抑制痴呆症的发生。

- 美容减肥

火龙果含有丰富的维生素C，可以美白皮肤。果肉中富含水溶性膳食纤维，黑色子粒中含有各种酶和不饱和脂肪酸及抗氧化物质，有润肠、减肥的功效，可以预防孕期便秘。

最佳食用方法

建议在餐前食用，这样才能发挥火龙果胶体对胃壁的保护作用。每天食用1个为宜。

吃的时候用刀切掉两头，再在果皮上纵向划一刀（注意不要划到果肉），用手沿刀口把果皮剥去即可。

食用禁忌

糖尿病人要少量食用。女性体质虚冷者，不宜吃太多火龙果。

火龙果是热带水果，最好现买现吃，表面红色的地方越红越好，绿色的部分越绿越新鲜。若是绿色部分变得枯黄，就表示已经不新鲜了。

苹果｜缓解妊娠反应的“健康果”

“一天一苹果，医生远离我”，苹果不单是健康之果，还是智慧之果，美容之果。我国民间还有孕期吃苹果，将来宝宝皮肤白嫩的说法。

优势营养解读

（每100克可食用部分）

碳水化合物	蛋白质	维生素A	维生素C	钙	钾	硒
13.5克	0.2克	3微克	4毫克	4毫克	119毫克	0.12微克

食补功效

- 保持血糖稳定

苹果中的胶质和微量元素铬能保持血糖的稳定，还能有效降低胆固醇。

- 改善呼吸系统和肺功能

多吃苹果可保护肺部免受污染和烟尘的影响。

- 润肠通便

苹果中富含膳食纤维，可促进肠胃蠕动，预防便秘。

- 美容养颜

苹果中含有大量的镁、硫、铁、铜、碘、锰、锌等元素，可使皮肤细腻、润滑、红润而有光泽。

最佳食用方法

每天吃1~2个就足够了。直接食用较方便，和其他蔬果一起榨汁能够改善口感。

食用禁忌

从初春到夏季，这段时间的苹果是贮藏过的苹果，所以味道不是很新鲜，孕妈妈要尽量挑选新鲜的苹果食用。

不要把切开或削皮后的苹果长时间暴露在空气中，要尽快食用，否则暴露在外的果肉与空气接触，会发生氧化反应而变成褐色，影响味道，且容易使营养成分流失。

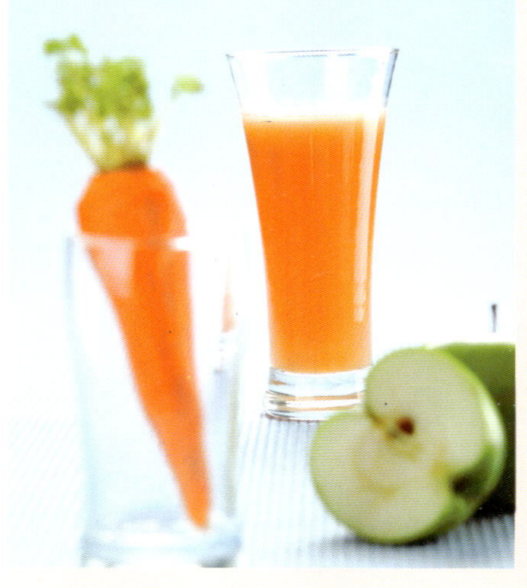

胡萝卜苹果汁

原料：胡萝卜4根，苹果2个（大）。

做法：1. 将胡萝卜、苹果洗净切块。

2. 先将胡萝卜和苹果分别榨汁；将两种汁混合、搅拌，即可饮用。

营养分析：这是少数几种能混合的果蔬汁之一。不但美味，而且排毒养颜。红苹果和青苹果榨汁的口味各有不同。

橙子 | 富含维生素C的“天然抗氧化剂”

看到橙子就会联想到阳光，在很多时候，橙子就是维生素C的代表，有了维生素C的保护，远离了病毒困扰，当然就活力四射了。

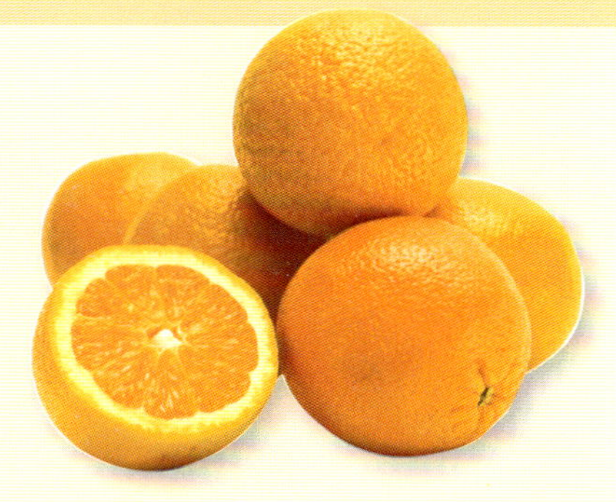

优势营养解读

（每100克可食用部分）

碳水化合物	不溶性纤维	维生素A	维生素C	叶酸	胡萝卜素	烟酸	钙
11.1克	0.6克	27微克	33毫克	34微克	160微克	0.3毫克	20毫克

橙子胡萝卜汁

原料：橙子2个，胡萝卜3根。

做法：橙子洗净去皮，胡萝卜洗净去皮切块。将胡萝卜和橙子一同榨汁即可。

营养分析：鲜美的橙汁可以调和胡萝卜特有的气味，胡萝卜能够平衡橙子中的酸。这道甜品具有强效的抗氧化功效，同时也是清洁身体和提高身体能量的佳品，可帮助身体炎症的消除和促进细胞的再生。

食补功效

• 提高身体免疫力

一个中等大小的橙子，可以提供人体一天所需的维生素C，所含的抗氧化物质还能清除体内有害的自由基。

• 防治胆结石

橙子中的维生素C可以抑制胆固醇在肝内转化为胆汁酸，使形成胆结石的机会减少。

• 预防心脏病

每天喝3杯鲜榨橙汁，内含的类黄酮和柠檬素可以促进高密度脂蛋白（HDL）增加，并运送“坏”的低密度脂蛋白（LDL）到体外，从而降低患心脏病的可能性。

最佳食用方法

一天1个，最多不超过3个。

食用禁忌

忌与槟榔同食。

糖尿病患者要慎食。

过多食用橙子会出现手、足乃至全身皮肤变黄现象，甚至还会恶心、呕吐、烦躁、精神不振，医学上称为“胡萝卜素血症”。停吃即可好转。

中医认为橙子性温，口干咽燥、舌红苔少的人多吃则会导致“上火”，所以不宜多吃。

饭前或空腹时不宜食用，否则橙子所含的有机酸会刺激胃黏膜，对胃不利。

吃橙子前后1小时内不要喝牛奶，因为牛奶中的蛋白质遇到果酸会凝固，影响消化吸收。

鲫鱼 | 优质蛋白质的提供者

鲫鱼肉味鲜美，肉质细嫩，营养全面，口感鲜甜，是传统的孕产期滋补品。

优势营养解读

（每100克可食用部分）

蛋白质	脂肪	维生素B_6	维生素E	烟酸	钙	磷	钾	锌	硒
18.0克	1.6克	0.10毫克	0.34毫克	2.38毫克	79毫克	157毫克	290毫克	0.53毫克	22.96微克

食补功效

- 温中补虚，强身健体

鲫鱼所含的蛋白质质优、齐全、易于消化吸收，常食可增强机体的抗病能力。

- 健脾利湿，温中下气

孕妈妈在孕期易出现脾胃虚弱、水肿等症状，鲫鱼对此有很好的滋补食疗作用。鲫鱼对患有糖尿病的孕妈妈也有补益功效。产后食鲫鱼汤，还可补虚通乳。

最佳食用方法

鲫鱼肉嫩味鲜，可做粥、做汤、做菜、做小吃等。尤其适于做汤。

炖制鲫鱼汤时，可以先用油将鲫鱼炸一下，然后倒入凉水用小火慢炖，这样鱼肉中的嘌呤就会溶解在汤中，使整个汤呈现乳白色，味道更加鲜美。

食用禁忌

鲫鱼虽然对孕妈妈有补养作用，但是天天吃的话不利于营养均衡，还会造成便秘。

感冒发热期间不宜多吃。

吃鱼前后忌喝茶。

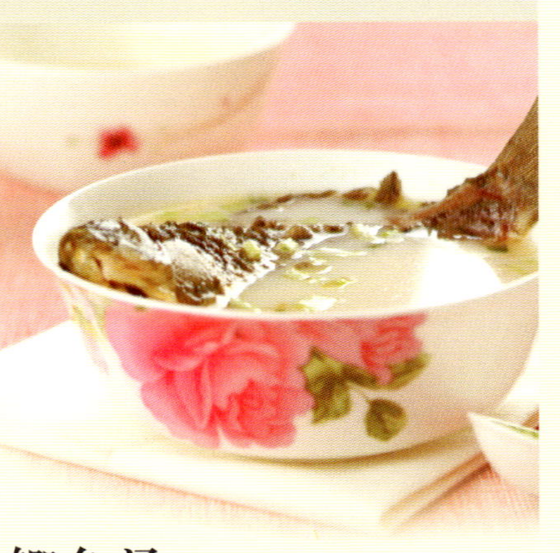

鲫鱼汤

原料：鲫鱼1条，姜3片，大蒜1粒，小葱1棵，盐少许。

做法：1. 现杀的鲫鱼收拾干净，涂抹盐，腌10分钟。

2. 姜切片，小葱切碎，大蒜拍碎。

3. 起锅热油，将火旋小，推鱼入锅，放入姜片，调大火，将鱼两面煎至金黄色。

4. 火调小，加冷水淹没鱼，放入葱碎、大蒜，大火煮沸。

5. 把鱼翻身煮，直至汤呈现奶白色即可，加盐调味。

营养分析：鲫鱼汤是补气血、通乳汁的传统食疗汤品。

鲈鱼 | 预防妊娠水肿的安胎美食

“鲈出鲈乡芦叶前，垂虹亭下不论钱。”鲈鱼的鲜美自古有名，对于孕妈妈而言，又多了孕期保健滋补的功效。

优势营养解读

蛋白质	脂肪	维生素A	磷	镁	烟酸	钙	钾
18.6克	3.4克	19微克	242毫克	37毫克	3.1毫克	138毫克	205毫克

食补功效

- 健脾补气

鲈鱼富含易消化吸收的优质蛋白、脂肪以及微量元素，有健脾胃、补肝肾、止咳化痰的作用。

- 安胎下奶

鲈鱼可治胎动不安、产后少乳等症，孕期产后鲈鱼都是一种既补身又不容易肥胖的养身佳品。

- 健脑益智

鲈鱼的肌肉脂肪中的DHA、EPA在海洋鱼中含量最高，有益胎宝宝大脑和眼睛的发育。

- 预防骨质疏松

鲈鱼中含有较多的维生素D，可以帮助预防骨质疏松。

最佳食用方法

为了减少鲈鱼宝贵的DHA在食用时流失，适宜采用清蒸或炖的方法烹调，油炸的温度过高会大大破坏宝贵的DHA。同时鲈鱼以清蒸最能保持其鲜美滋味。

食用禁忌

鲈鱼不宜油炸，因为油炸温度过高，会大大破坏鲈鱼中宝贵的DHA。

鲈鱼忌与牛羊油、奶酪和中药荆芥同食。

有皮肤病、疮肿者忌食。

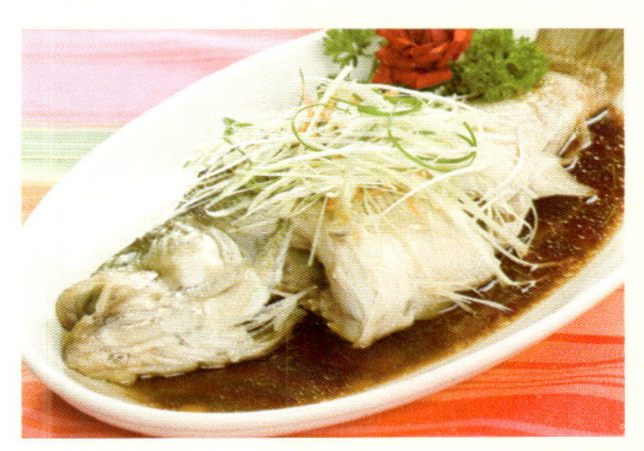

清蒸鲈鱼

原料：鲈鱼1条（500克左右），蒸鱼豉油20克，姜、小葱、盐适量。

做法：1. 鲈鱼收拾干净装盘待用；姜和小葱切丝。

2. 鱼身上抹少许盐，撒上姜丝。

3. 将鲈鱼隔水蒸12分钟，鱼眼凸出时将蒸锅端下火，在鱼身上浇上蒸鱼豉油，再撒上姜丝、葱丝。

4. 锅热时放油，待冒烟时将油浇在鱼身上即可。

营养分析：鲈鱼性温，有补中气、滋阴虚、开胃、催乳等功效。

虾 | 钙质的“矿藏”

虾是一种高蛋白、高铁、高钙、富含硒的食品，肉质肥嫩鲜美，作为孕期营养品一直备受推崇。

优势营养解读

（每100克可食用部分）

蛋白质	脂肪	维生素E	钾	磷	锌	钙	硒
10.4克	0.7克	0.7微克	98毫克	157毫克	0.62毫克	23毫克	10.86微克

食补功效

• 养阳补肾

虾含有20%的蛋白质，是蛋白质含量很高的食品之一，是鱼、蛋、奶的几倍至几十倍，在孕期可以为胎宝宝的机体发育提供良好的物质基础。

• 补钙健脑

虾含有很高的钙，对于需要钙来供给骨骼、牙齿发育的胎宝宝和维持身体功能的孕妈妈来说都是补钙佳品。海虾含 ω-3 不饱和脂肪酸，对胎宝宝大脑发育尤为有益。

• 通乳益气

虾自古以来就是通乳强心的营养品，孕期多吃虾有助于产后下奶。

最佳食用方法

每次食用30~50克为宜，盐水白灼比较能够保持虾的原始风味和营养。椒盐、油炸、红焖可以让虾的滋味更为鲜美，有胶质感。

食用禁忌

对海鲜过敏及患有过敏性疾病，如过敏性鼻炎、过敏性皮炎、过敏性紫癜等的人应慎食。

腐坏变质的虾不可食。色发红、身软、掉头的虾不新鲜，尽量不吃。

虾忌与含有鞣酸的水果，如葡萄、石榴、山楂、柿子等同食，会引起人体不适，出现呕吐、头晕、恶心、腹痛、腹泻等症状。若要食用，期间至少应间隔2小时。

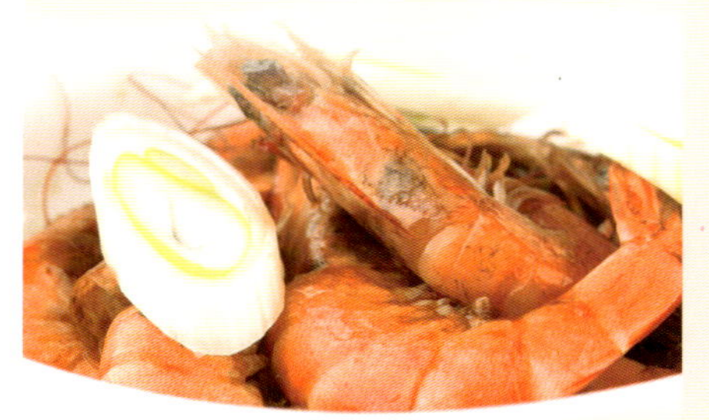

油焖大虾

原料：对虾10只，盐适量，白糖30克，香油25克，葱片75克，姜片50克，清汤适量。

做法：1. 将对虾收拾干净，去掉虾线。

2. 葱片、姜片煸香，放入对虾煸炒出虾油，加入盐、白糖、清汤烧开，盖上盖，用小火焖烧透，收汁微浓时淋入香油即成。

营养分析：大虾是高蛋白质和钙质的优质来源，还含有缬氨酸、甘氨酸、牛磺酸和矿物质，是孕妈妈的理想补益品。

牛肉 | 供应优质蛋白质的“肉中骄子”

民间认为，多吃牛肉可以增长力气和个头，长得更加壮实。牛肉味道鲜美，蛋白质含量高，还不容易使人发胖，真是又想补充高蛋白又怕减肥的孕妈妈的福音啊！

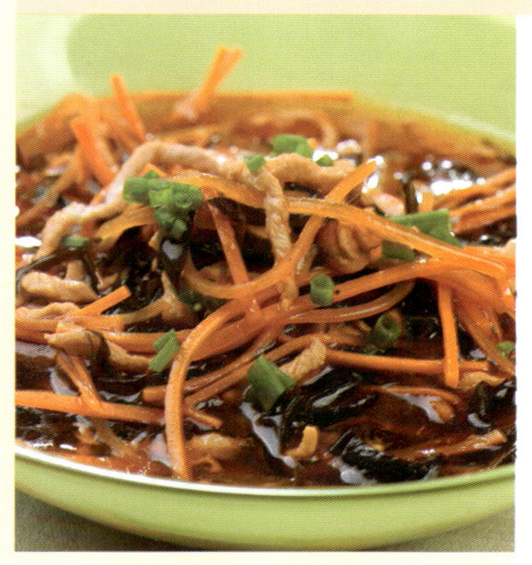

三丝牛肉

原料：牛肉丝100克，木耳10朵，胡萝卜1根，菠菜、酱油、蒜末、白糖、盐、小葱碎各适量。

做法：1. 先用蒜末、酱油、白糖将牛肉丝腌至少半个小时。

2. 发好的木耳、胡萝卜切丝。

3. 锅内放油，大火急炒牛肉丝至八分熟取出。

4. 余油加入少许蒜末后续炒木耳、胡萝卜片刻，入菠菜同炒，最后加牛肉丝烩炒，放入少许白糖、盐、酱油、小葱碎调味后即可。

营养分析：滋阴润燥、调养肠胃、增强抵抗力，是孕妈妈必备的健康食谱。

优势营养解读

（每100克可食用部分）

碳水化合物	蛋白质	脂肪	维生素E	烟酸	叶酸	锌
3.0克	17.4克	12.4克	0.17毫克	2.28毫克	3.8微克	4.65毫克

食补功效

- 生肌暖胃

牛肉中富含蛋白质，其含有的肌氨酸含量比任何其他食品都高，这使牛肉对增长肌肉、增强力量特别有效。寒冬食牛肉，有暖胃作用，为寒冬补益佳品。

- 增强免疫力

牛肉含维生素B_6、锌，可帮助增强免疫力，促进蛋白质的新陈代谢和合成，有助于孕妈妈安然度过漫长的孕期，迎接考验体能的生产大事。

- 补血益气

牛肉中富含铁质，有补血功效。

最佳食用方法

烹调牛肉时多采用炖、煮、焖、煨、卤、酱等长时间加热的方法，使牛肉的营养和鲜美滋味慢慢散发出来。

由于牛肉性温热，常吃容易上火，搭配凉性和平性的蔬菜，如冬瓜、丝瓜、油菜、菠菜、白菜、金针菇、蘑菇、莲藕、茭白等，能起到清热、解毒、去火的功效。

食用牛肉以每餐80克为宜。

食用禁忌

患皮肤病、肝病、肾病的人应慎食牛肉。

牛肉和板栗同食会引起呕吐。

牛肉和韭菜同食会引起气血不顺，发热动火。

牛肉与中药牛膝忌同食。

鸡肉 | 高蛋白、低脂肪的健康食品

俗话说："宁吃飞禽一两，不吃走兽一斤。"鸡肉自古以来就是优质的滋补品，被人们尊称为"羽族之首，食中上品"。

优势营养解读

（每100克可食用部分）

热量	蛋白质	脂肪	维生素A	叶酸	铁	磷	锌	钙
493千焦	24.6克	1.9克	3微克	0.7微克	1.0毫克	170毫克	0.26毫克	1毫克

食补功效

- 增强体力，强壮身体

鸡肉蛋白质的含量比例高且种类多，而且消化率高，很容易被人体吸收利用。

- 优质脂肪的来源

鸡肉所含的脂肪多为不饱和脂肪酸，对人体非常有益。

- 鸡汤可预防感冒

喝鸡汤可减轻感冒时鼻塞、流涕等症状，而且对清除呼吸道病毒有较好的效果。经常喝鸡汤可增强人体的自然抵抗能力，预防感冒。

最佳食用方法

鸡肉不但适于热炒、炖汤，而且是比较适合冷食凉拌的肉类。只喝鸡汤不吃鸡肉其实是一个饮食误区，鸡汤中的鸡肉比汤更富有营养，并且容易被消化吸收。

鸡肉的适宜食用量以每餐100克为好。

食用禁忌

鸡肉不宜与芹菜、芥末同食，否则会伤元气，患有哮喘、过敏性皮炎、神经性水肿的人也不适宜吃鸡肉。

鸡汤中浓稠的脂肪含有大量嘌呤，故痛风患者不宜喝鸡汤。

鸡屁股是淋巴最为集中的地方，也是储存病菌、病毒和致癌物的仓库，应弃掉不要。

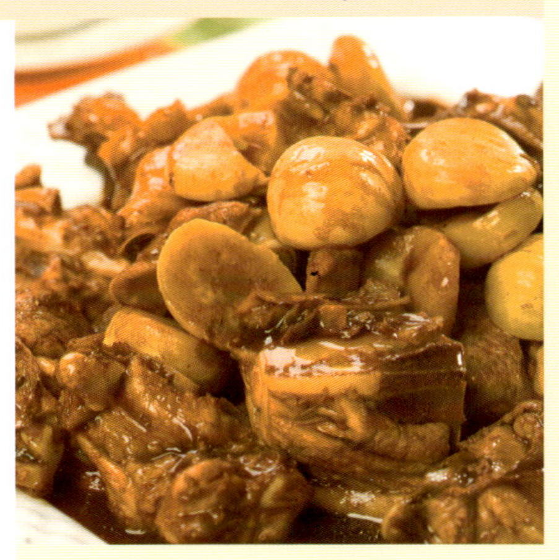

板栗烧子鸡

原料：板栗10颗，仔鸡1只，高汤足量，酱油、盐、料酒适量，白糖少许，大蒜几瓣。

做法：1. 板栗用刀开一小口，大火煮10分钟捞出剥去外壳。

2. 仔鸡切块，放酱油、白糖、盐、料酒腌10分钟。

3. 锅中加高汤、酱油、板栗、鸡块、白糖、盐、料酒焖烧至板栗熟烂，加入蒜瓣继续焖5分钟即可。

营养分析：本菜富含优质蛋白质、脂肪、维生素B_1、烟酸及多种矿物质，有益肾、养胃、强筋、滋阴、养血等功效。

牛奶 | 孕妈妈最理想的补钙"法宝"

"一杯牛奶强壮一个民族"，"接近完美的食品"是人们赋予牛奶的美誉。想从日常饮食中摄取钙质，牛奶是最佳的来源。

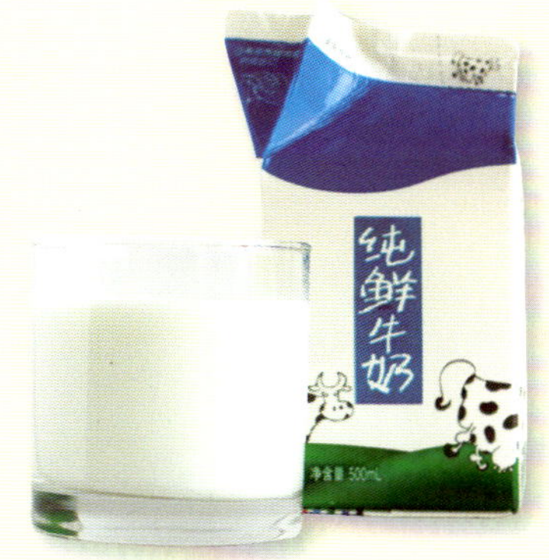

优势营养解读

（每100克可食用部分）

蛋白质	脂肪	碳水化合物	维生素A	维生素B_6	叶酸	钾	锌	钙
3.1克	3.7克	5.3克	14微克	0.03毫克	10.7微克	159毫克	0.51毫克	98毫克

食补功效

- 营养丰富，容易吸收

牛奶含钙丰富易被吸收，磷、钾、镁等多种矿物搭配也十分合理。

- 美白肌肤，预防皱纹

牛奶中的维生素A，可以防止皮肤干燥及暗沉；牛奶中含有大量的维生素B_2，可以促进皮肤的新陈代谢；牛奶中的乳清蛋白对黑色素有消除作用，可防治多种色素沉着引起的斑痕。

- 生津润肠

中医认为，牛奶味甘，性平、微寒，入心、肺、胃经，可以补虚损、益肺胃，有利缓解便秘。

最佳食用方法

最好喝奶前先吃点东西或边吃食物边饮用。在傍晚或临睡之前半小时饮用牛奶，可以帮助入眠。

食用禁忌

不要喝生奶，鲜奶要高温加热再饮用，以防病从口入。

牛奶中不宜添加果汁等酸性饮料。

服药前后1小时不要喝奶。

袋装牛奶包装通常是聚乙烯，115℃时会发生分解和变化，而且它不耐微波高温，而铝箔包装在微波加热时会着火，所以科学加热牛奶的方式是用暖瓶里的热水隔水加热。

山药牛奶燕麦粥

原料：鲜牛奶500毫升，燕麦片100克，山药50克，砂糖5克。

做法：将鲜牛奶倒入锅中，山药洗净去皮切块，与燕麦一同入锅，小火煮，边煮边搅拌，煮至麦片、山药熟烂，加糖即可。

营养分析：山药健脾益肾；燕麦片含丰富亚香油酸，能降血脂，防动脉硬化；牛奶补充蛋白质和钙，有强壮骨髓的作用。这道菜具有健脾益肾、强肾补钙的特点。

酸奶 | 更易吸收的补钙饮品

酸奶是牛奶经过发酵制成的，口味酸甜细滑，营养丰富，深受人们喜爱，是不喜欢牛奶味道的孕妈妈的好选择。

优势营养解读

（每100克可食用部分）

热量	蛋白质	脂肪	碳水化合物	叶酸	烟酸	磷	钾	钙
370千焦	3.0克	3.2克	11.9克	11.3微克	0.06毫克	168毫克	272毫克	160毫克

食补功效

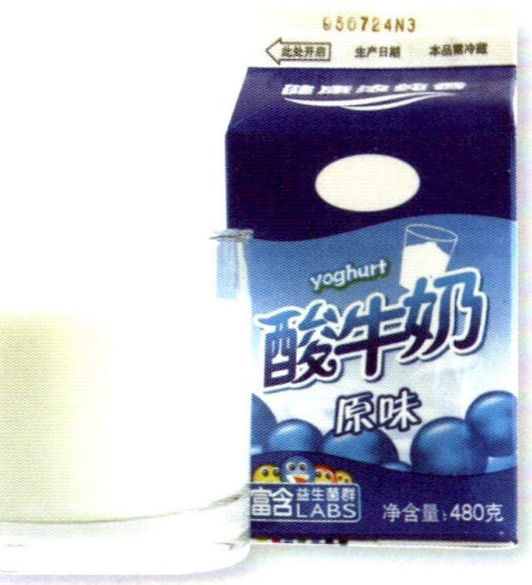

• 营养丰富好吸收

酸奶由牛奶发酵而来，比牛奶更好吸收。

• 提高人体免疫功能

酸奶中富含各种营养元素，其中的乳酸菌可以产生增强免疫功能的物质，有效帮助人体提高抗病能力。

• 促消化增食欲

乳酸具有明显的抑菌整肠作用，使肠道里的弱碱性环境转变成弱酸性，维护肠道菌群的生态平衡。酸奶含有多种酶，能够促进胃液分泌、加强消化吸收，达到养颜美容、防癌抗癌、延年益寿的效果。

最佳食用方法

最好饭后半小时到一个小时饮用。

酸奶贮藏温度以2~6℃为宜，饮用酸奶的适宜温度应在10~12℃，能够保证酸奶的营养物质不被破坏而得到充分吸收。

食用禁忌

酸奶不宜高温加热。高温会杀死酸奶中的活性乳酸菌，降低酸奶的营养价值。

糖尿病患者应避免饮用添加蜂蜜、葡萄糖和蔗糖的酸奶。最好食用淡酸奶，或胡萝卜酸奶和小麦胚芽酸奶。

饮用过量会使胃酸浓度过高，每日喝酸奶最好不要超过2杯。

酸奶银耳水果羹

原料：酸奶250克，猕猴桃250克，干银耳100克，木瓜100克，苹果100克，梨100克，冰糖50克。

做法：1. 将干银耳用温水洗净泡开，撕成小片。

2. 小汤锅置火上，加适量水，放入银耳，熬成黏稠状，中途加入冰糖，熬好后放凉。

3. 将猕猴桃、木瓜、苹果、梨均切丁，放入冰糖银耳中，最后加入酸奶拌好即可。

营养分析：银耳、水果富含膳食纤维，加上酸奶的润肠通便作用，这是一道孕期防治便秘的绝佳菜品，还可以补充维生素和优质蛋白质。

鸡蛋 | 天然“营养库”

鲜鸡蛋所含营养丰富而全面，营养学家称之为“完全蛋白质模式”“理想的营养库”，大概是怀孕和产后最常见的营养品了。

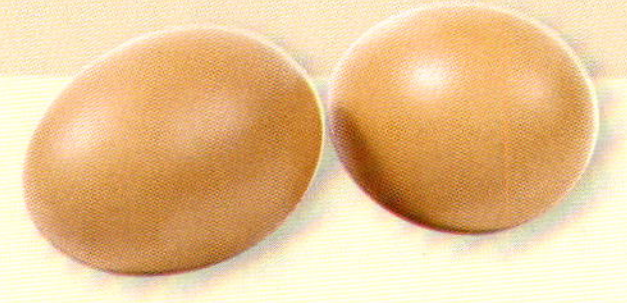

孕妈妈每天吃 2 个鸡蛋为宜，吃多了反而会增加肾脏的负担，引起消化不良。

苦瓜煎蛋

原料：蒜蓉 1 小匙，苦瓜 250 克，鸡蛋 4 个，盐少许。

做法：1. 苦瓜切小薄片，焯热水，水中放盐，变色后捞出沥干。

2. 鸡蛋加盐打散，加入苦瓜片，拌匀。

3. 起锅热油，倒入苦瓜蛋液，用小火慢慢地煎至底面凝固，翻转，再煎至两面呈金黄色，关火后用铲切成小块，撒上蒜蓉，出锅即可。

营养分析：苦瓜清肝明目、清凉解毒、利尿排湿、增进食欲，其丰富的维生素 C 正好弥补了鸡蛋的不足。

优势营养解读

（每 100 克可食用部分）

热量	蛋白质	脂肪	维生素 B_6	维生素 E	叶酸	磷	钙	硒
600 千焦	12.2 克	10.5 克	0.03 毫克	0.84 毫克	70.7 微克	182 毫克	44 毫克	13.83 微克

食补功效

• 健脑益智

鸡蛋黄中的卵磷脂、甘油三酯、胆固醇和卵黄素，可健脑益智，对神经系统和身体发育有很大的作用。

• 保护肝脏

鸡蛋中的蛋白质、卵磷脂对肝脏组织有修复再生的作用，还可增强代谢功能和免疫功能。

• 延缓衰老

鸡蛋含有人体几乎所有需要的营养物质，可延缓衰老、延年益寿。

• 美容健肤

100 克鸡蛋黄含铁 150 毫克，足够的铁能够使人面色红润。

最佳食用方法

鸡蛋最好蒸着吃或煮着吃。蒸鸡蛋羹、荷包蛋、带皮煮鸡蛋、炒鸡蛋都是很好的吃法。此外，鸡蛋最好和面食如馒头、面包一起吃，这就可以使鸡蛋中的蛋白质最大限度地被人体吸收。

鸡蛋中维生素 C 含量不高，所以吃鸡蛋时最好辅以适量的蔬菜。

食用禁忌

喝生鸡蛋、开水冲鸡蛋等不利于人体健康。

发高烧时，不宜吃鸡蛋，否则易引起消化不良的症状，不利康复。

肾炎病人，肝、胆病患者以及对蛋白质过敏的人应避免食用鸡蛋。

玉米 粗粮中的“营养皇后”

营养学家一致公认，在人类所有的主食中，玉米的营养价值和保健作用是最高的。在提倡孕期多吃粗粮的今天，玉米无疑是孕妈妈的理想粗粮之一。

优势营养解读

（每100克可食用部分）

碳水化合物	脂肪	膳食纤维	维生素E	烟酸	蛋白质	硒
22.8克	1.2克	2.9克	0.46毫克	1.8毫克	4.0克	1.63微克

食补功效

鲜玉米中含有大量天然维生素E，可以延缓细胞衰老，降低血清胆固醇。鲜玉米中的维生素A，可防治干眼症、气管炎、皮肤干燥及神经麻痹。鲜玉米中富含的赖氨酸（干玉米中极少），是人体必需的营养成分。

鲜玉米中丰富的膳食纤维，能防止胆结石的形成和发生，降低血中胆固醇的浓度，避免血脂异常，还可减少胃肠疾病的发生。

吃新鲜玉米可使牙齿得到锻炼，促进唾液分泌，坚固齿龈。

最佳食用方法

吃玉米时应把玉米粒的胚尖全部吃掉，因为玉米的许多营养都集中在这里。

烹调使玉米损失了部分维生素C，却获得了更有营养价值的活性抗氧化剂，所以玉米熟吃更佳。

食用量以每餐100克为宜。新鲜玉米上市的时候，孕妈妈可以每天吃1根。

食用禁忌

玉米发霉后会产生致癌物，所以发霉玉米绝对不能食用。

玉米面和田螺同食会引起中毒。

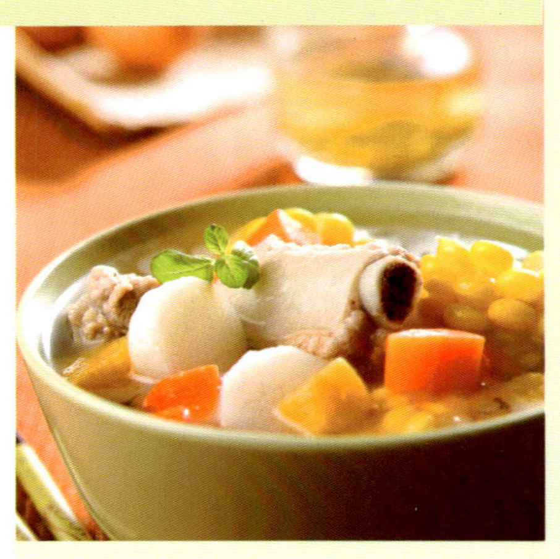

排骨玉米汤

原料：排骨500克，玉米3根，胡萝卜2根，盐、鸡精、香油各适量。

做法：1. 排骨洗净后用热水焯去血水，捞出沥干；玉米、胡萝卜洗净，切段备用。

2. 将排骨、玉米放入锅中，加入适量清水，调入盐、鸡精、香油，加热煮沸后改中火煮5~8分钟。

3. 盛入保温锅中，加入胡萝卜，以小火焖2小时即可。

营养分析：此汤清润滋补、滋阴养肺，非常适合孕妈妈食用。

红薯 | 预防便秘的"高级保健品"

今日的红薯已经被营养学家冠以"营养最均衡食品"的美称。在漫长的孕期可不要忘记这种物美价廉的健康美食啊！

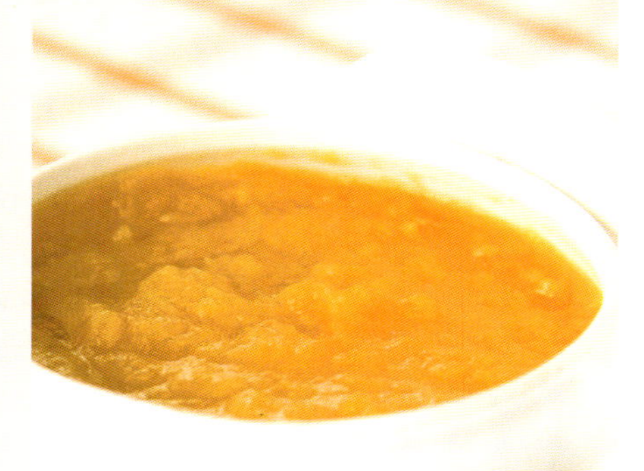

优势营养解读

（每100克可食用部分）

碳水化合物	膳食纤维	维生素A	维生素C	叶酸	钙	锌
15.3克	2.2克	125微克	4.0毫克	19.6微克	18毫克	0.16毫克

红薯粥

原料：红薯250克，粳米150克。

做法：将红薯洗净，连皮切成块，放入锅中，加入淘洗净的粳米和适量清水，大火烧开后改小火，待粥粒煮开花即可。如果是用电饭锅，直接选用"煮粥"功能即可。

营养分析：红薯中含有丰富的赖氨酸，而大米、面粉中恰恰缺乏赖氨酸，红薯与米面同吃，可以得到更为全面的营养。

食补功效

- 和血补中

红薯含有大量的碳水化合物、蛋白质、脂肪和各种维生素及矿物质，能有效地为人体所吸收。

- 宽肠通便

红薯经过蒸煮后可增加40%左右的膳食纤维，能刺激肠道蠕动，促进排便。

- 增强免疫功能

红薯中所含矿物质对于维持和调节人体功能起着十分重要的作用，所含的钙和镁，可以预防骨质疏松。

- 抗衰老，防止动脉硬化

红薯所含黏性蛋白能保持血管壁的弹性，防止动脉粥样硬化的发生；红薯还能抑制黑色素的产生，延缓肌肤老化，保持肌肤弹性。

最佳食用方法

最好在午餐这个黄金时段吃。红薯中所含的钙质需要在人体内经过4~5小时进行吸收，而下午的日光照射正好可以促进钙的吸收。

红瓤的红薯比白瓤的含有更丰富的胡萝卜素，营养也更丰富。

红薯与米面搭配同吃，既可避免食后不适，又能起到营养互补的作用。

食用禁忌

一次不可吃得过多，否则容易出现腹胀、烧心、打嗝、反酸、排气等不适感。

不宜与柿子同吃，以防引起胃结石。不吃带有黑斑的红薯，食后会导致中毒。

胃溃疡、胃酸过多、糖尿病人不宜食用红薯。

小米 | 止吐、开胃、滋补样样行

小米熬粥营养丰富，有“代参汤”之美称。我国许多地方有用小米加红糖来调养产后身体的传统。

优势营养解读

（每100克可食用部分）

碳水化合物	膳食纤维	蛋白质	维生素E	叶酸	钙	镁	硒
77.7克	4.6克	8.9克	1.62毫克	22.4微克	8毫克	50毫克	2.72微克

食补功效

- 止呕化滞

小米具有防治消化不良，防止反胃、呕吐的功效。中医认为，小米有清热解渴、健胃除湿、和胃安眠的功效。

- 滋阴养血

小米富含碳水化合物和粗脂肪，为孕期的能量消耗提供有力支持。所含营养容易被人体吸收，可使孕妈妈虚寒的体质得到调养，恢复体力。

- 益肾安胎

小米富含B族维生素，可以促进胎宝宝的发育，还可以促进孕妈妈的乳汁分泌，有益母子健康。

最佳食用方法

小米宜与大豆或肉类食物混合食用，大豆中富含赖氨酸，可以补充小米的不足。

淘米时不要用手反复搓洗，忌长时间浸泡或用热水淘洗。

每餐食用60克为宜。

食用禁忌

小米与杏仁同食会令人呕吐、泄泻。

因为小米蛋白质的氨基酸组成并不理想，赖氨酸过低而亮氨酸又过高，所以不能完全以小米为主食，应注意搭配，以免缺乏其他营养。

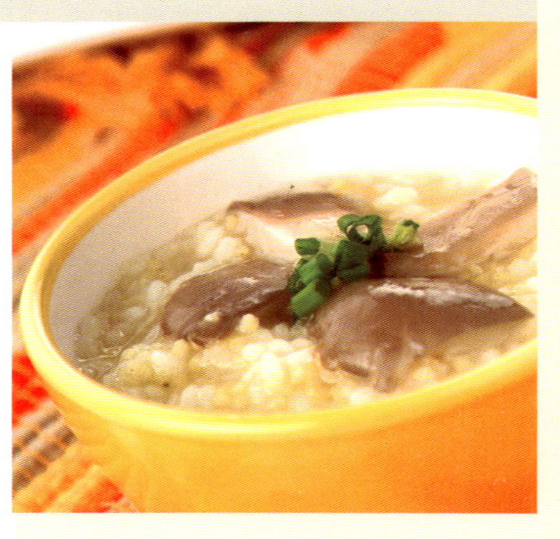

平菇小米粥

原料：粳米50克，小米100克，平菇40克，盐2克。

做法：1. 平菇洗净，焯烫后切片。

2. 粳米、小米分别淘净沥干。

3. 加入1000毫升冷水，将粳米、小米大火烧沸，改小火熬煮，再滚起时加入平菇拌匀，下盐调味，再煮5分钟，即可食用。

营养分析：粳米滋阴养胃，可提高人体免疫功能，预防妊娠高血压；小米清热解渴、滋阴养血；平菇改善人体新陈代谢、增强体质。这款粥品非常适宜孕妈妈食用。

豆浆 | 富含优质蛋白质的“植物奶”

豆浆营养非常丰富，且易于消化吸收，是防治孕期高脂血、高血压、缺铁性贫血等疾病的理想食品。

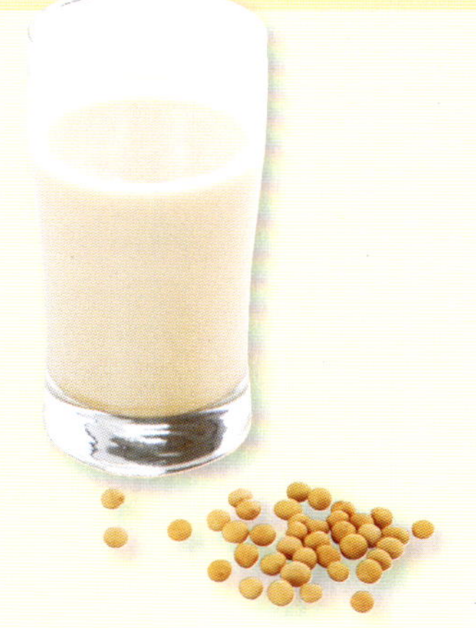

优势营养解读

（每100克可食用部分）

蛋白质	脂肪	维生素E	烟酸	叶酸	钾	钙	锌
3.0克	1.6克	1.06毫克	0.14毫克	5.0微克	117毫克	5毫克	0.28毫克

食补功效

- 补充蛋白质

大豆富含优质蛋白质，并且大豆蛋白不含胆固醇，可降低人体血清中的胆固醇，制成豆浆后蛋白消化率则高达95%左右。

- 消肿排湿

豆浆可以消肿排湿，还可预防妊娠高血压病的发生。

- 排毒养颜

豆浆中的大豆膳食纤维可促进双歧杆菌的繁殖，维护肠道健康，豆浆中含有的一种物质能够抑制黑色素的合成，常喝豆浆能够起到润肤美白的效果。

最佳食用方法

豆浆不但必须要煮开，煮的时候还要敞开锅盖，煮沸后继续加热3~5分钟，使泡沫完全消失，让豆浆里的有害物质随着水蒸气挥发掉。

每次饮用250毫升为宜。长期食用豆浆的人不要忘记补锌。

食用禁忌

生豆浆必须煮沸5分钟以上方可饮用，否则易引起恶心、呕吐等中毒症状。自制豆浆尽量在2小时以内喝完。

发热、消化不良、嗝气和肾功能不好、痛风患者不宜饮用豆浆。

暖瓶装豆浆有利于细菌繁殖，不利身体健康。

不宜与豆浆搭配食用的食物有：鸡蛋、红糖、抗生素药物。

豆浆炖羊肉

原料：羊肉500克，豆浆500克，山药150克，姜10克，盐少许。

做法：1. 羊肉洗净沥干，切成4厘米见方小块；姜切片；山药洗净切2厘米段。

2. 将豆浆注入炖锅内加热，将开时加入羊肉块、山药、姜片，炖至羊肉熟烂时调入盐即可。

营养分析：羊肉高蛋白、低脂肪，益气补虚；豆浆能调节内分泌，防癌抗癌；山药滋补身体又有很好的减肥健美效果。

板栗

孕妈妈补充叶酸的好选择

板栗味美甘香，享有"千果之王"的美誉，对人体的滋补功能可与人参、黄芪、当归媲美，因具有良好的补肾功效，故又被称为"肾之果"。

优势营养解读

（每100克可食用部分）

热量	碳水化合物	蛋白质	维生素A	维生素C	维生素E	硒	钙	磷	锌
762千焦	39.6克	4.4克	7微克	23.2毫克	3.94毫克	1.20微克	16毫克	72毫克	5.60毫克

食补功效

• 保胎安胎

板栗中丰富的叶酸，非常适合孕妈妈在孕前和孕早期的需要；其中的维生素E和B族维生素还可预防流产，有安胎功效；而板栗的蛋白质、脂肪，则有利于胎宝宝的发育。

• 强身健体

板栗能给孕妈妈提供丰富的钾，预防水肿；大量的维生素C可维持牙齿、骨骼、血管的正常功用。孕妈妈常吃板栗不仅可以健身壮骨，而且有利于骨盆的发育成熟，还有消除疲劳的作用。

最佳食用方法

板栗可以生食，熟食最适宜于烧、焖。特别是炖鸡鸭时，加几粒板栗，风味更佳。

在两餐之间把板栗当成零食，每天只需吃6~7粒，长期坚持就能达到很好的滋补效果。

食用禁忌

板栗不能一次大量食用，吃多了容易胀肚；也不要饭后大量吃，否则不利于保持体重。

板栗含糖高，糖尿病人、脾胃虚弱、消化不良、患有风湿病的人不宜多食。

板栗乳鸽

原料：板栗100克，嫩乳鸽1只，胡萝卜30克，姜5克，盐5克，清汤适量。

做法：1. 乳鸽收拾干净；胡萝卜去皮切块；姜切片。

2. 烧锅加水，待水开后下入乳鸽，煮去血水，捞起待用。

3. 把乳鸽、胡萝卜、板栗、姜放入煲内，注入清汤，用中火煲1小时，再调入盐，再煲5分钟即可。

营养分析：板栗养气活血，补肾强腰；乳鸽滋补肝肾、清肺顺气，搭配食用可增加皮肤弹性，改善血液循环。

核桃 | 胎宝宝补脑的“大力士”

中医自古就把核桃称为“长寿果”，认为核桃能补肾健脑，补中益气，润肌肤、乌须发，是补脑的佳果。

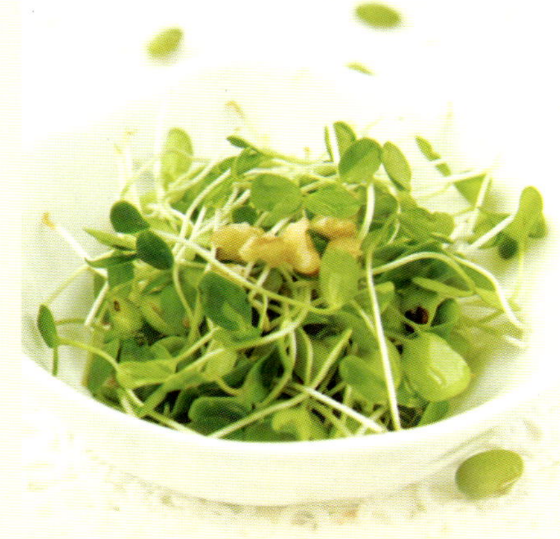

香椿苗拌核桃仁

原料：香椿苗250克，核桃仁100克，盐、白糖、醋、香油等各适量。

做法：1. 香椿苗去根、洗净，用淡盐水浸一下。

2. 核桃仁用淡盐水浸一下，去内皮。

3. 从盐水中取出香椿苗和核桃仁，加盐、白糖、醋、香油拌匀即可。

营养分析：香椿苗含有丰富的维生素C和胡萝卜素，有助于增强孕妈妈机体免疫功能，同时，孕妈妈食用核桃仁有利于胎宝宝神经系统发育。

优势营养解读

（每100克可食用部分）

热量	蛋白质	脂肪	膳食纤维	维生素A	维生素E	叶酸	烟酸	锌	钙
2586千焦	8.3克	64.5克	20.2克	23微克	14.75毫克	69.8微克	0.83毫克	7.07毫克	132毫克

食补功效

• 补虚强体

含有容易为人体吸收的大量脂肪和蛋白质。500克核桃仁相当于2500克鸡蛋或4500毫升牛奶的营养价值。

• 健脑防老

富含丰富的蛋白质及人体必需的不饱和脂肪酸，能增强脑功能，防衰抗老。

• 乌发养颜

富含多种维生素，可提高皮肤的生理活性，使头发乌黑有光泽。

• 净化血液

能减少肠道对胆固醇的吸收，并可溶解胆固醇，排除血管壁内的污垢杂质，从而为人体提供更好的新鲜血液。

最佳食用方法

核桃可以补“先天之本”，大米、红枣可以补“后天之本”，把核桃仁和红枣、大米一起熬成核桃粥喝，保健效果最好。

每天吃40克（大约相当于四五个核桃）为宜。如果不喜欢核桃的味道，可以适量摄取核桃油。

食用禁忌

核桃火气大，含油脂多，吃多了会令人上火和恶心，正在上火、腹泻的人不宜吃。

核桃仁表面的褐色薄皮营养也很丰富，吃核桃的时候不必剥掉这层皮。

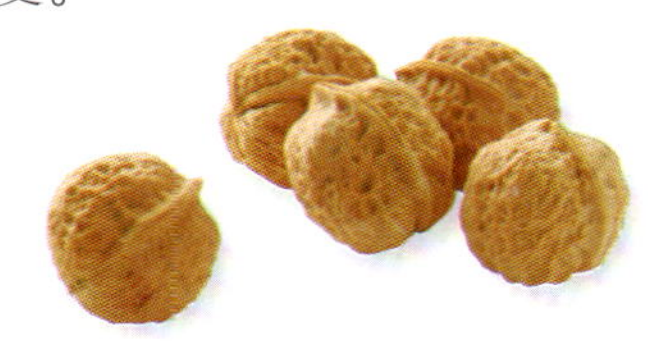

芝麻 | 养脑又护肤的“种子”

芝麻虽小，功效俱全，古代养生学家陶弘景对它的评价是“八谷之中，唯此为良”。

优势营养解读

（每100克可食用部分）

蛋白质	脂肪	碳水化合物	烟酸	镁	维生素E	钾	钙	磷
19.1克	46.1克	24.0克	5.9毫克	290毫克	50.40毫克	358毫克	780毫克	516毫克

食补功效

- 健美肌肤

芝麻中含有丰富的维生素E，可使皮肤白皙润泽。

- 强身健脑

芝麻含有大量的脂肪、蛋白质以及碳水化合物、维生素A、维生素E、卵磷脂、钙、铁等营养成分，能够补充身体所需，提高大脑的活力，是孕期产后的好食品。

- 养血乌发

芝麻补肝益肾，可以改善皮肤干枯、粗糙的现象，还能令头发变得黑亮有光泽。

- 滑肠通便

芝麻能润滑肠道，补肺益气，对孕期便秘有良好的辅助疗效。

最佳食用方法

芝麻用来做粥效果好，还可以用于制作糕点，芝麻酱、香油、芝麻糊、炒整粒芝麻拌菜都是常见的食用方式。

因为芝麻仁外面有一层稍硬的膜，只有把它碾碎，其中的营养素才能被吸收。所以，整粒的芝麻炒熟后，最好用食品加工机搅碎或用小石磨碾碎了再吃。

芝麻每天适宜食用量为50克。

食用禁忌

患有慢性肠炎、便溏腹泻的人忌用。

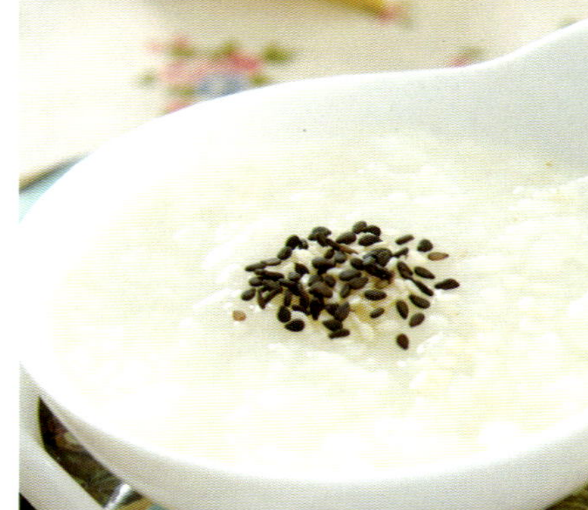

芝麻粥

原料：黑芝麻30克，粳米100克。

做法：先将黑芝麻晒干后炒熟研碎，再与粳米同煮作粥。

营养分析：补肝肾，润五脏。适用于身体虚弱、头发早白、大便干燥、头晕目眩、贫血等症。

花生 | 改善营养不良的“长生果”

花生在民间有“长生果”之称，因为它长于滋养补益，有助于延年益寿。花生的营养价值比粮食类高，可与鸡蛋、牛奶、肉类等一些动物性食物媲美。

红枣花生粥

原料：糯米200克，花生仁100克，红枣50克，红糖适量。

做法：1. 先将花生仁煮烂，倒入洗净的糯米，大火烧开。

2. 加入切碎的红枣，改用小火煮成粥，食用时加入红糖调匀即可。

营养分析：气血双补，益智补脑，对孕妈妈和胎宝宝都很有益。

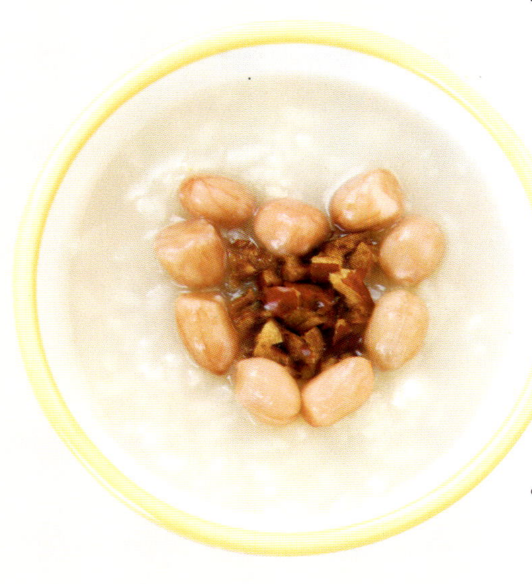

优势营养解读

（每100克可食用部分）

蛋白质	脂肪	碳水化合物	维生素B_6	维生素E	叶酸	钾	磷	铁
26.4克	46.3克	21.2克	0.43毫克	13.88毫克	63.8微克	541毫克	376毫克	2.1毫克

食补功效

- 促进生长发育

花生富含谷氨酸、赖氨酸、天冬氨酸和脂肪，有利于胎宝宝的脑部发育。

- 抗老化防早衰

花生中所含有的儿茶素、赖氨酸可以抗老化，防止过早衰老。

- 凝血止血

花生衣中含使凝血时间缩短的物质，有促进骨髓制造血小板的功能，对人体造血功能有益，是孕妈妈防治再生障碍性贫血的药膳。

- 滋血通乳

花生中含有丰富的脂肪油和蛋白质，孕妈妈常吃可以预防产后缺乳。

最佳食用方法

花生以炖吃为最佳，既避免了招牌营养素的破坏，又具有不温不火、入口好烂、易于消化的特点。花生还可采用煮、炸、卤等多种方法烹饪食用，味道浓郁鲜美。

孕期早餐时或饭后吃25克花生，对人体很有补益作用。

食用禁忌

花生炒熟或油炸后，性质热燥，不宜多食。霉变的花生含有大量致癌物质黄曲霉毒素，不能食用。

花生含油脂多，孕妈妈不宜大量食用。

孕妈妈禁忌食物黑名单

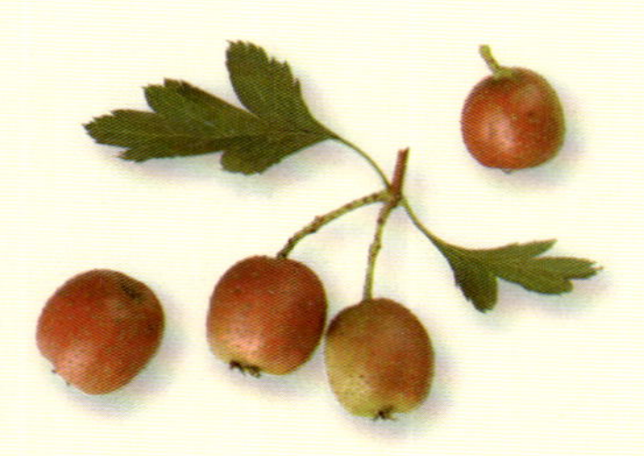

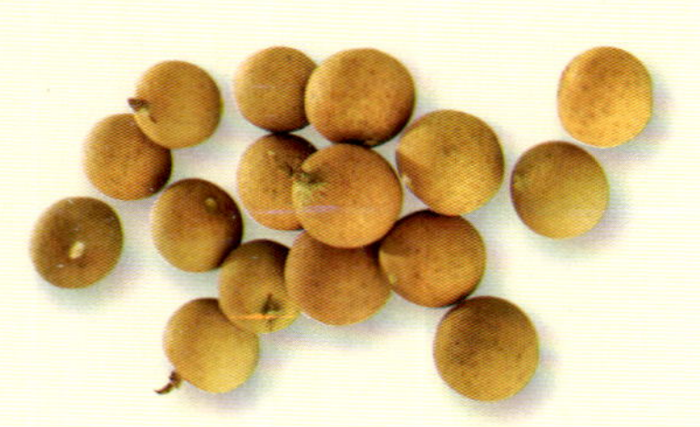

• 桂圆、荔枝　孕妈妈大多阴血内热、大便燥结、口苦口干、心悸燥热。桂圆、荔枝性温味甘，极易助火，动胎动血，不利保胎。

• 山楂　山楂对子宫有收缩作用。孕期大量食用山楂食品，会刺激子宫收缩，引发流产危险。

• 薏米　薏米是一味药食兼用的植物种仁，其性质滑利，对子宫肌有兴奋作用，可促使子宫收缩，因而有诱发流产的可能。

• 马齿苋　又名瓜仁菜，既是药物又可作菜食用。性寒凉而滑利，对子宫有明显的兴奋作用，使子宫收缩增多、强度增大，易造成流产。

• 益母草　对子宫有兴奋作用，能收缩子宫，因此孕期要忌用。

• 人参　中医认为，孕妈妈多数阴血偏虚，食用人参会引起气盛阴耗，加重早孕反应、水肿和高血压等症状。

• 干竹笋　在晒制过程中可产生少量亚硝酸盐或含有亚硝盐等防腐剂，易造成胎儿缺氧，不宜多食。

• 久存的土豆　土豆中含有生物碱，存放越久的土豆生物碱含量越高。孕妈妈过多食用这种土豆，可影响胎宝宝正常发育。

• 螃蟹　性寒凉，有活血祛淤的功效，尤其蟹爪，是螃蟹最寒凉的部位，孕妈妈要慎时或不食。

• 甲鱼　性味咸寒，有着较强的通血络、散淤块作用，有堕胎之弊。

• 油条　明矾是制作油条的必须添加物，明矾含铝，铝可以通过胎盘进入胎儿的大脑，损害胎宝宝大脑。每天 2 根油条，等于每天吃了 3 克明矾。

• 冷饮　孕妈妈胃肠功能减弱，多吃冷饮会刺激肠胃，出现腹痛、腹泻等症状。过量食入冷食后，胎宝宝有躁动不安的反应。

螃蟹因为性寒凉，且有活血的作用，所以孕妈妈吃螃蟹一定要谨慎。

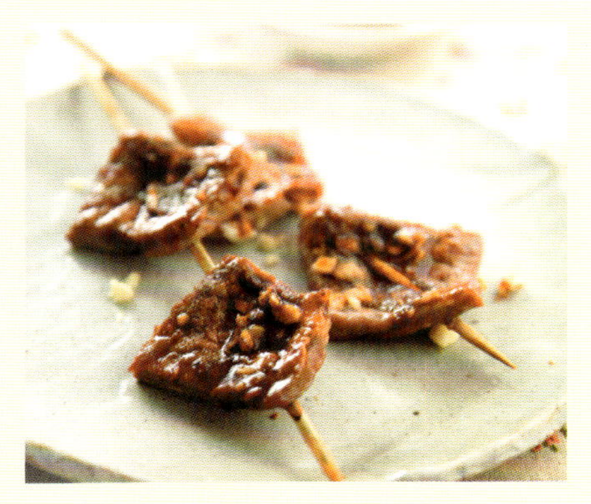

• 甜食　甜食富含糖，糖在人体内的代谢会消耗大量的钙，孕妈妈缺钙会影响胎宝宝牙齿、骨骼的发育。

• 生食　生菜类、生鱼片因未经煮熟杀菌，容易造成腹泻等症状，还有招惹寄生虫的危险。

• 罐头食品　罐头食品在制作过程中都加入了一定量的添加剂，如人工合成色素、香精、防腐剂等。孕妈妈食入过多会对健康不利。罐头食品营养价值并不高，其中的维生素和其他营养成分都已受到一定程度地破坏。

• 熏烤食物　通常是用木材、煤炭做燃料熏烤而成的。在熏烤过程中，燃料会发散出苯并芘污染被熏烤食物，在烟熏火烤的食物中，还含有亚硝胺化合物，苯并芘、亚硝胺化合物都是强致癌物。

• 腌制酸菜　含有亚硝酸盐，可导致胎儿畸形。

• 味精　味精的主要成分是谷氨酸钠，排出人体的时候会带走血液中的锌。味精食入过多会使体内缺锌。锌是胎宝宝生长发育的重要微量元素，孕妈妈应少吃味精。

• 辛辣热性佐料　包括辣椒、花椒、胡椒、小茴香、大料、桂皮、五香粉等，容易消耗肠道水分而造成胃痛、痔疮、便秘。

• 酒精饮料　任何微量酒精都可以毫无阻挡地通过胎盘而进入胎宝宝体内，对胎宝宝大脑和心脏造成严重危害。

• 浓茶　茶叶中含有不少氟化物成分，孕期饮浓茶，不仅易患缺铁性贫血，影响胎宝宝的营养物质供应，浓茶内含的咖啡因，还会增加孕妈妈的心脏和肾脏负担，有损母体和胎儿的健康。

• 咖啡和可乐型饮料　不但会导致孕妈妈中枢神经系统兴奋、躁动不安、呼吸加快、心动过速，咖啡因还能迅速通过胎盘而作用于胎宝宝，使胎宝宝身体发育不良。

咖啡不仅易使孕妈妈流产，未怀孕的准妈妈如果每日4杯咖啡（约946毫升），怀孕概率就要减三成。

孕期用药安全第一

怀孕期间，孕妈妈用药首先要考虑胎宝宝的安全。既不能因为害怕伤害到胎宝宝而拒绝用药导致延误病情，又不能根据孕前和他人的经验而随意服用药物。无论是口服药还是外擦用药，使用之前必须经由有资质的妇产科医师的同意和指导。

孕期用药8大原则

1) 不能随意用药。药物既不能滥用，也不能有病不用，因为疾病同样会影响胎宝宝，一定要在医生的指导下使用已证明对胎宝宝无害的药物。

2) 可用可不用的药物应尽量不用或少用。尤其是在妊娠的前 3 个月，能不用的药或暂时可停用的药物，应考虑不用或暂停使用。

3) 结合孕周用药。用药必须注意孕周，严格掌握剂量、持续时间。坚持合理用药，病情控制后及时停药。

4) 尽量选择副作用小的药。当两种以上的药物有相同或相似的疗效时，就考虑选用危害较小的药物。

5) 尽量避免联合用药。能单独用药就避免联合用药，能用结论比较肯定的药物就不用比较新的药。

6) 切忌自己滥用药物或听信“偏方”“秘方”，以防发生意外。

7) 避免应用广告药品或不了解的新药。

8) 服用药物时，注意包装上的“孕妈妈慎用、忌用、禁用”等字样。

药品的副作用很难估量，孕妈妈在服用药物时，既要看清药品包装上的说明，更要在医生的指导下安全服药。

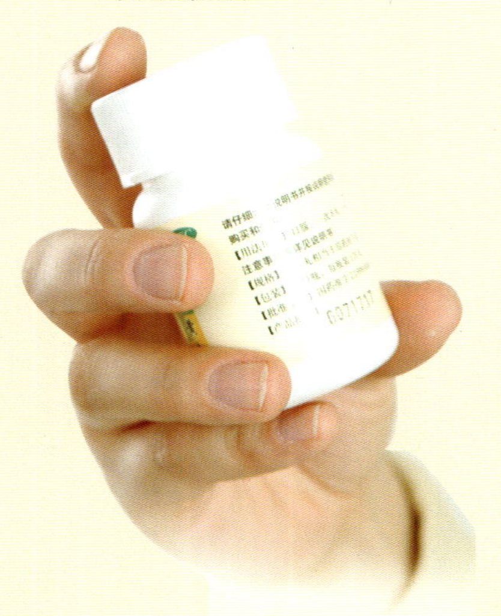

胎宝宝身体与药物影响之间的关系

1）受精前到妊娠第3周——对胎儿基本没有影响。受精前用药是没有影响的，受精后的2周内，如果受精卵受到药物影响，会在着床前自然淘汰、流产，属安全期。

2）妊娠3周到7周末——对药物最为敏感的时期。胎儿的中枢神经形成，心脏、眼睛、四肢等重要器官也开始形成，极易受药物等外界因素影响而导致胎儿畸形，属“致畸高度敏感期”。细胞分裂加速，因此受到药物的影响也最大。

3）妊娠8周到11周末——不可大意，也要注意药物。同样也是胎儿器官形成的重要时期。但主要是手指、脚趾等小部位的形成期，因此对药物产生的影响不会像前三周那么大，但是用药时还是要慎重对待的。

4）妊娠12周到15周末——对胎儿基本没有影响。由药物引起异常的可能性已经很小，但依然存在。而且这个时候外生殖器还未形成，因此对于激素的使用要特别注意。

5）妊娠16周到分娩——对功能发育的影响。这时期，由于药物而使胎儿产生畸形的可能性已几乎不存在，但有可能会影响到胎儿功能的发育。

需要警惕的西药

- 孕早期3个月内禁用药：氨甲喋呤、氮芥、敏克静、苯妥英钠、丙脒腙以及抗凝血药等。消胆胺、速尿、优降宁、保泰松、心得安等一定要禁用。
- 整个妊娠期禁用或慎用药：口服降糖药，如甲磺丁脲、氯磺丙脲；抗感染药，如链霉素、四环素；影响内分泌的药物，如丙酸睾丸素、已烯雌酚、他巴唑、丙基硫氧嘧啶以及肾上腺皮质激素类药物。
- 妊娠后期至接近分娩时的禁用药物：麦角新碱类峻泻药、奎宁、奎尼丁、巴比妥类及其他镇静催眠药，氯霉素、磺胺类、吗啡、利血平类药物。另外，阿司匹林类药物对胎宝宝及孕妈妈有危险性，也应禁用或慎用。

中药也不能随意用

有些孕妈妈患病时，对西药怀有恐惧心理，却随意选用中药，认为中药安全可靠。但是中药的生物碱，有的有一定毒性，在怀孕初期的3个月内，几乎与西药一样易引起胎儿畸形、早产、流产或死胎，所以不能忽视。

- 应禁用的中药

活血化淤药：川芎、益母草等。

峻下理气药：大黄、皂角、元胡等。

芳香走窜药：麝香、冰片等。

- 需慎用的中药

辛热药：如肉桂、厚朴、干姜等。

补益药：如五味子、棉根皮等。

- 孕期禁用的中成药

如六神丸、牛黄解毒片、活络丹等。

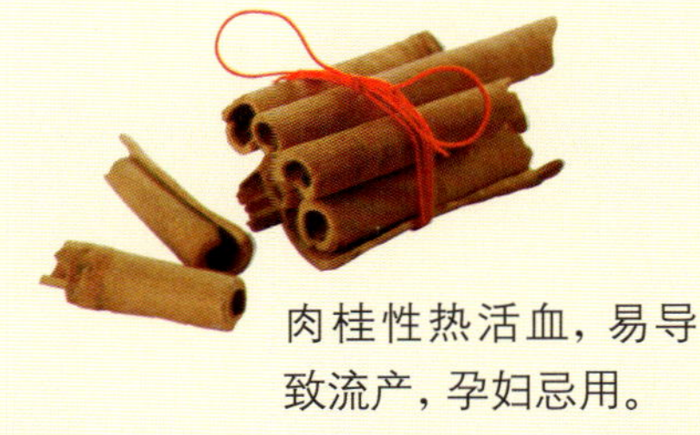

肉桂性热活血，易导致流产，孕妇忌用。

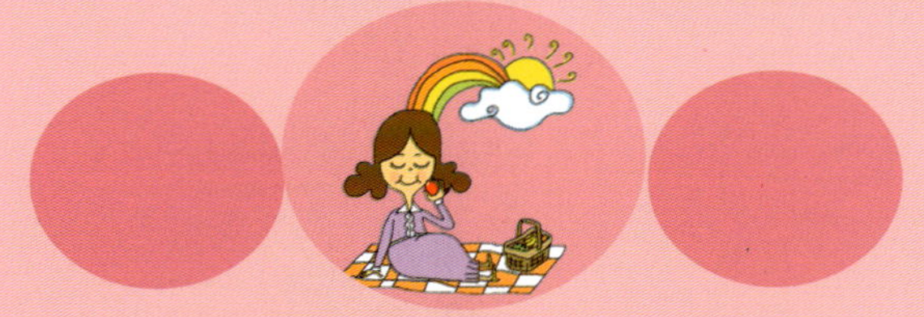

第一次用孕妈妈的身份写下“孕妈妈”一词，是多么奇妙啊！

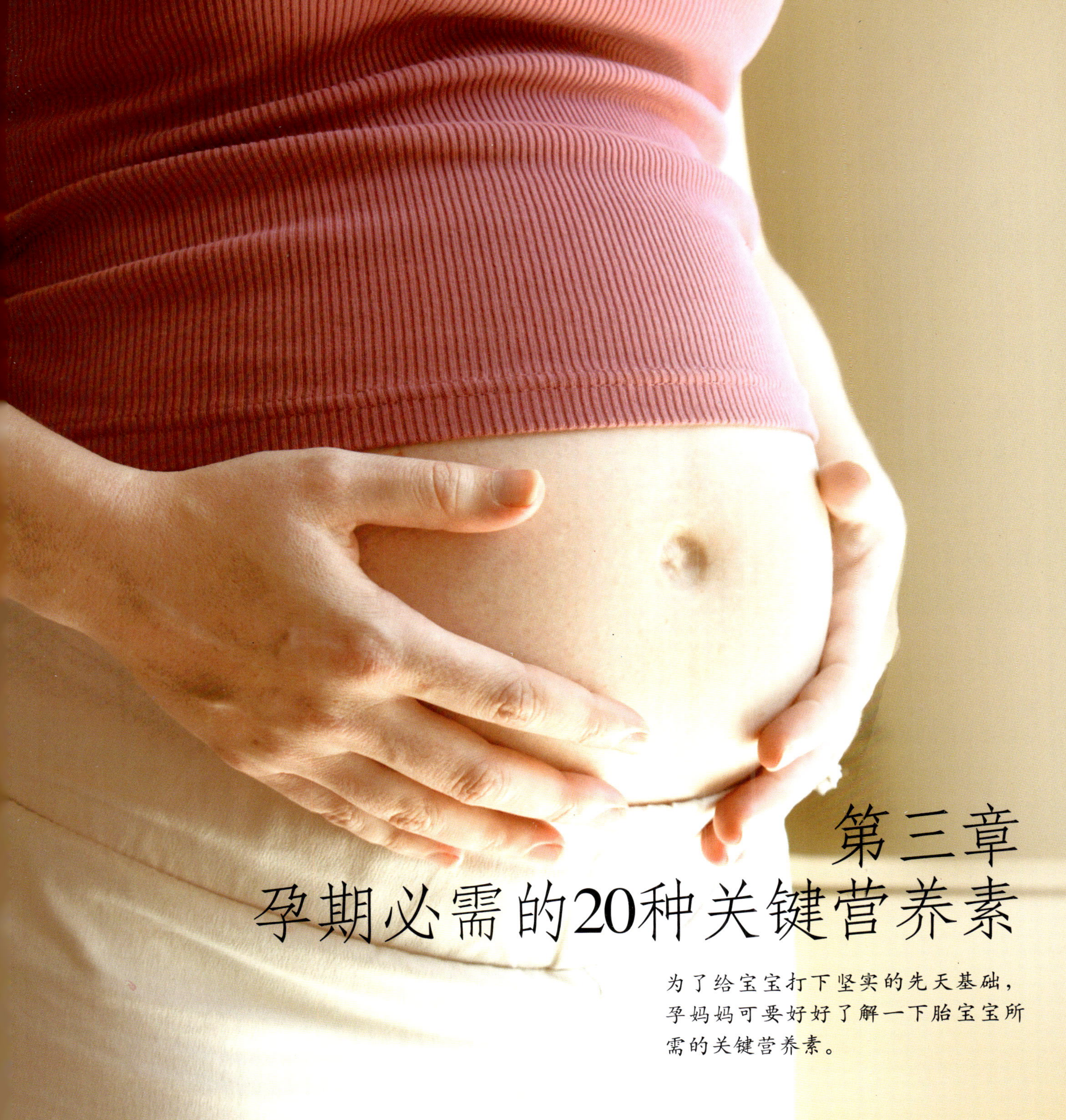

第三章
孕期必需的20种关键营养素

为了给宝宝打下坚实的先天基础，孕妈妈可要好好了解一下胎宝宝所需的关键营养素。

蛋白质——人体结构的“主角”

功效分析

怀孕之后，孕妈妈身体的变化、血液量的增加、胎宝宝的生长发育以及孕妈妈每日活动的能量需求，都需要从食物中摄取大量蛋白质。而且优质蛋白质可以帮胎宝宝建造胎盘，支持胎宝宝脑部发育，帮助胎宝宝合成内脏、肌肉、皮肤、血液等。

缺乏警示

孕妈妈如果长期缺乏蛋白质，就不能适应子宫、胎盘、乳腺组织的变化，尤其是在怀孕后期，会因血浆蛋白降低而引起浮肿，并且会造成胎宝宝生长发育迟缓，出生体重过轻，甚至影响其智力发育。

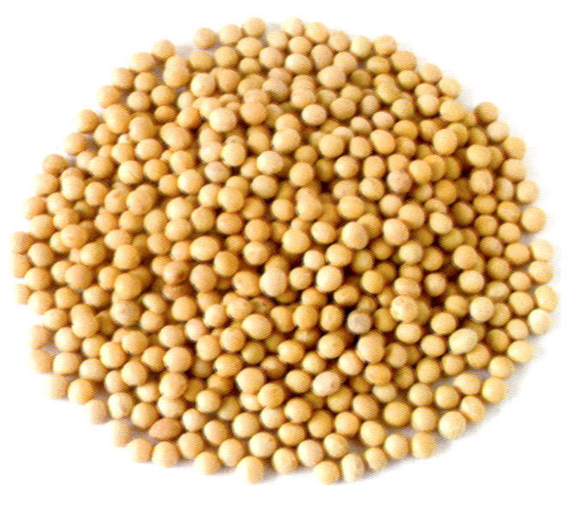

每日供给量

孕早期蛋白质要求达到每日70~75克，比孕前多15克；孕中期蛋白质每日80~85克，孕晚期是胎宝宝大脑生长发育最快的时期，蛋白质要增加到每天85~100克。

一般来说，每周吃1~2次鱼或者虾、干贝等海产品，每天保证1~2个鸡蛋、250~300毫升牛奶和100~200克肉类的摄入，再吃点花生、核桃等零食，就能保证每天的蛋白质需求。

最佳补充方案

奶类如牛奶，肉类如牛肉、鸡肉等，蛋类如鸡蛋、鸭蛋等，以及鱼、虾等海产品；还有豆类及豆制品，其中以大豆的营养价值最高。此外像芝麻、花生、核桃、松子等干果类的蛋白质含量均较高。

虾仁豆腐

原料：豆腐500克，虾仁100克，蛋清1份，葱丝、姜片少许，盐、水淀粉、香油各适量。

做法：1. 将豆腐切成小方丁，放入开水中焯一下，然后捞出沥干。

2. 将虾仁处理干净，加入少许盐、水淀粉、蛋清上浆。

3. 将葱丝、姜片、水淀粉和香油放入小碗中，调成芡汁。

4. 炒锅烧热，倒入油，然后放入虾仁炒熟，再放入豆腐丁同炒，受热均匀后倒入调好的芡汁，迅速翻炒均匀即可。

营养分析：富含蛋白质以及钙、磷等矿物质，是孕妈妈补充蛋白质和钙的营养美食。

特别提示

如果孕妈妈是素食者或者有时不想吃肉，可以通过食物互补的方法来满足机体对蛋白质的需求。将豆类和谷类混合食用，比如馒头配豆浆，它们的蛋白质营养就会与牛肉相等。

脂肪 ——胎宝宝大脑发育的必需营养

功效分析

脂肪占脑重量的50%~60%。妊娠30周以前，母体内必须有脂肪蓄积，以便为妊娠晚期、分娩以及产褥期做必要的能量储备。

脂肪主要由甘油和脂肪酸组成，脂肪酸可分为饱和脂肪酸和不饱和脂肪酸。胎宝宝所需的必需脂肪酸要由孕妈妈通过胎盘提供，用于大脑和身体其他部位的组建。

缺乏警示

孕妈妈的膳食中若缺乏脂肪，会影响胎宝宝的大脑和神经系统的发育，也会影响孕妈妈对脂溶性维生素的吸收，造成维生素A、维生素D的缺乏。

每日供给量

虽然身体内的蛋白质和碳水化合物可以转化为脂肪，但是，仍有一部分脂肪在体内不能合成，必须由食物供给。孕期的脂肪摄入量每日约为60克（包括烧菜用的植物油25克和其他食品中含的脂肪）。

最佳补充方案

含脂肪较多的食物，包括各种油类，如大豆油、菜子油、香油、猪油等；奶类、肉类、蛋类、坚果类、豆类含脂肪也很多。其中植物油里的不饱和脂肪酸普遍比动物油中的多。摄入脂肪时最好是动、植物油搭配摄入。海鱼、海虾中含有的多不饱和脂肪酸，对胎宝宝的大脑发育尤为有益。

鸭肉冬瓜汤

原料：鸭子1只，冬瓜小半个，姜1块，盐适量。

做法：1. 姜切厚片；冬瓜去子带皮切小块。

2. 鸭子放冷水锅中大火煮约10分钟，捞出，冲去血沫，放入汤煲内，倒入足量清水大火煮开。

3. 水开后放入姜，略为搅拌后转小火煲1.5小时，关火前10分钟倒入冬瓜，煮软并调入少许盐调味。

营养分析：鸭肉的脂肪结构非常接近橄榄油，有益于心脏健康；冬瓜含钠量低，有利湿消肿、清暑降压之效，二者搭配，非常适合孕妈妈食用。

α-亚麻酸——提高胎宝宝的智力

功效分析

α-亚麻酸为人体必需脂肪酸，是组成大脑细胞和视网膜细胞的重要物质。α-亚麻酸对孕妈妈最重要的作用是：控制基因表达，优化遗传基因，转运细胞物质原料，控制养分进入细胞，影响胎宝宝脑细胞的生长发育，降低神经管畸形和各种出生缺陷的发生率。

缺乏警示

α-亚麻酸在人体内不能自动合成，必须从外界摄取。如果α-亚麻酸摄入不足，会产生α-亚麻酸缺乏症，导致胎宝宝发育不良，出生后智力低下，视力不好，反应迟钝，抵抗力弱；α-亚麻酸缺乏，孕妈妈会觉得睡眠差、烦燥不安，疲劳感明显，产后乳汁少、质量低。

每日供给量

世界卫生组织建议孕产期日补充1000毫克α-亚麻酸为宜。

最佳补充方案

亚麻籽油是从亚麻的种子中提取的油类，其中富含超过50%的α-亚麻酸。含α-亚麻酸多的食物还包括：核桃，深海鱼虾类如石斑鱼、左口鱼、鲑鱼、海虾等。孕妈妈用亚麻油炒菜或者每天吃几个核桃，都可以补充α-亚麻酸。

特别提示

5个月胎龄和怀孕的最后3个月，都是孕妈妈重点补充α-亚麻酸的时期。

银耳核桃糖水

原料：枸杞子50克，银耳30克，核桃肉100克，冰糖少许。

做法：1. 将枸杞子、核桃肉洗净；银耳用温水泡软，去蒂，切小片。

2. 适量水烧开，放入银耳、枸杞子，改用小火煲30分钟。

3. 加入核桃肉，再煲10分钟。

4. 最后放入冰糖煮溶即成。

营养分析：核桃富含α-亚麻酸，补脑、润肺、强壮神经；枸杞子能补眼、补肝肾；银耳活血清热、滋阴润肺、补脑强心。

DHA ——不可缺少的“脑黄金”

功效分析

DHA（二十二碳六烯酸）是一种不饱和脂肪酸，和胆碱、磷脂一样，都是构成大脑皮层神经膜的重要物质，能维护大脑细胞膜的完整性，并有促进脑发育、提高记忆力的作用，故有“脑黄金”之称。DHA 还有助于胎宝宝的大脑锥体细胞和视网膜视杆细胞的生长发育。

从孕期 18 周开始直到产后 3 个月，是胎宝宝大脑中枢神经元分裂和成熟最快的时期，持续补充高水平的 DHA，将有利于宝宝的大脑发育。

缺乏警示

人体自身难以合成 DHA，必须从食物中获取。如果母体中缺乏 DHA，就会影响胎宝宝大脑和视网膜的发育，甚至产生胎宝宝发育迟缓、流产、早产的危害。

每日供给量

世界卫生组织（WHO）及国际脂肪酸和类脂研究学会（ISSFAL）一致推荐，怀孕和哺乳期妇女每日 DHA 的摄取量为 300 毫克。孕妈妈每日吃一条手掌大小的鱼，便可摄取足够的 DHA。

最佳补充方案

含 DHA 多的食物包括：鱼虾类，如鲈鱼、鲤鱼、沙丁鱼、鳝鱼、竹节虾等，禽类如鸡、鸭等。另外，坚果类如核桃仁、瓜子中含有的 α - 亚麻酸也是制造 DHA 的原材料，孕妈妈也不能忽视。

如果对鱼类过敏或者不喜欢鱼腥味，孕妈妈可以在医生指导下服用 DHA 制剂。

带鱼那黏糊糊的鱼鳞可愁煞了准爸爸，用钢丝清洁球轻擦带鱼表面，就可轻松去鱼鳞。

鳗鱼饭

原料：鳗鱼 150 克，笋片 50 克，青菜 100 克，米饭 100 克，盐、料酒、酱油、白糖、高汤各适量。

做法：1. 鳗鱼洗干净，放入盐、料酒、酱油等调味品腌制半小时。

2. 把腌制好的鳗鱼放入烤盘中，放到烤炉里，温度调到 180℃，将鳗鱼烤熟。

3. 将洗好的笋片、青菜放入油锅中略炒，把烤熟的鳗鱼放入锅内，倒入高汤，加入酱油、白糖，待锅内的汤几乎收干了即可出锅，摆在米饭上即成。

营养分析：鳗鱼含有丰富的蛋白质、钙、磷和维生素等营养成分，还含有较多的不饱和脂肪酸，非常适合孕妈妈食用，其含有的 DHA，对胎宝宝的大脑发育极有利。

卵磷脂——记忆力的好帮手

功效分析

卵磷脂是细胞膜的组成部分，它能够保障大脑细胞膜的健康及正常功能，确保脑细胞的营养输入和废物输出，保护脑细胞健康发育。卵磷脂既是神经细胞间信息传递介质的重要来源，也是大脑神经髓鞘的主要物质来源。充足的卵磷脂可提高信息传递的速度和准确性，使人思维敏捷、注意力集中、记忆力增强。

缺乏警示

孕期缺乏卵磷脂，将影响胎宝宝大脑的正常发育，甚至会导致胎宝宝机体发育异常。孕妈妈则会感觉疲劳、心理紧张、反应迟钝、头昏头痛、失眠多梦。

每日供给量

国际上推荐，孕期卵磷脂每日补充500毫克为宜。

最佳补充方案

卵磷脂是非常重要的益智营养素，它可以提高信息传递速度和准确性，提高大脑活力，增强记忆力。孕期缺乏卵磷脂，将影响胎儿大脑的正常发育，甚至会发育异常。因此，孕妈妈应常吃富含卵磷脂的食物。

含卵磷脂多的食物包括：蛋黄、大豆、谷类、小鱼、动物肝脏、鳗鱼、玉米油、葵花油等，但营养较完整、含量较高的还是大豆、蛋黄和动物肝脏。

特别提示

日常生活中多摄入蛋黄、豆浆、凉拌豆腐、木耳炒肉片和鱼头汤，这些都是卵磷脂的食物来源，尤其是吃鱼头汤时既要吃肉也要喝汤，注意鱼脑和鱼脂肪也要一同食用。

韭菜炒虾仁

原料：韭菜200克，虾肉50克，葱、姜、蒜、盐、鸡精、料酒、高汤、香油各适量。

做法：1. 虾肉洗净，去肠线，沥干水分。

2. 韭菜择洗干净，切成2厘米长的段；葱切丝；姜、蒜去皮，洗净切丝。

3. 炒锅放油烧热，下葱丝、姜丝、蒜丝炝锅，炸出香味后，放入虾仁煸炒2~3分钟，烹料酒、盐、高汤稍炒，放入韭菜，急火炒4~5分钟，淋入香油，加少许鸡精炒匀即成。

营养分析：虾仁高蛋白、低脂肪，富含卵磷脂，与补气血、暖肾脏的韭菜搭配，非常适合孕妈妈食用。

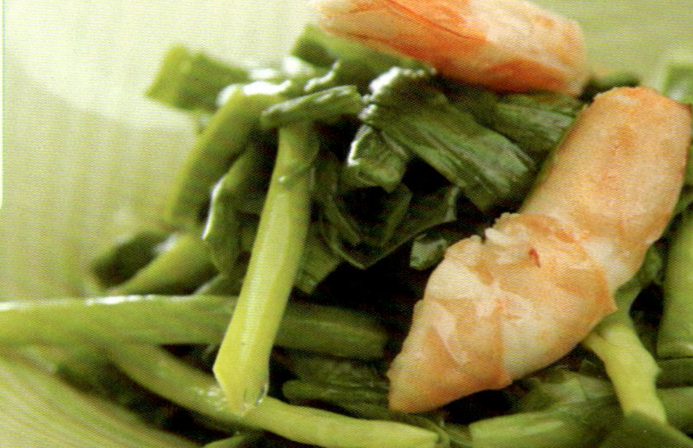

叶酸 ——预防畸形和缺陷儿

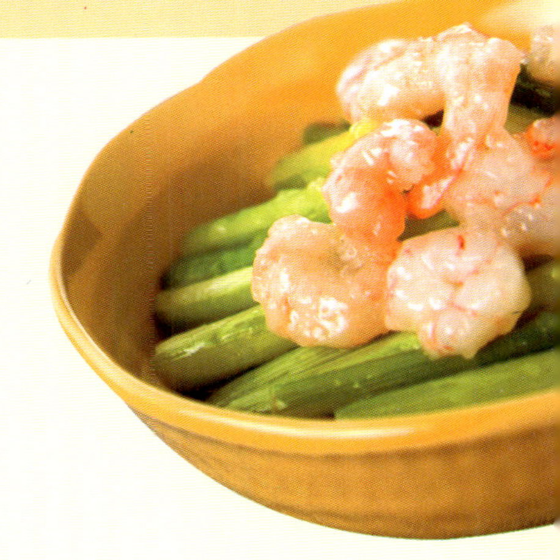

功效分析

叶酸是一种水溶性维生素，是蛋白质和核酸合成的必需因子，具有辅助 DNA 合成的作用。它还是胎宝宝神经发育的关键营养素，对预防胎宝宝神经管畸形和唇裂有重要意义。

缺乏警示

孕妈妈膳食中缺乏叶酸，将使血中高半胱氨酸水平提高，诱发冠心病、巨红细胞性贫血以及其他妊娠合并症。如在孕早期 3 个月内缺乏叶酸，可导致胎宝宝神经管发育缺陷，从而增加裂脑儿、无脑儿的发生率。

每日供给量

最好在怀孕之前 3 个月开始补充叶酸，按照每日 600 微克的摄取量一直补充到孕后第3个月。另外，在整个孕期都要注意在饮食中摄入富含叶酸的食物。

最佳补充方案

肝、肾、豆制品、甜菜、蛋类、鱼、绿叶蔬菜（如莴笋、芦笋、菠菜等）、坚果、柑橘以及全麦制品等，都含有丰富的叶酸。

特别提示

叶酸易被紫外线破坏，新鲜蔬菜在室温下贮藏 2~3 天其叶酸量会损失 50%~70%。

所以新鲜蔬菜要尽早食用，才能确保叶酸的吸收利用。

叶酸与维生素 B_6、维生素 C、钙、蛋白质等物质一同食用，有助于提高孕妈妈的身体抵抗力。

鲜虾芦笋

原料：鲜虾 12 只，芦笋 300 克，清鸡汤 50 毫升，姜 6 片，盐、淀粉、蚝油各适量。

做法：1. 鲜虾去壳，挑去虾肠，洗净后抹干，用盐、淀粉拌匀。

2. 芦笋切长条，焯水沥干。

3. 锅中倒油烧热，中火炸熟虾仁，捞起滤油。用锅中余油爆香姜片，加入虾仁、清鸡汤、盐、蚝油拌匀，出锅浇在芦笋上即成。

营养分析：芦笋含丰富的叶酸和膳食纤维，是孕期补充叶酸的佳品，有益于胎宝宝健康发育，还能促进孕妈妈的新陈代谢，预防便秘。

维生素A——视力和皮肤的保护神

功效分析

维生素A又名视黄醇，可促进胎宝宝视力的发育，增强机体抗病能力，益于牙齿和皮肤黏膜健康。维生素A还能促进孕妈妈产后乳汁的分泌，同时有助于甲状腺功能的调节。

缺乏警示

维生素A缺乏时，表现为皮肤、黏膜干燥，抵抗力下降，还会影响胎宝宝皮肤系统和骨骼系统的生长发育。

每日供给量

孕期维生素A的日摄入量以3300国际单位为宜。80克鳗鱼、65克鸡肝、75克胡萝卜、125克皱叶甘蓝或200克金枪鱼中的任何一种，就能满足孕妈妈的每日所需。

最佳补充方案

天然维生素A只存在于动物体内。动物的肝脏、鱼肝油、奶类、蛋类及鱼卵是维生素A的最好来源。

在红色、橙色、深绿色植物性食物中含有类胡萝卜素，通过胃肠道内的一些特殊酶的作用可以催化生成维生素A。胡萝卜、红心甜薯、菠菜、苋菜、杏、芒果等都是类胡萝卜素的极佳提供者。

维生素A与磷脂、维生素E和维生素C及其他抗氧化剂并存时较为稳定。因此，与脂类和酸性食物一起烹调有利于维生素A的利用和吸收。

特别提示

维生素A与类胡萝卜素在高温和紫外线环境下易被氧化，烹饪时将含维生素A或者类胡萝卜素的食物与脂类搭配，则有利于维生素A的吸收。

胡萝卜牛肉丝

原料：牛肉50克，胡萝卜150克，酱油15克，盐、淀粉、葱花、姜末、料酒各适量。

做法：1. 牛肉洗净切丝，用葱花、姜末、淀粉、酱油、料酒调味，腌10分钟。

2. 胡萝卜洗净去皮，切丝。

3. 炒锅中入油，将腌好的牛肉丝入油锅迅速翻炒，呈熟色后将牛肉丝拨在炒锅的一角，滗出油来炒胡萝卜丝。

4. 胡萝卜丝变熟后放入牛肉丝一起炒匀，调入盐即可。

营养分析：胡萝卜含有丰富的β-胡萝卜素，有利于人体生成维生素A，牛肉中的油脂还有利于胡萝卜中的维生素E得到良好吸收。

维生素 B_1——神经功能的重要助手

功效分析

维生素 B_1 也称硫胺素，又被称为“精神性的维生素”，不但对神经组织和精神状态有良好的影响，还参与糖的代谢，对维持胃肠道的正常蠕动、消化腺的分泌、心脏及肌肉等的正常功能起重要作用。胎宝宝需要维生素 B_1 来帮助生长发育，维持正常的代谢。

缺乏警示

维生素 B_1 缺少时，神经组织中的碳水化合物代谢首先受到阻碍，从而引起多发性神经炎和脚气病，轻则食欲差、乏力、膝反射消失；重则会出现抽筋、昏迷、心力衰竭等症状。

每日供给量

整个孕期都要求维生素 B_1 的每日摄入量为 1.5 毫克，吃大米、面粉时选择标准米面即可，定期吃些糙米饭可以补充维生素 B_1。

最佳补充方案

维生素 B_1 含量丰富的食物有：粮谷类、豆类、干果、硬壳果类，尤其在粮谷类的表皮部分含量更高，所以平时除了每周至少吃 2 次米饭之外，孕妈妈要适当进食一些粗粮，有利于获得丰富的维生素 B_1。

在动物内脏如猪肾、猪心、猪肝，蛋类如鸡蛋、鸭蛋，绿叶菜如芹菜叶、莴笋叶中，维生素 B_1 的含量也较高，此外在蜂蜜、干酵母、土豆中也含有一定量的维生素 B_1。

特别提示

维生素 B_1 在酸性或者酸性加热环境中稳定，而在紫外线或者高温碱性溶液中非常容易被破坏，所以熬粥时不要放碱面，以利于维生素 B_1 的吸收。

豌豆鸡丝

原料：鸡肉 250 克，豌豆 100 克，高汤、盐、水淀粉各适量。

做法：1. 将豌豆洗净，焯水沥干；鸡肉洗净，切丝备用。

2. 锅置火上，倒油烧热，放入鸡肉丝炒至变色，放入豌豆继续翻炒，加入盐、高汤，用水淀粉勾芡即可。

营养分析：豌豆富含维生素 B_1，鸡肉能够提供优质蛋白质。此菜圆润鲜绿，荤素搭配，营养合理。

维生素B_2——避免胎宝宝发育迟缓

功效分析

维生素B_2又称核黄素，是人体许多黄素酶辅酶的组成成分，在生物氧化过程中广泛地起着递氢作用，参与机体内三大产能营养素（蛋白质、脂肪、碳水化合物）的代谢过程，促进机体生长发育，增进记忆力，能将食物中的添加物转化为无害的物质，强化肝功能，调节肾上腺素的分泌，保护皮肤。

缺乏警示

缺乏维生素B_2会造成碳水化合物、脂肪、蛋白质、核酸的能量代谢无法正常进行。在孕早期会诱发妊娠反应，在孕中期会引发口角炎、唇炎、眼部疾病、皮肤炎症，还会导致胎宝宝营养供应不足，生长发育迟缓。

每日供给量

孕期维生素B_2的每日摄入标准是1.7毫克，孕期的正常饮食都能满足这个需求。

最佳补充方案

动物性食物中维生素B_2含量较高，尤以肝脏、心、肾脏中丰富，奶、奶酪、蛋黄、鱼类罐头等食品中含量也不少，小麦胚芽粉也含有维生素B_2。

特别提示

光照和碱性环境、水煮方式都会破坏食物中的维生素B_2。在保存和食用的时候要避免以上环境。此外，磺胺药剂、雌激素、酒精也不利于维生素B_2的稳定和吸收。

奶酪蛋汤

原料：奶酪20克，鸡蛋1个，西芹100克，萝卜小半根，高汤、面粉、盐各适量。

做法：1. 西芹和胡萝卜切成末，备用。

2. 奶酪与鸡蛋一起打散，加些面粉，制成蛋糊。

3. 高汤烧开，淋入调好的蛋糊，撒上西芹末、胡萝卜末作点缀。

营养分析：奶酪营养丰富，尤其是维生素B_2含量丰富，口味和酸奶类似，是孕妈妈喜欢的味道，食用奶酪蛋汤可以为孕妈妈补充钙质和各种维生素。

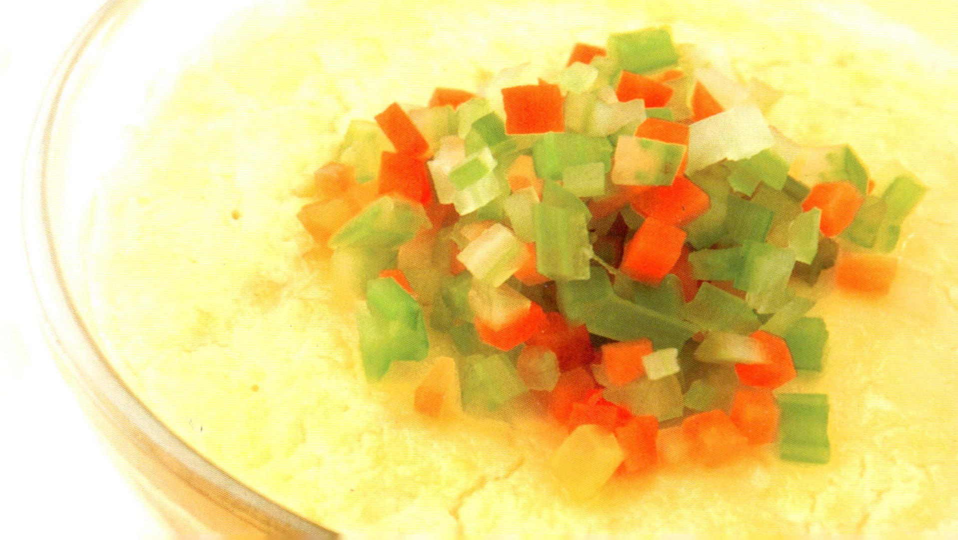

维生素B_{12}——具有造血功能的维生素

功效分析

维生素B_{12}是人体三大造血原料之一。它是一种水溶性维生素，又是唯一含有金属元素钴的维生素，故又称为钴胺素。维生素B_{12}除了对血细胞的生成及中枢神经系统的完整性很关键外，还有消除疲劳、恐惧、气馁等不良情绪的作用，可以说对胎宝宝的生长发育和孕妈妈的孕期身体平安都非常重要。

缺乏警示

缺乏维生素B_{12}会出现肝功能和消化功能障碍，孕妈妈会感觉食欲不振、身体虚弱、精神抑郁、体重减轻、皮肤粗糙等状况，还有可能引起贫血症，这些都不利于胎宝宝的成长。

每日供给量

孕期推荐量为每日2.6毫克，2杯牛奶（500毫升）就可以满足孕期一天中维生素B_{12}的需要。

最佳补充方案

维生素B_{12}只存在于动物食品中，其中肉和肉制品是主要来源，尤其是牛肉和动物内脏如牛肾、猪肝、猪心、猪肠等，在海产品如鱼、蟹类等，以及牛奶、鸡蛋、干酪中含量也很丰富。

孕妈妈在补充维生素B_{12}时应注意，维生素B_{12}很难直接被人体吸收，和叶酸、钙质一起摄取可使维生素B_{12}产生最佳效果，有利于人体的功能活动。

特别提示

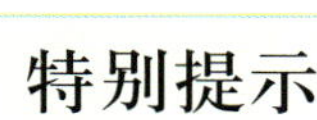

克软干奶酪或500毫升牛奶中所含的维生素B_{12}就可以满足人体每日所需。只要不偏食，孕妈妈一般不会缺乏维生素B_{12}。

青蛤豆腐汤

原料：青蛤150克，北豆腐150克，竹笋50克，豌豆苗50克，盐3克。

做法：1. 将北豆腐洗净切片；豌豆苗洗净切成段；竹笋洗净切片；青蛤去壳泡洗干净。

2. 炒锅添水烧开，放入豆腐、笋片烧开，再放入盐、青蛤煮5分钟，撒上豌豆苗即可。

营养分析：青蛤富含维生素B_{12}，豆腐能补充钙和蛋白质。这道汤营养丰富，鲜甜味美，简单易做，是孕期的理想汤点。青蛤换成文蛤或者别的贝类都可以。

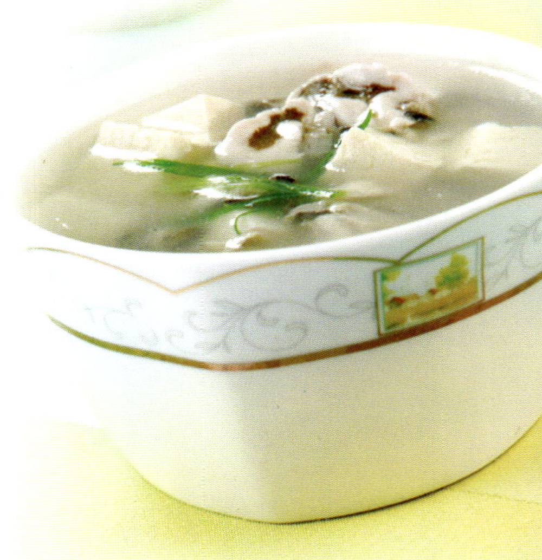

维生素C——非常娇弱的重要营养素

功效分析

维生素C又称为抗坏血酸，能够预防坏血病，还可促进胶原组织形成，维持牙齿和骨骼的发育，促进铁的吸收，最为熟知的是它能增加机体的抗病能力，促进伤口愈合，并具有防癌、抗癌作用。对于胎宝宝来说，它可以预防胎儿发育不良，还可使胎儿皮肤细腻。

缺乏警示

怀孕期间缺乏维生素C，不仅影响孕妈妈对铁的吸收，出现孕期贫血，还会引发牙龈肿胀出血、牙齿松动，并影响胎宝宝对铁的吸收，出现新生儿先天性贫血及营养不良。

每日供给量

孕期推荐量为每日130毫克。满足这个需求的有：半个番石榴，90克花茎甘蓝，2个猕猴桃，150克草莓，1个柚子，半个番木瓜，125克茴香，150克菜花或250毫升橙汁。

最佳补充方案

维生素C多存在于新鲜蔬菜和水果中，水果中的酸枣、柑橘、草莓、野蔷薇果、猕猴桃等含量最高；蔬菜中以西红柿、辣椒、豆芽含量最多。先洗后切，洗菜时速度要快，烹调时应快炒，少加或不加水，都能减少维生素C的流失。

孕妈妈只要正常进食新鲜蔬菜和水果，一般不会缺乏维生素C。

特别提示

蔬菜中的维生素C，叶部比茎部含量高，新叶比老叶含量高，有光合作用的叶部含量最高。

在治疗孕期缺铁性贫血时，如果同时补充维生素C，可以促进铁的吸收，达到事半功倍的效果。

西红柿炖豆腐

原料：西红柿2个，豆腐1块，盐适量。

做法：1. 将西红柿洗净切片，锅底放少许油，下锅煸炒，注意火力不可太大，约七八分钟至西红柿炒成汤汁状。

2. 豆腐洗净切条，下入西红柿原汤中，添适量水、盐，大火烧开后改中小火慢炖，10分钟左右收汤即可。

营养分析：西红柿是维生素C的良好来源，每天吃100克左右的西红柿就可以满足孕妈妈对维生素C的需求。

维生素D——骨骼生长促进剂

功效分析

维生素D是所有具有钙化醇生物活性的类固醇的统称，是一种脂溶性维生素，其中以维生素D_2与维生素D_3最重要。维生素D可以增加钙和磷在小肠的吸收，调节钙和磷的正常代谢，维持血中钙和磷的正常浓度，促使骨和软骨达到正常的钙化。

缺乏警示

孕期缺乏维生素D，可使成熟的骨骼脱钙而发生骨质软化症和骨质疏松症，严重者甚至会出现骨盆畸形，影响分娩。胎宝宝缺乏维生素D，会出现骨骼钙化，影响牙齿萌出，严重的还会导致先天性佝偻病。

每日供给量

孕期推荐量为每日10微克，如果有足够的日照时间，再选择以下食物中的任何1份，就不必为每日的维生素D摄入而担心了：35克鲱鱼片，60克鲑鱼片，50克鳗鱼或2个鸡蛋加150克蘑菇。

最佳补充方案

多晒太阳，吃富含维生素D的食物，就可以补充足够的维生素D。

晒太阳时间以每周2次，每次10~15分钟，不涂抹防晒霜为宜。

含维生素D丰富的食物有鱼肝油、动物肝脏、蛋黄、奶类（脱脂奶除外）、鱼、虾、干蘑、白萝卜干、干鱼等。

特别提示

因为季节或者地域因素影响晒太阳的话，可以通过口服维生素D来补充体内所需，要谨遵医嘱，切勿过量，否则无益。

虾等海产品中含有丰富的维生素D，但孕妈妈注意不能吃死虾、掉头虾。

姜汁撞奶

原料：全脂鲜奶250克，姜汁20克，冰糖10克。

做法：1. 先将姜汁置入碗中。

2. 将冰糖加清水40克煮溶后，再加入全脂鲜奶煮至沸滚，让奶微滚透3分钟。

3. 将滚透的全脂奶马上撞入置有姜汁的碗中，一分钟后即凝结成非常嫩滑的姜汁撞奶。

营养分析：这道甜品口感嫩滑，滋补强身，非常适宜孕妈妈在冬天食用。姜汁必需用老姜磨成，牛奶必需用全脂鲜奶，否则不能令奶汁凝结。

维生素E——胎宝宝的健康使者

功效分析

维生素E是所有具有生育酚生物活性的色酮衍生物的统称，有很强的抗氧化作用，可以延缓衰老，预防大细胞性溶血性贫血，促进胎宝宝的良好发育，在孕早期常被用于保胎安胎。医学上常采用维生素E治疗男女不孕症及先兆流产，所以维生素E又名生育酚或者产妊酚。

缺乏警示

孕妈妈缺乏维生素E容易引起毛发脱落、皮肤多皱、胎动不安或流产后不易再受精怀孕等症状，如果长期缺乏维生素E还会影响胎宝宝的大脑功能。

每日供给量

孕期推荐量为每日14毫克。孕妈妈用富含维生素E的植物油炒菜，即可获得充足的摄入量。

最佳补充方案

各种植物油（麦胚油、葵花子油、玉米油、香油）、谷物的胚芽、许多绿色植物、肉、奶油、奶、蛋等都是维生素E非常好的来源。

豆腐油菜心

原料：油菜400克，豆腐100克，香菇25克，冬笋25克，香葱、盐、姜末、鸡精各适量，香油5克。

做法：1. 香葱切段；香菇、冬笋切丝，油菜取中间嫩心。

2. 豆腐压成泥，放香菇、冬笋、盐、鸡精拌匀，蒸10分钟取出，菜心放周围。

3. 爆香葱、姜，烧沸撇沫，淋香油。

营养分析：油菜含有丰富的维生素E，与豆腐搭配，配菜丰富，营养多样，是一道精美的孕期菜品。

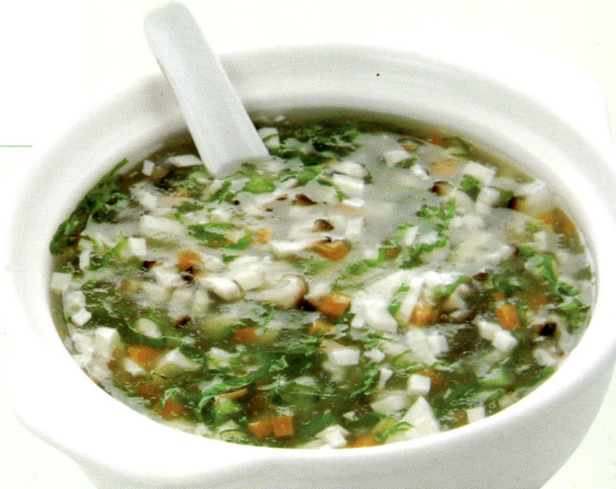

特别提示

葵花子富含维生素E，孕妈妈只要每天吃2勺葵花子油，即可满足一日所需。

炒菜时长时间高温烹调，会丢失大量维生素E，故要尽量避免。

如果口服硫酸亚铁，要和维生素E错开8小时，以免影响吸收。

钙 ——胎宝宝骨骼发育“密码”

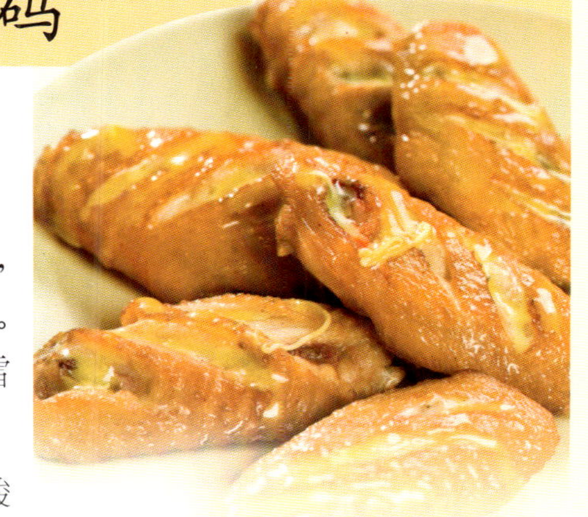

功效分析

钙是人体必需的常量元素，是牙齿和骨骼的主要成分，钙离子是血液保持一定凝固性的必要因子之一，也是体内许多重要酶的激活剂。钙能维持胎宝宝大脑和骨骼以及机体的发育，保持孕妈妈心血管的健康，有效控制孕期所患炎症和水肿。

缺乏警示

缺钙会使孕妈妈易患骨质疏松症，情绪容易激动，也易引起孕期相关疾病。缺钙还会使胎宝宝发育不良，易患先天性佝偻病。

每日供给量

随着胎宝宝的成长，孕妈妈对钙的摄取也不断增多。以孕早期每日800毫克、孕中期每日1000毫克、孕晚期每日1200毫克为宜。

孕妈妈每日饮用200~300毫升牛奶就能满足身体需求，不喜欢牛奶的孕妈妈可在医生指导下服用钙制剂。

最佳补充方案

奶和奶制品是钙的优质来源，钙含量最为丰富且吸收率也高。虾皮、芝麻酱、大豆、萝卜缨、雪里红都能提供丰富的钙质。

含钙高的食物要避免和草酸含量高的食物如菠菜、红薯叶、苦瓜、芹菜、小白菜等一同烹饪，以免影响钙质吸收。

发生缺钙现象，可根据医生的建议服用适当的钙剂。

特别提示

虽然孕期补钙很重要，但是盲目补钙不可取。孕妈妈如果大量加服钙片，胎宝宝易得高血钙症，还会影响出生之后的体格和容貌。

奶酪烤鸡翅

原料：黄油50克，奶酪50克，鸡翅6个，盐适量。

做法：1. 将鸡翅洗净，在沸水中焯一下，沥干，用盐腌制2小时。

2. 将黄油放入锅中融化，烧热后放入鸡翅，平铺在锅中。

3. 用小火将鸡翅正反两面煎至色泽金黄，然后将奶酪擦成碎末，均匀撒在鸡翅上。

4. 奶酪完全变软，并进入到完全熟烂的鸡翅中，关火装盘即可。

营养分析：奶酪是含钙最多的奶制品，其中的钙很容易被吸收，还含有丰富的维生素A，能增进人体抵抗疾病的能力，保护眼睛并保持肌肤健美。

铁 ——拒绝妊娠贫血

功效分析

铁在人体中含量约为4~5克，含量虽小却作用特殊。它主要负责氧的运输和储存，参与血红蛋白的形成，将充足的养分送给胎宝宝。孕周越长，胎宝宝发育越完全，需要的铁就越多。适时补铁还可以改善孕妈妈的睡眠质量。

缺乏警示

孕期缺铁会发生缺铁性贫血，影响身体免疫力，使孕妈妈自觉头晕乏力、心慌气短，并干扰胚胎的正常分化、发育和器官的形成。胎宝宝缺铁则容易出现宫内缺氧、生长发育迟缓，甚至会在出生后有智力障碍。

每日供给量

怀孕期间，铁的要求达到孕前的两倍：孕早期每日至少15~20毫克，孕晚期每天摄入量为20~30毫克。

最佳补充方案

食物中的铁分为血红素铁和非血红素铁。血红素铁主要含在动物血液、肌肉、肝脏等组织中。植物性食品中的铁均为非血红素铁，主要含在各种碳水化合物、粮食、蔬菜、坚果等食物中，特别是葡萄干、干梅、花豆、菠菜、小麦、麦芽或蜜糖等。

补铁的同时注意维生素C的摄入，这样有利于铁的吸收。

牛肉炒菠菜

原料：牛里脊肉50克，菠菜200克，淀粉5克，酱油5克，葱末、姜末各3克。

做法：1. 牛里脊肉切成薄片，把淀粉、酱油、料酒、姜末调汁泡好；菠菜洗净焯烫沥干，切成段。

2. 锅置火上，放油浇热，放姜末、葱末煸炒，再把泡好的牛肉片放入，用大火快炒后取出，再将余油烧热后，放入菠菜、牛肉片，用大火快炒几下，放盐，拌匀即成。

营养分析：牛肉和菠菜都是含铁丰富的食物，牛肉还具有补脾胃、益气血、强筋骨等作用，是一道常见的家常补铁佳肴。

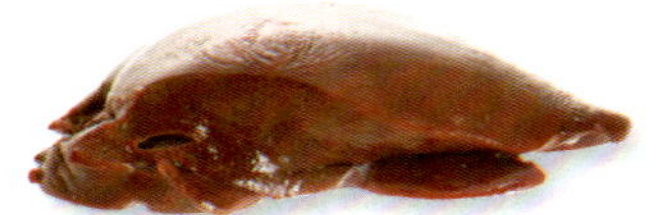

100克猪肝就能满足孕妈妈一天所需的铁。

特别提示

药物补铁应在医师指导下进行，过量的铁将影响锌的吸收利用。

牛奶中磷、钙会与体内的铁结合成不溶性的含铁化合物，影响铁的吸收，服用补铁剂不宜同时喝牛奶。

碘——胎宝宝发育的动力

功效分析

碘是人体必需的微量元素之一，负责调节体内代谢和蛋白质、脂肪的合成与分解。碘是人体甲状腺素的组成成分，甲状腺素能够促进人体的生长发育，同时也是维持人体正常新陈代谢的主要物质。胎宝宝需要足够的碘来确保身体的发育。

缺乏警示

孕妈妈缺碘，会使胎宝宝甲状腺素合成不足，使大脑皮层中分管语言、听觉和智力的部分发育不全，还可造成流产、死产、先天畸形，增加新生儿的致畸率和死亡率。

每日供给量

孕期碘的摄入量应为每日 175 微克，相当于每日使用6克碘盐。

最佳补充方案

含碘丰富的食物有海带、紫菜、海蜇、海虾等海产品，如果因为妊娠反应需要忌口的话，在日常烹饪时要使用含碘食盐。

在孕晚期，每周进食1次海带，就能为孕妈妈补充足够的碘。或使用含碘食盐。

碘与 β - 胡萝卜素、脂肪一起食用，效果更好。在吃含碘食物时，不妨增加一点胡萝卜以及动植物油脂。

特别提示

碘遇热易升华，加碘食盐应存放在密闭容器中，于阴凉处保存，炒菜时在菜熟后再加入碘盐，食用海带先洗后切，都能减少碘的流失。

虾皮紫菜汤

原料：紫菜10克，鸡蛋1个，虾皮适量，香菜、盐、葱花、姜末、香油各少许。

做法：1. 虾皮、紫菜洗净，紫菜撕成小块；鸡蛋磕入碗内打散；香菜择洗干净，切成小段。

2. 将炒锅置火上，放油烧热，下入姜末略炸，放入虾皮略炒一下，添水 200 毫升，烧沸后，淋入鸡蛋液，放入紫菜、香菜、盐、葱花、香油即可。

营养分析：紫菜和虾皮都是补碘补钙的食品，这道汤点简便易做，适合整个孕期食用。

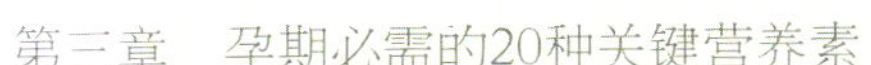

锌——保障胎宝宝正常发育

功效分析

锌对于新生命的重要性，孕产专家在怀孕之前就做了重点强调。锌不但参与大多数的重要代谢，对提高人体的免疫功能、提高生殖腺功能也有极其重要的影响。在孕期，锌可预防胎宝宝畸形、脑积水等疾病，维持小生命的健康发育，帮助孕妈妈顺利分娩。

缺乏警示

孕期缺锌，会使胎宝宝发育迟缓，大脑发育和体重增长变慢，严重的话会干扰胎宝宝中枢神经系统的发育，甚至会造成中枢神经系统畸形。

孕妈妈缺锌会造成子宫收缩减弱，无法顺产，增加分娩时的危险性。

每日供给量

孕期每日推荐量为20毫克，从日常的海产品、肉类、鱼类可以得到补充。如果缺锌，可以按照医生给开的补剂来补充。

最佳补充方案

锌在牡蛎中含量十分丰富，鲜鱼、牛肉、羊肉、贝壳类海产品中也含有比较丰富的锌。

谷类中的植酸会影响锌的吸收，孕妈妈补锌以动物性食品为宜。

特别提示

锌和维生素A、维生素C、蛋白质一起服用可以增强人体免疫力，在做孕期营养餐时不妨多加参考。

营养分析：咸鲜易消化，猪肉可以补锌，原料里的鸡蛋用土鸡蛋，补锌效果更好。

肉蛋羹

原料：猪里脊肉60克，鸡蛋1个，香菜少量，盐、香油各少许。

做法：1. 猪里脊肉剁成泥。

2. 鸡蛋打入碗中，加入和鸡蛋液一样多的凉白开，加入肉泥，放一点点盐，朝一个方向搅匀，然后上锅蒸15分钟。

3. 出锅后，淋上一点香油，撒上香菜点缀。

碳水化合物——胎宝宝的热能站

功效分析

碳水化合物，通常称为糖，是人类获取能量的最经济、最主要的来源，所有碳水化合物在体内被消化后，主要以葡萄糖的形式被吸收，为人体提供热能，维持心脏和神经系统的正常活动，同时节约蛋白质，还具有保肝解毒的功能。

缺乏警示

缺乏碳水化合物将导致无力、疲乏、血糖含量降低、头晕、心悸、脑功能障碍等，严重者会导致低血糖昏迷。孕妈妈的血糖水平不能维持平衡，就会影响胎宝宝的正常代谢，妨碍小生命的正常生长。

每日供给量

孕期应保证每天摄入150克以上的碳水化合物。一般讲，孕期碳水化合物的摄入量比孕前会增加50~100克。到孕中、晚期时，如果每周体重增加350克，说明碳水化合物摄入量合理，反之则应减少摄入，并以蛋白质及脂肪来代替。

最佳补充方案

碳水化合物主要是缓慢释放型的，能够保持血糖平衡，为身体提供长久能量支持。缓慢释放型碳水化合物包括全谷类（水稻、小麦、玉米、燕麦、高粱等）、薯类（红薯、土豆、芋头、山药）、新鲜水果（甘蔗、甜瓜、西瓜、香蕉、葡萄等）以及新鲜蔬菜。

特别提示

碳水化合物的早餐推荐：用富含膳食纤维的全麦类食物搭配优质的蛋白质类食物（如牛奶、蛋类）就很不错。其中淀粉和蛋白质的摄取比例最好是1:1。

早晚养胃粥

原料：粳米50克，红枣10枚，莲子20克。

做法：1. 莲子用温水泡软、去芯；粳米淘洗干净；红枣洗净。

2. 三者同入锅内，加清水适量，大火煮开后，小火熬煮成粥。

3. 根据个人口味可以用盐或者蜂蜜调味，早晚食用。

营养分析：本粥富含丰富的碳水化合物，养胃健脾，滋补强身，还可防治缺铁性贫血。

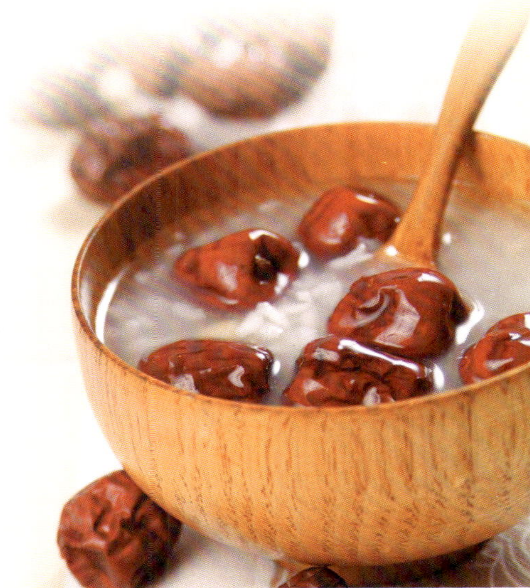

膳食纤维——肠胃的清道夫

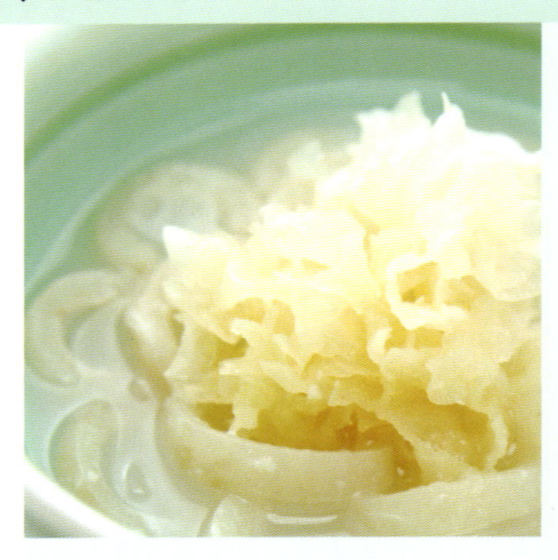

功效分析

膳食纤维是食物中不被人体胃肠消化酶分解消化的、且不被人体吸收利用的多糖和木质素，按其溶解度分为可溶性膳食纤维和不溶性膳食纤维。膳食纤维能够刺激消化液分泌，促进肠蠕动，缩短食物在肠内的通过时间，降低血胆固醇水平，减少胆石症的发生，减少憩室病的发生，还可以防治糖尿病。对于容易患孕期便秘的孕妈妈来说，膳食纤维是解除难言之隐的好帮手。

缺乏警示

膳食纤维摄入量不足，会发生便秘、消化不良、内分泌失调，甚至高脂血、高血压、心脏病等疾病，间接使孕妈妈超重，引发妊娠合并综合征。

每日供给量

每日总摄入量在20~30克为宜。按照日常膳食，建议孕妈妈每天至少吃3份蔬菜以及2份水果（相当于摄入500克菜、250克水果）。

最佳补充方案

谷类（特别是一些粗粮）、豆类及一些蔬菜、薯类、水果等。目前也有一些含膳食纤维高的保健食品上市。特别是一些可溶性膳食纤维，由于食用非常方便，体积小、无异味，是较好的保健食品。

如果肠胃不好，难以消化谷薯中的膳食纤维，则可选用绿叶蔬菜代替。还可以制作水果羹，补充了膳食纤维的同时，还有开胃健胃作用。

特别提示

孕妈妈在加餐时可以多吃一些全麦面包、麦麸饼干、红薯、菠萝片、消化饼等点心，以补充膳食纤维，防治便秘和痔疮。

银耳冬瓜汤

原料：银耳30克，冬瓜250克，鲜汤500克，盐2克，料酒5克，鸡精少许。

做法：1. 银耳洗净泡发；冬瓜去皮切成宽2.5厘米、厚1厘米的瓜片。

2. 用油滑锅后，放油，煸炒冬瓜，变色后，加鲜汤、盐，烧至快烂时，加银耳、鸡精，略煮后即可起锅，加料酒，装碗即成。

营养分析：本汤富含膳食纤维和维生素，消渴化滞，方便操作。

水——生命的源泉

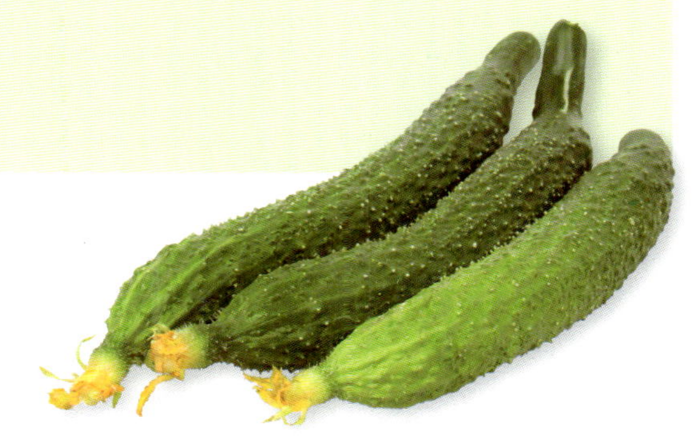

黄瓜的含水量为95%~98%，是所有蔬菜中含水量最高的瓜品，不喜欢“水饱”的孕妈妈可多吃些黄瓜来补充水分。

功效分析

水是一切生命的源泉，占人体体重68%的是水，人的血液中83%也是水。作为体内重要的溶剂，水负责各类营养素在体内的吸收和运转。怀孕之后，体内的血液总容量将增加40%~50%，水把更多的营养带给胎宝宝，还要满足孕妈妈日益加重的自身需要。多喝水可以排出体内毒素，防止膀胱感染，可以改善便秘，并有助于防止痔疮。

缺乏警示

孕期缺水可能导致体内代谢失调，甚至代谢紊乱，引起疾病。妊娠后期脱水的话会引起宫缩，导致早产。

每日供给量

孕妈妈应每天喝水6~8杯，再加上食物中含的内生水共计2000毫升。

在怀孕早期每天摄入的水量以1000~1500毫升为宜，孕晚期则最好控制在1000毫升以内。

小黄瓜汁

原料：小黄瓜500克，蜂蜜1小勺。

做法：小黄瓜洗净，切碎，用榨汁机榨成汁，用蜂蜜调服。

营养分析：小黄瓜是“高水蔬菜”，富含维生素和膳食纤维、胡萝卜素，有滋阴祛燥、美容养颜的作用。

最佳补充方案

切忌口渴才饮水，每隔2小时一次，每日6~8次为宜。不要喝久沸或反复煮沸的开水以及没有烧开的自来水。

冬瓜、苦瓜、黄瓜、丝瓜这些“富水蔬菜”，含人体所需的多种营养素，是经过多层生物膜反复过滤后形成的，天然纯净还有清热、利尿的作用，是非常好的日常保健饮品。

特别提示

盲目大量摄入鲜榨果汁会诱发妊娠糖尿病，所以孕妈妈每天饮用果汁量不超过300~500毫升。

孕期保健品该不该吃

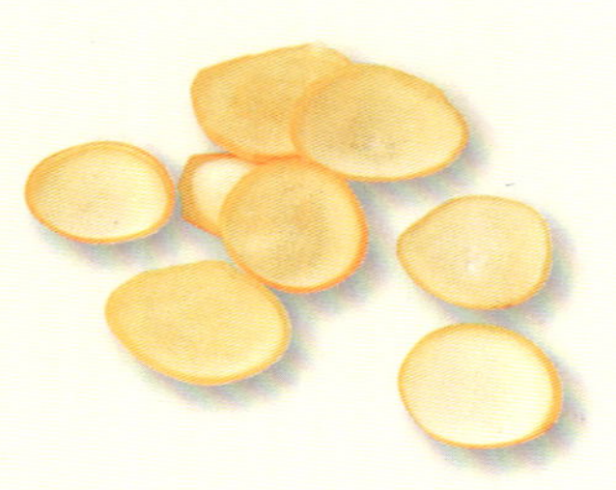

什么情况下需要吃保健品

有了宝宝之后，传统观念里的“一人吃两人补”的想法多少会影响孕妈妈，尤其是怀孕之后还坚持工作的孕妈妈，老琢磨着是不是要吃点保健品呢？

- 了解孕妈妈的需要

该不该服用补充各种维生素和微量元素的保健品，要在做完微量元素检查后才能确定。一般孕检之后，医生就会向孕妈妈反应身体的实际情况，给出合理的指导。如果孕妈妈的膳食结构很好，生活规律，能够坚持锻炼身体，有良好的生活方式，大部分保健品就不是必需的。

- 服用原则

如果营养不足，应采取“缺什么补什么”的原则，科学调配膳食，尽量从食物中获取所需要的营养。

当食物不能满足身体需求时，在选择和服用补品以前，必须充分了解补品的适用范围、不良反应、有效成分和剂量，避免误服和过量服食。一些孕妈妈在每天喝两瓶牛奶的同时，还大量补充钙剂，结果补钙过多，引起胃肠道不适和结石症，还可能使胎宝宝颅骨变硬，不利于顺产。

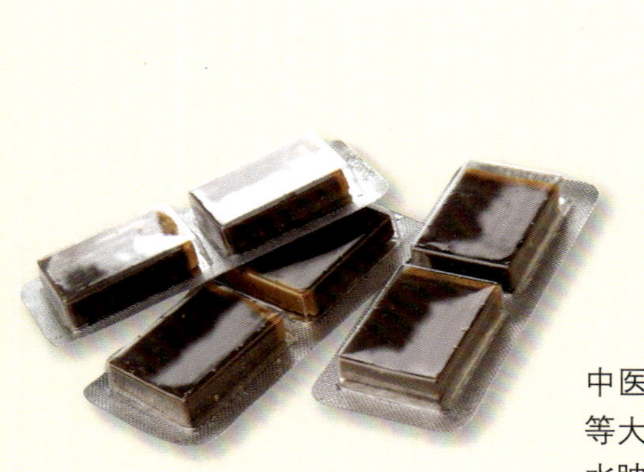

中医认为，孕妈妈多数阴血偏虚，食用人参等大补之品，会气盛阴耗，加重早孕反应及水肿、妊娠高血压等不适症状。

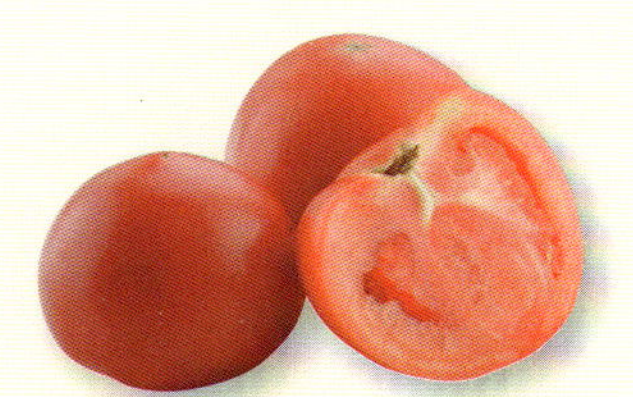
西红柿酸甜可口，是很多孕妈妈的最爱，但最好不要空腹吃，也不可吃没有完全成熟的西红柿。

中医认为，孕期人体处于阴血偏虚、阳气偏盛状态，进补时应采取“宜凉忌热”的原则。比如人参大补元气，会加重阴虚火旺等症状，出现恶心、呕吐、水肿、兴奋、烦燥、高血压等不良反应，甚至导致流产、死胎。桂圆、鹿茸、鹿角胶等热性滋补品同理。即便是水果，也应吃性味平、凉之物，如西红柿、梨、桃子等。

如何选择合适的保健品

保健品虽有预防疾病的作用，但不能代替药物和正常饮食。保健品有改善人体免疫功能的作用，但不能因此忽视人体自身形成的自然免疫过程。不恰当地吃保健品，不但不会增强机体免疫力，反而会降低免疫功能。保健品应该在医生的建议和指导下服用，不可以当作普通食品。

• 看产品说明

购买保健品时，要着重查看成分和含量。想侧重补钙，就应该看钙的含量是否足够。查看含量时，要考虑到自己每日从饮食中摄入的相关营养素的含量，不要滥补也不可补充不足。

• 不要盲目消费

原装进口的保健品和国内产品的价格相差巨大，但维生素类产品吸收利用率的差异却不大。对于某些深海鱼油、含卵磷脂和优质蛋白的保健品，则可以考虑购买进口产品。

• 并非多多益善

保健品的主要保健作用是含有人体所需的各种营养素，但营养素之间也存在着相互促进、相互协同、相互拮抗的作用。过多摄入锌，可抑制铁的利用及其生物学功能；而过多摄入铁，反过来又影响锌的吸收利用。每种营养素吸收过多就会影响到其他营养素之间的平衡，影响其他营养素的吸收利用。

粉嫩嫩的桃子，芳香诱人，不过桃子含糖量较高，孕妈妈不可贪吃哦！

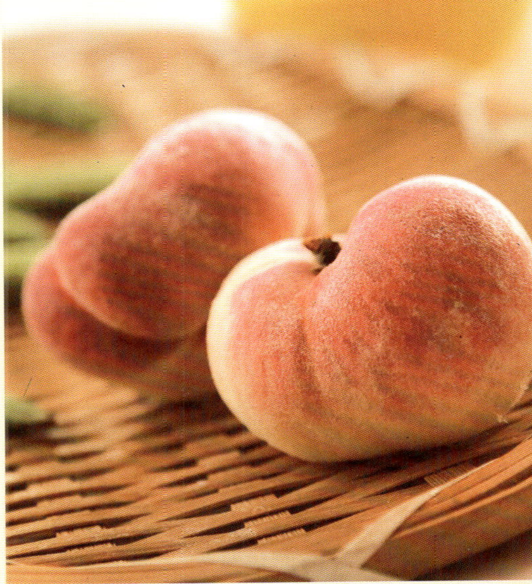

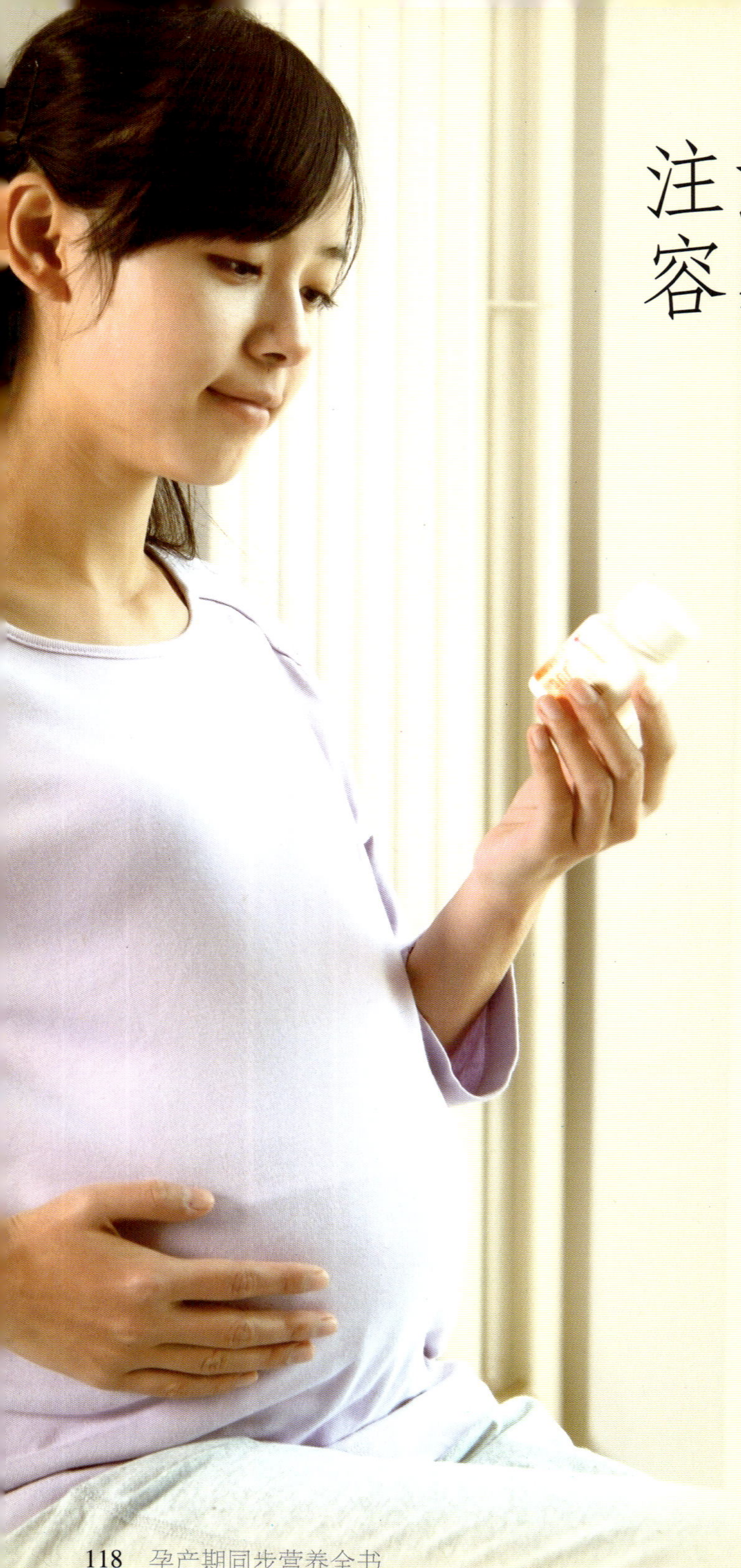

注意这些容易超标的营养素

很多孕妈妈因担心营养不够，盲目、过量地补充一些维生素和微量元素。其实，营养素的摄入并不是越多越好。人体必需的营养素不能少，但也不宜过多，否则不但起不到补益作用，反而会影响自己和胎宝宝的健康。

营养素超标的危害

孕早期，摄入过多异维甲酸（维生素 A 类似物），可导致自发性流产和多种先天缺陷。铁、铅等摄入过量，则会引起中毒。而碘的补充也要慎之又慎，碘摄入过量，可诱发新生儿甲状腺素不足，影响智力。

孕晚期，孕妈妈滋补过度，胎宝宝则容易长成巨大儿，这样不但使生产变得困难，巨大儿出生后也很容易发展成肥胖儿。肥胖儿进入中老年后，得糖尿病、高血压的概率要高于常人。

维生素不应超标

• 叶酸　叶酸是胎宝宝神经发育的关键营养素，但摄入过量，有可能导致微量元素锌缺乏，使胎儿发育迟缓，体重降低。怀孕后，每天应补充叶酸600~800微克，但最高不能超过1000微克。

长期大量食用鱼肝油、补锌口服液，会影响胎宝宝的正常发育，孕妈妈一定要注意。

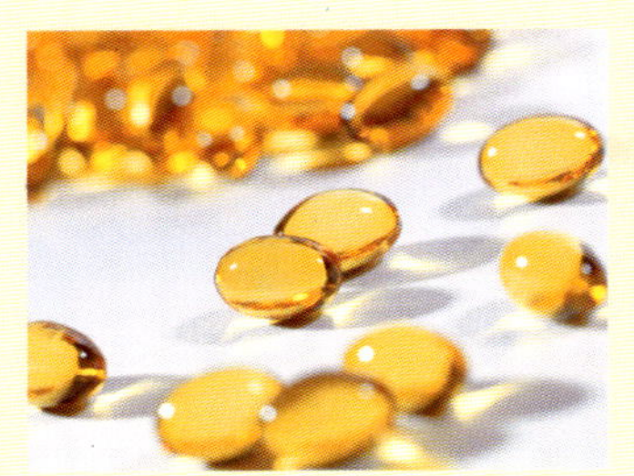

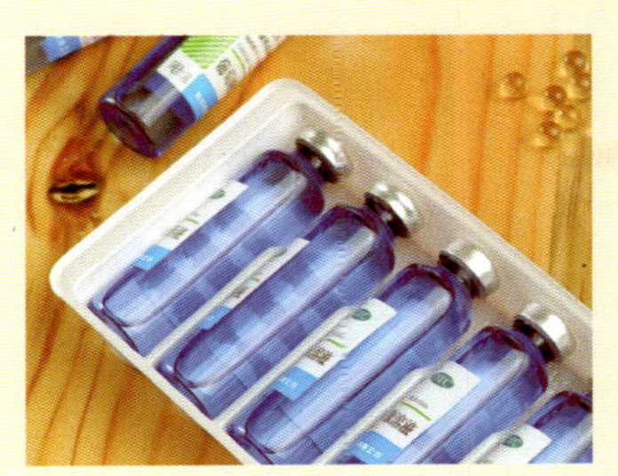

- 维生素A　若超量服用维生素A，不仅可引起流产，而且还可能出现胎宝宝神经和心血管的缺损及面部畸形。

- 维生素 B_6　孕妈妈过量或长期服用维生素 B_6，胎宝宝就容易对它产生依赖，出生后易有哭闹不安、易受惊、眼球震颤、反复惊厥等异常表现。在1~6个月时还可出现体重不增的现象，医学上称为维生素 B_6 依赖症。如果诊治不及时，将会留有智力低下等后遗症。其实，孕期维生素 B_6 的每日需要量仅比非孕时增加0.6毫克，而日常食物，如肉、鱼、蛋黄、豆类等完全可以满足需求。就是在妊娠早期，孕妈妈也完全不需要额外服用维生素 B_6。

- 维生素C　建议每日摄取维生素C大约30~60毫克。但过量（每日摄入超过1000毫克）后会影响母体维生素 B_{12} 的吸收与代谢。大剂量的维生素C易使体内形成“酸性体质”，不利于胚胎的发育，而且长期过量服用还会使胎宝宝在出生后发生坏血症。

- 维生素D　在补钙时，适当补充一些维生素D可帮助钙的吸收，但如果过量服用则会引起胎宝宝高钙血症，造成主动脉和肾动脉狭窄，出现高血压和智力发育迟缓等症状。

- 维生素E　孕期维生素E每日建议摄取量为14毫克。孕妈妈过量服用可造成新生儿腹痛、腹泻和乏力。

微量元素补充应有度

- 鱼肝油　长期大量食用鱼肝油和钙质食品，会引起孕妈妈食欲减退、毛发脱落、血中凝血酶原不足及维生素C代谢障碍，还会使胎儿的牙滤泡在宫内过早钙化而萌出。

- 钙　钙元素的摄入上限是2000毫克。如果孕妈妈血中钙浓度过高，会出现肌肉无力、呕吐和心律失常等症状。补钙过多还会引起便秘。

- 锌　每日补充超过45毫克，就容易造成早产。

- 碘　如果平时使用含碘食盐以及含碘产品，一般不需要再增加碘。碘摄入过量可诱发新生儿甲状腺素不足，影响智力。

- 铁　药物补铁应在医师指导下进行，过量的铁将影响锌的吸收、利用。

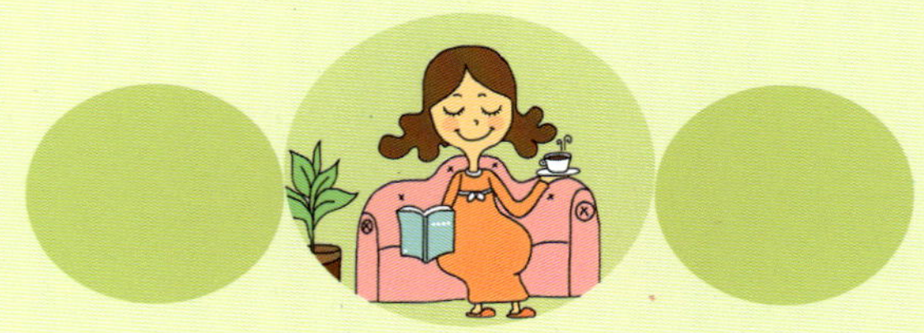

为了肚子里的小宝宝，今天我又多吃了半碗饭。

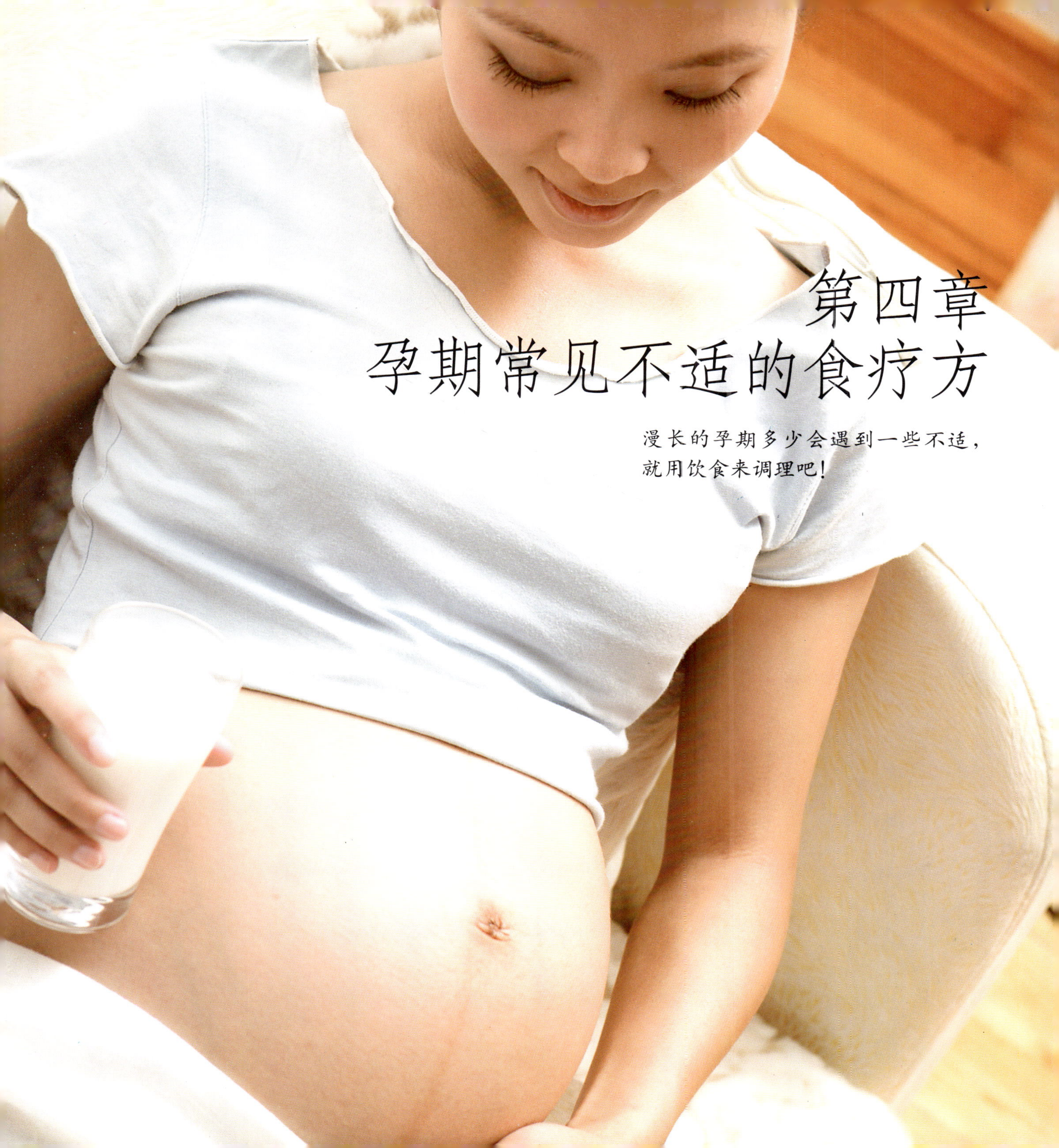

第四章 孕期常见不适的食疗方

漫长的孕期多少会遇到一些不适，
就用饮食来调理吧！

孕期呕吐

症状解析

孕期呕吐的主要症状就是恶心、呕吐，尤其是早上起床时或者闻到油烟味以及讨厌的味道时，更容易加重恶心的感觉。另外由于孕吐，孕妈妈还会出现体重下降、气色不佳、易疲劳、想睡觉等症状。

孕早期是胚胎形成的时期，对营养素需求的增加不是特别明显，只要孕吐不严重，持续的时间不长，孕妈妈每天还能吃一定量的食物，呕吐对孕妈妈和胎宝宝的影响就不会很大。

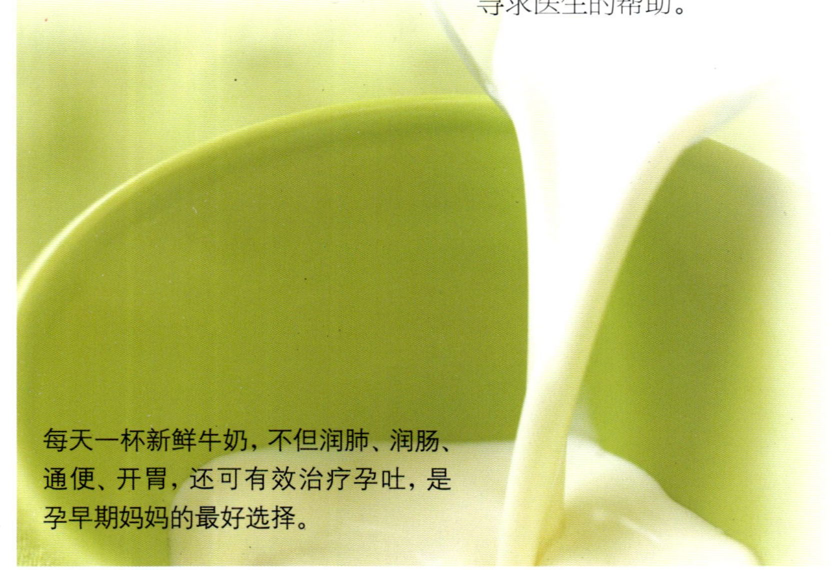

每天一杯新鲜牛奶，不但润肺、润肠、通便、开胃，还可有效治疗孕吐，是孕早期妈妈的最好选择。

自我判断

孕期呕吐是孕早期的一种常见反应，一般在怀孕第二个月出现，当孕早期结束时，也就是孕12周之后逐渐减轻或者消失。但是有些孕妈妈会出现持续性呕吐，甚至连喝水都吐，或者闻到食物的味道就会感到恶心，以至于根本不能正常用餐、喝水。这种情况下，孕妈妈只能靠消耗身体中原有的营养素来维持生命，会很快消瘦，出现体重减轻。如果出现这种情况，对孕妈妈和胎宝宝都不利，需立即寻求医生的帮助。

有助缓解症状的食材

- 奶类：牛奶。如果不爱喝牛奶，可以喝酸奶，也可以吃奶片。
- 肉类：主要以清炖、清蒸、水煮、水煎、爆炒为主要烹饪方法，如水煮鱼、清蒸鲈鱼，不要采用红烧、油炸、油煎等味道厚重的方法。
- 谷类：面包、麦麸饼干、麦片、绿豆大米粥、八宝粥、玉米粥、煮玉米、玉米饼等。
- 蔬菜：各种新鲜的蔬菜，可凉拌、素炒、炝凉菜、醋熘。
- 水果：柠檬、苹果、梨、香蕉、草莓、橙子，可以做成水果沙拉，也可以榨果汁，尤其是柠檬汁很有效。
- 坚果：花生、核桃、松子等，根据自己的口味选择。
- 其他：姜是最有效缓解孕吐的食物，如果感到恶心可以含两片姜片，或者喝口姜汁。

照护提示

- 为了克服晨吐症状，早晨可以在床边准备一杯水、一片面包，或一小块水果、几粒花生米，它们会帮孕妈妈抑制强烈的恶心感。

- 可以在手帕上滴几滴不会感到恶心的果汁（如柠檬），当闻到“难闻”的气味时可应急使用。

- 避免吃过于油腻、味道过重的食物，它会使孕妈妈恶心或心悸。

- 见到想吃的食物要马上吃，不要等到拿回家再吃。因为有可能等买回家之后，就不再想吃了。

- 即便是再想吃的东西，也不要多吃，控制食量，会使自己的感觉好很多。

- 凉的食物较容易接受，只要不是油腻的食物，都可以放凉以后食用。

- 身心放松很重要。妊娠反应是生理反应，多数孕妈妈一两个月就会过去，因此要以“向前看”的心态度过这一阶段。

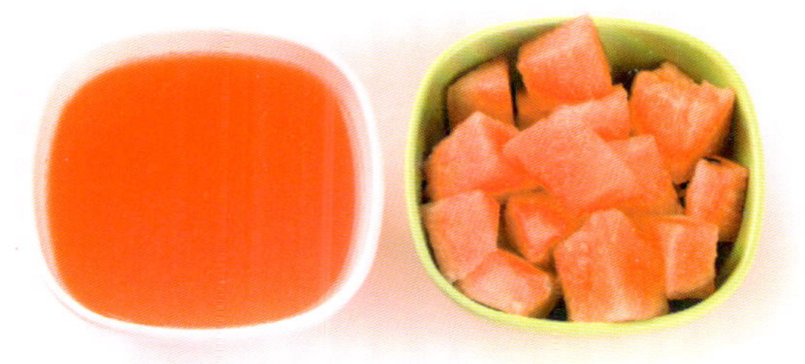

食疗方推荐

- 姜汁米汤

取生姜汁5~7滴，加入米汤内，频频饮服。

- 橙子煎

橙子1个，洗净，切4瓣（带皮），加蜂蜜少许，煎汤，频频饮服。

- 西瓜汁

西瓜绞汁，频频饮服，有很好的止呕作用。

- 绿豆饮

绿豆50克，煎汤，感到不舒服时就喝一点。

- 枇杷饮

鲜枇杷叶10克（刷去毛），鲜芦根10克，水煎取汁代茶饮。

- 雪梨浆

大雪花梨1个，切薄片，水煮片刻，放凉后，不限时频饮。

- 牛奶韭菜末

牛奶适量煮开，加入洗净切末的韭菜，搅匀饮服。

- 生姜茶饮

生姜、橘皮各10克，加适量红糖煮水当茶饮。

医师叮咛

孕妈妈要尽可能地避免空腹，尽量进食，少食多餐，可以选择一些营养价值高的零食，如核桃、松子等作为正餐之间少量的加餐。

在食物选择方面，要以对症适应为主，不要片面追求营养价值，最好多吃素食和清淡易消化的食物。可以根据食欲状况进餐，不必过于介意营养平衡问题，能吃多少，就吃多少，能吃什么，就吃什么。

孕期便秘

症状解析

孕激素使胃酸分泌减少，胃肠道的肌肉张力和蠕动能力减弱，食物在腹内停留的时间变长，加之日渐增大的子宫压迫直肠，孕妈妈腹壁的肌肉变得软弱，腹压减小，便秘就这样产生了。

自我判断

一般情况下，3 天不排便就是便秘了，而有些孕妈妈即使只有 1 天不排便，也会觉得很痛苦，这也是便秘。总之，如果和孕前相比变化明显，排便的时候比较痛苦就算是便秘。腹内积累的毒素，不利于机体代谢，还会影响身体健康。所以孕妈妈超过 5 天不排便就应该到医院就诊。

有助缓解症状的食材

- 蔬菜类：大蒜、萝卜、莴笋、魔芋、南瓜、菜花、胡萝卜、芹菜等，最好以水煮或者清炒的方式烹饪。
- 水果类：橄榄、菠萝、木瓜、苹果、香蕉、柿子、桃、草莓等。
- 奶类：全脂或者脱脂酸奶。
- 谷类：纳豆、小豆、豆腐等，营养齐全，熬粥或者煲汤均可。
- 薯类：红薯、芋头、土豆、山药等薯类食物性质平和、膳食纤维丰富，吃法多样。
- 菌类：蘑菇、木耳、银耳、香菇、金针菇等菌菇美味可口，营养滋补，非常有益于排便。
- 藻类：海带、紫菜、裙带菜等用来做汤或者凉拌，可预防孕期便秘。

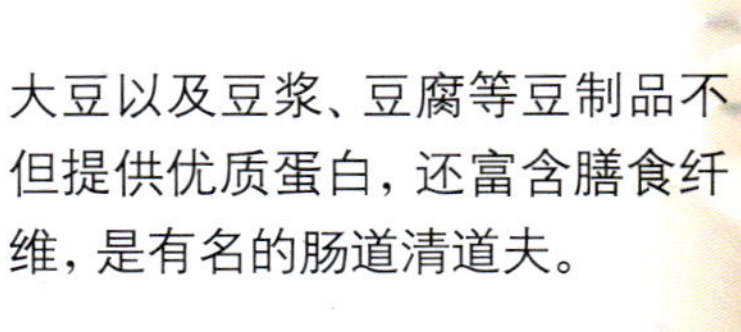

大豆以及豆浆、豆腐等豆制品不但提供优质蛋白，还富含膳食纤维，是有名的肠道清道夫。

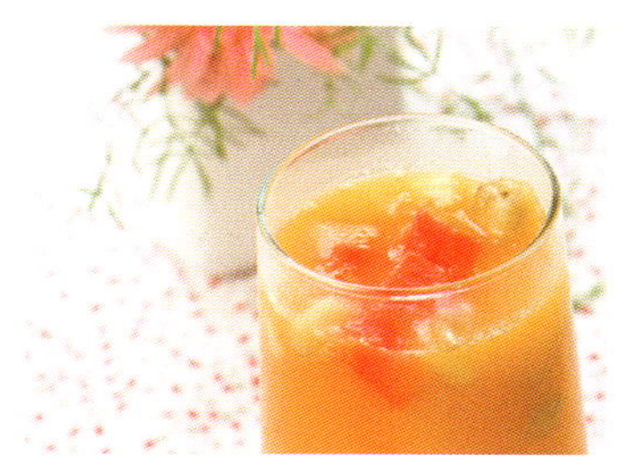

食疗方推荐

• 牛奶香蕉木瓜汁

将木瓜、香蕉、牛奶放在一起，然后榨成汁，每天晚上睡觉前喝一杯。如果便秘比较严重，可以把剩下的水果纤维也一起吃下，坚持3天就会有很好的效果。

• 无花果粥

无花果30克、粳米100克。先将粳米加水煮沸，然后放入无花果煮成粥。服用时加适量蜂蜜或砂糖。可根据个人口味将无花果换成核桃、芝麻等。

• 核桃粥

核桃仁4个，粳米100克。将核桃仁捣烂同粳米一起煮成粥。

• 芝麻粥

黑芝麻适量，淘洗干净，晒干后炒热研碎。每次取30克，同粳米100克煮粥。

• 酥蜜粥

酥油30克、蜂蜜50克、粳米100克。先将粳米加水煮沸，然后加入酥油和蜂蜜，煮成稠粥。

照护提示

• 一般在一日三餐进食后最易出现便意。排便时不要看书、看报，保持放松心态，避免因精神压力加重便秘。

• 可以在每天早晨空腹时，大口大口地饮用1000毫升温水，使水来不及在肠道吸收便到达结肠，促进排便。

• 可将核桃、酸奶、烤紫菜、青梅干、香蕉作为零食，这些零食不但富含营养，还有改善便秘的作用，一举两得。香蕉少量食用时可促进排便，但过量食用反而会引起便秘。

• 避免久站、久坐，工作时每隔1~2小时起来活动一下身体。保证每周至少有2~3次健身运动。如果在每天早晨饮用冷水后进行运动，缓解便秘会更有效果。

医师叮咛

孕妈妈使用的药物应以润肠为主，如果产品说明书上已经写明了孕妇禁用，就绝对不能用。所有药品一定要在使用之前咨询医生。

有些中药也可能含有导致流产和早产的成分，比如大黄，所以使用前应该征求医生的意见。最好是通过饮食和适量运动来改善便秘，这样更为安全有益。

孕期胃胀气

把吃剩的橘皮洗净切丝泡茶喝，也能缓解胃胀不适。

症状解析

吃完东西后就不停地打嗝，打嗝厉害时就想吐，不管吃什么都胀气，等稍微舒服了，就会感觉到饿，再吃东西又会重复以上程序。这就是孕期胃胀气的表现。

在不合时宜的场合打嗝是令人非常尴尬的事，但对孕妈妈而言却是难免的。在怀孕中期以后，孕妈妈会发觉肚子发胀，这是黄体酮的副作用，而且怀孕中后期子宫扩大，压迫到肠道，使得肠道不容易蠕动，造成里面的食物残留在体内发酵，也易形成体内气体增多，形成胃胀气。

自我判断

如果只是单纯胃胀气，不必过于紧张，这是孕期的常见现象，不治疗也没有事，可继续观察情况。若疼痛加剧或是伴有出血时就要就医了。如果除了感觉胃部胀气之外，还感到腹痛或腹部痉挛，或伴有便血、剧烈的腹泻、便秘，或因胀气而加重了恶心呕吐，就要抓紧时间去看医生。

有助缓解症状的食材

多吃一些含维生素 B_1 的食物可以帮助消食化滞，减轻胃胀气。比如糙米、牛奶、鱼、动物肝脏、酵母等。

- 金橘：理气、解郁、化痰、除胀，可以用金橘煎汤喝或泡茶。
- 佛手：理气、化痰、消食。可用鲜佛手 12~15 克，或干品 6 克，开水冲泡，代茶饮。
- 杨梅：和胃消食，盐腌过的最好。作为零食可以消烦化滞。

食疗方推荐

- 米醋萝卜

将白萝卜洗净，切成小薄片，放花椒、盐少许，加米醋浸泡 4 小时，盛盘，淋上香油即可。

- 糖拌萝卜丝

白萝卜洗净，切成细丝，撒上白糖、葱丝、姜丝拌匀，再浇上酱油、香油、醋拌匀即可。

- 大丰收

白萝卜、莴笋各1根去皮，黄瓜 2 根切成 6 厘米长、1 指粗细的条，生菜 1 棵撕成片。全部材料码在一个大盘子里。甜面酱半碗，加适量白糖、香油拌匀，用盘子里的蔬菜蘸甜面酱食用。

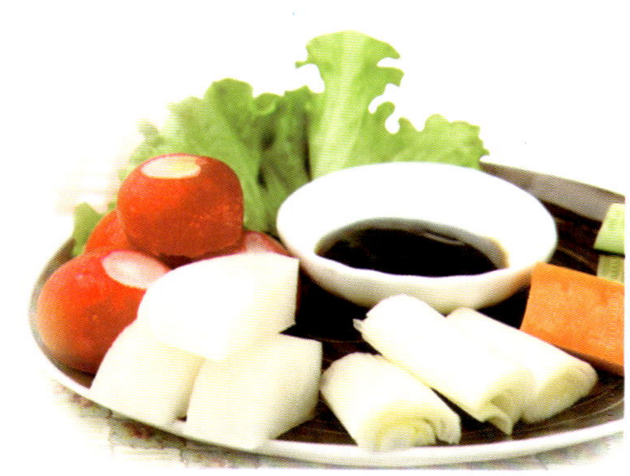

医师叮咛

怀孕前期胃胀气是孕期体内激素改变引起的，怀孕后期的胀气是因为子宫扩大压迫到腹部上方引起的。孕 34~36 周，胎宝宝逐渐下降，孕妈妈会有松了一口气的感觉。

对待胃胀气，孕妈妈不要服用活性炭片，这是不安全的。一般医生会给孕妈妈开含有聚二甲硅氧烷与二氧化硅混合物的非处方胀气药物。

照护提示

- 少食多餐，以一天吃 6~8 餐的方式进食，最好选择半固体、易消化食物，如奶酪等。吃饭时要细嚼慢咽，不要说话，也不要喝太多水。
- 可以在饭后 1 小时进行按摩，以帮助肠胃蠕动。孕妈妈坐在有扶手的椅子或沙发中，呈 45 度半卧姿，从右上腹部开始，顺时针方向移动到左上腹部，再往左下腹部按摩，切记不能按摩中间子宫所在部位。
- 可以在饭后 30 分钟至 1 个小时后，到外面散步 20~30 分钟，对促进消化有帮助。
- 穿宽松、舒适的衣服，不要穿任何束缚孕妈妈的腰和肚子的衣服。
- 少吃淀粉类、面食类、豆类这些易产气且容易使肠胃不适的食物。多吃蔬菜、水果。吃容易消化的禽类或者鱼肉来补充蛋白质。
- 可以考虑练习孕期瑜伽，学习放松和好的呼吸技巧。

妊娠贫血

症状解析

孕期会遭遇两大类贫血：叶酸性贫血和缺铁性贫血。前者主要是由于怀孕后身体缺乏叶酸引起的；后者是因为孕妈妈孕前体内铁存贮量不足，怀孕后未能及时通过饮食补充而引起的。到了孕晚期，孕妈妈体内的血容量大约会增加1300毫升，血液被稀释，红细胞数和血色素相对减少，体内胎盘和胎宝宝发育对铁的需求量达到孕前的2倍，因而容易发生缺铁性贫血。

自我判断

如果孕妈妈经常感到疲惫和倦怠、头晕眼花、耳鸣、失眠怕冷、脸色发黄、指甲苍白脆弱，或由蹲姿起立时感到晕眩、眼前发黑，就要特别注意，可能已患贫血了。血常规结果显示血红蛋白低于100克/升，可以诊断为贫血。

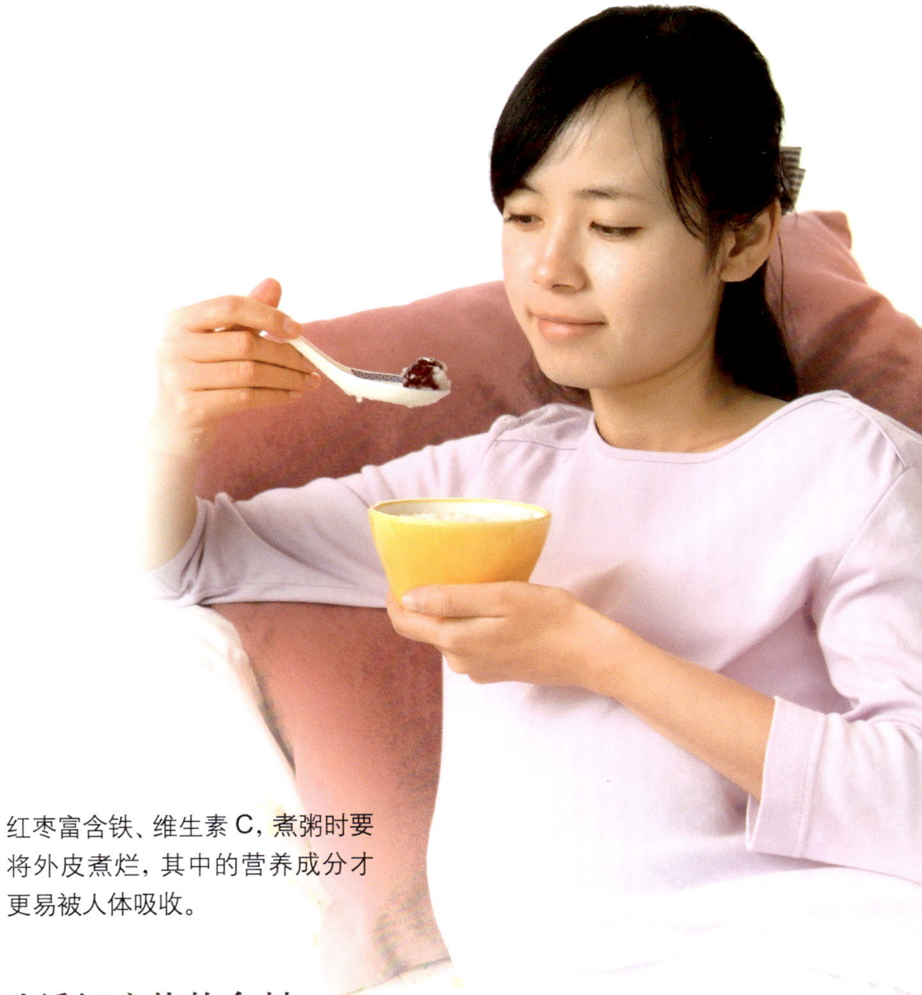

红枣富含铁、维生素C，煮粥时要将外皮煮烂，其中的营养成分才更易被人体吸收。

有助缓解症状的食材

孕期贫血大多数是由于缺铁引起的，在饮食补铁的同时，孕妈妈还要注意补充蛋白质。只有补充足量的蛋白质才能提高补铁的效果。

- 动物内脏：动物内脏中的铁含量高于动物的肉。如猪肝、牛肝、羊肝、鸡肝等。
- 动物血液：猪血、鸭血、鸡血等动物血液中含有丰富的血红素铁，易被人体消化吸收，但食用时一定要做到熟食、卫生。
- 木耳、红枣：含有较丰富的铁质，不仅能防治缺铁性贫血，还能滋补强身。

食疗方推荐

- 牛奶粥

粳米 100 克煮粥，将熟时加入鲜牛奶约 200 克。

- 甜浆粥

鲜豆浆与粳米 100 克煮粥，熟后加冰糖少许。

- 芝麻粥

黑芝麻 30 克，炒熟后研成粉，与粳米 100 克煮粥。

- 枸杞粥

枸杞子 30 克，粳米 100 克，煮粥。

- 红枣粥

红枣 10颗，粳米 100克，煮粥。

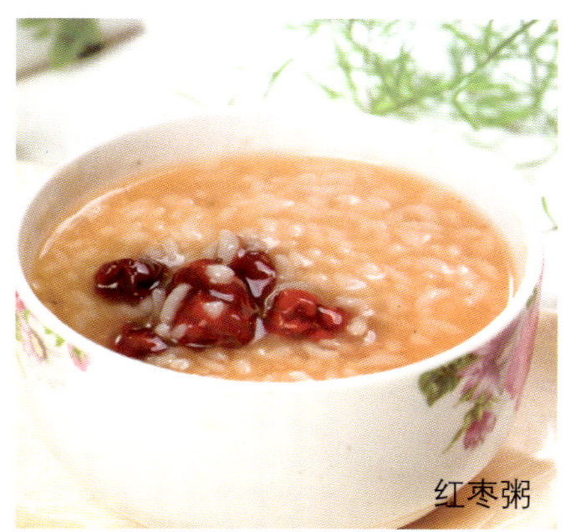
红枣粥

煮红枣粥时要将枣皮煮烂，营养物质才容易溶出，被孕妈妈吸收利用。

医师叮咛

在刚开始补铁的时候，若发现大便发黑，不必担心，这是正常的现象。钙会影响铁的吸收，补铁的同时不要服用含钙高的食品（比如牛奶）或者药品。补铁的孕妈妈可以选择在两餐饭之间喝牛奶。

照护提示

从孕前及刚开始怀孕时，就要注意多吃瘦肉、家禽、动物肝脏及动物血（鸭血、猪血）、蛋类等富铁食物。豆制品含铁量也较多，肠道的吸收率也较高，要注意摄取。主食多吃面食，面食较大米含铁多，肠道吸收也比大米好。

水果和蔬菜不仅能够补铁，所含的维生素 C 还可以促进铁在肠道的吸收。因此，在吃富铁食物的同时，最好同时多吃一些水果和蔬菜，也有很好的补铁作用。

做菜时尽量使用铁锅、铁铲，这些传统的炊具在烹制食物时会产生一些小碎铁屑溶解于食物中，形成可溶性铁盐，容易让肠道吸收铁。

体内缺乏叶酸也会造成贫血，孕期注意进食富含叶酸的食物，如肝脏、肾脏、绿叶蔬菜及鱼、蛋、谷、豆制品、坚果等，在做菜时注意不要温度过高，也不宜烹调时间太久，防止叶酸流失。

按时去做产前体检，至少要在妊娠的中期和后期检查 2 次血色素，及时发现贫血，以便采取相应措施。

妊娠水肿

症状解析

妊娠水肿最早出现于足背，以后逐渐向上蔓延到小腿、大腿、外阴以至下腹部，严重时会波及上肢和脸部，并伴有尿量减少、体重明显增加、容易疲劳等症状。这是因为随着胎宝宝逐渐增大，羊水增多，孕妈妈下肢静脉受压，血液回流受阻而造成的。

自我判断

孕期一定程度的水肿是正常现象。如在妊娠晚期只是脚部、手部轻度浮肿，无其他不适者，可不必做特殊治疗。通常到了晚上水肿稍重一些，经过一夜睡眠便会有所减轻。

如果早上醒来后水肿还很明显，整天都不见消退，或是发现脸部和眼睛周围都肿了，手部也肿得很厉害，或者脚和踝部突然严重肿胀，一条腿明显比另一条腿浮肿得厉害，最好及早去看医生，因为这可能是合并了妊娠水肿或轻度妊娠高血压综合征。

有助缓解症状的食材

- 蛋白质：营养不足会引发妊娠水肿。孕妈妈每天一定要保证摄入畜、禽、肉、鱼、虾、蛋、奶等动物类食物及豆类食物。这类食物含有丰富的优质蛋白质，可以帮助增强体质。

- 蔬菜水果：蔬菜和水果中含有人体必需的多种维生素和微量元素，它们可以提高机体抵抗力，加强新陈代谢，还具有解毒利尿等作用。孕妈妈每天要进食足量的蔬菜水果。

红小豆的利尿消肿效果很显著，晨起时浮肿的孕妈妈可将其当作早餐食用。

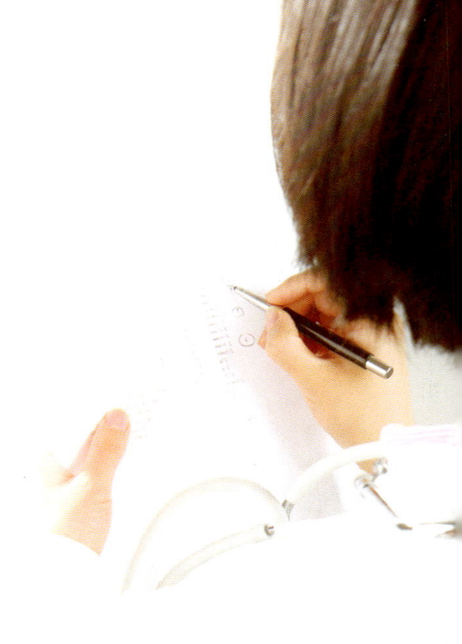

每次产前检查都要检查四肢浮肿情况，如果孕妈妈在怀孕期间发生水肿明显、隔日不消退的现象，也要及时向医生反映。

食疗方推荐

- 大米绿豆猪肝粥

将大米100克、绿豆50克淘净，加水适量，煮至快熟烂时，加入洗净、切碎的鲜猪肝100克，待猪肝熟透后即可食用。不宜加盐。隔日1次，连服5~7次。

- 黑豆红糖水

取黑豆、大蒜、红糖各50克，放入锅内，加水适量，用小火煮至黑豆熟透服食。每日1次，连用5~7次。

- 鲤鱼木耳汤

取重250克的活鲤鱼一条，去内脏，加木耳30克及适量水、油、盐煮熟吃。

- 鲤鱼冬瓜汤

将鲜鲤鱼头一个洗净去鳞，冬瓜100克去皮切成薄片，再一起放入陶瓷罐里加水3小碗，待鲤鱼熟透后即可吃鱼头喝汤。不宜加盐。每日1次，一般服3~5次即可见效。

- 冬瓜蜂蜜汁

取冬瓜汁与蜂蜜各50毫升，调匀后一次饮服，每日早晚各1次，连用7天。

照护提示

侧卧比仰卧更能最大限度地减少早晨的浮肿。

避免久坐久站，每0.5~1个小时就起来走动，尽可能经常把双脚抬高、放平。

选择鞋底防滑、鞋跟厚、轻便透气的鞋。

尽量穿纯棉舒适的衣物。

不要吃过咸、难消化和易胀气的食物，如油炸的糯米糕、红薯、洋葱、土豆，以防止水肿加重。

医师叮咛

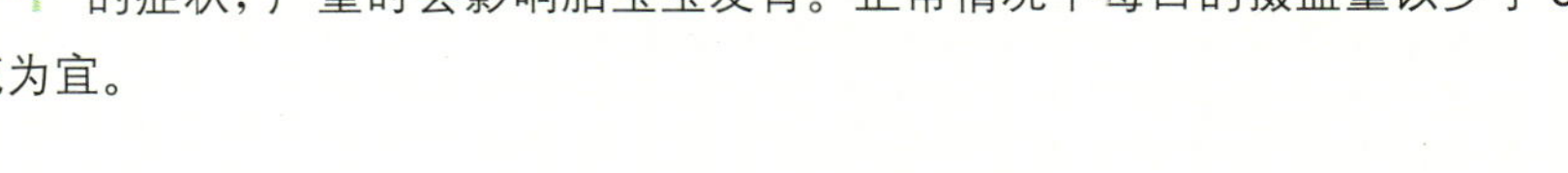

即使水肿也不宜忌盐。盐分不足易导致孕妈妈食欲不振、倦怠乏力等低钠的症状，严重时会影响胎宝宝发育。正常情况下每日的摄盐量以少于6克为宜。

腿抽筋

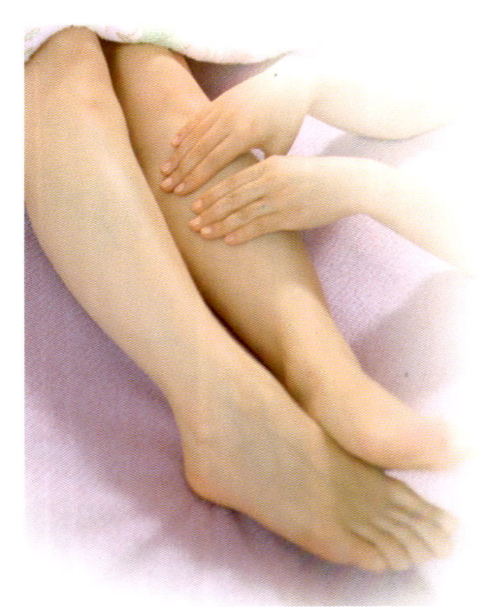

小腿抽筋时，可以让准爸爸帮忙按摩小腿肚，力道要轻柔。

症状解析

小腿肚抽筋在医学上叫腓肠肌痉挛。孕妈妈腿抽筋主要是因为血液中缺钙。当体内缺钙时，肌肉兴奋性增强，就容易发生肌肉痉挛。孕期由于双腿肌肉的负担大，因此发生抽筋的现象比较常见。夜间睡觉时小腿肚子着凉、受压，也会引起抽筋。

自我判断

如果不是偶尔的腿抽筋，而是经常的肌肉疼痛、腿部肿胀或触痛，应该去医院检查。这可能是出现了下肢静脉血栓的征兆，需要立即治疗。虽然血栓很罕见，但是怀孕期间发生的危险会稍高些。

虽然很多孕妈妈出现腿抽筋现象是因为缺钙，但决不能以小腿是否抽筋作为需要补钙的指标，也不能因小腿抽筋就大量补钙。因为个体对缺钙的耐受值有所差异，有些孕妈妈在缺钙时，并没有小腿抽筋的症状，而有些孕妈妈小腿抽经也未必全是因为缺钙。

有助缓解症状的食材

- 乳制品：牛奶、羊奶、乳酪、酸奶等既有助于补钙，也有助于缓解腿抽筋现象，还有助于睡眠。

- 肉类：猪肝、山羊肉、鹌鹑等含有丰富的钙质，但是烹饪的时候注意不要放太多盐，否则会影响钙的吸收和存储。

- 蔬菜：小白菜、油菜、茴香、香菜、芹菜也可以为人体补充钙质，不要忽视。

- 豆类：大豆、绿豆、红小豆、花豆以及豆浆、豆腐等豆制品，也含有丰富的钙。但是豆制品不宜与蔬菜一起烹制，因蔬菜中多数含有草酸盐、磷酸盐等盐类，和钙相结合生成多聚体而沉定，会妨碍钙剂的吸收。

- 海产品：海参、海虾、海鱼以及海带、海藻等含钙也很丰富。

食疗方推荐

- 鸭血豆腐汤

鸭血50克，豆腐100克，分别切丝，放入煮开的上汤中炖熟，加醋、盐调味，最后撒上香菜叶即可。

- 奶汁烩生菜

把适量生菜、西蓝花切小块，炒锅放油烧热，倒入切好的菜翻炒，加盐、上汤等调味，盛盘，西蓝花在中央。煮牛奶，加一些上汤，用盐、淀粉调味，熬成稠汁，浇在菜上。

- 银鱼豆芽

银鱼20克，黄豆芽300克，鲜豌豆50克，胡萝卜丝50克。银鱼焯水沥干，豌豆煮熟。炒锅加底油，葱花爆香，炒黄豆芽、银鱼及胡萝卜丝，略炒后加入煮熟的豌豆，可调成糖醋味。

- 松仁海带

松子仁用清水洗净，水发海带洗净，切成细丝。锅置火上，放入鸡汤、松子仁、海带丝用小火煨熟，加盐调味即成。

西蓝花不易入味，浇奶汁时应缓缓浇在西蓝花上，将其浸透。

照护提示

一旦发生腿抽筋现象，可以马上用手抓住抽筋一侧的大脚趾，再慢慢伸直脚背，然后用力伸腿，抽筋就会马上缓解；或用双手使劲按摩小腿肚子，也能见效。

为了防止夜间小腿抽筋，可在睡前按摩腿部，也可用热水洗脚、洗腿后再睡。

平时要穿软底鞋，不宜走路太多，以免过于疲劳。夜间睡觉要避免潮湿和受凉。

如果腿抽筋的情况频繁发生，则应就医治疗。

腿抽筋多是缺钙引起的，平时要多吃含钙丰富的食物，如牛奶、软骨、虾皮等。同时要注意摄取足量的蛋白质，以利于钙质吸收。

尽量少吃腌制、加工的食物，这些食物中的磷会阻止钙沉积到骨骼中。

多晒太阳，便于体内生成维生素D，增强人体对钙的吸收。

医师叮咛

值得注意的是，孕妈妈决不能以小腿是否抽筋作为需要补钙的指标，因为个体差异，有些孕妈妈在体内钙缺乏时，并没有小腿抽筋的症状。孕期补钙可是一项持之以恒的任务哦。

妊娠糖尿病

症状解析

怀孕后孕妈妈体内的生理变化引起体内糖代谢紊乱，出现血糖升高和尿糖，这就是患妊娠糖尿病的主要原因。同时，饮食结构不合理，营养过剩，高糖、高脂肪、高蛋白质的食物摄取过多，都容易引发妊娠期糖尿病。也就是说，妊娠期糖尿病主要是因为孕期物质代谢和激素水平变化而引起的，不一定和遗传有关。

宝宝生出后，大多数患有妊娠糖尿病的孕妈妈们不会再有糖尿病。但一旦得过妊娠糖尿病，再次怀孕时发生妊娠糖尿病以及往后发生糖尿病的风险都会明显增加。

相比普通面条，用粗粮、杂粮做的面条含糖量更低，不但能促进食欲，还可以预防妊娠糖尿病。

自我判断

孕期定期体检时，发现平时正常的血糖值突然变高，就要值得注意了，因为很多妊娠糖尿病的孕妈妈自己没有任何不适的感觉。

有助缓解症状的食材

- 大豆及其制品：这类食品除富含蛋白质、矿物质、维生素外，在豆油中还有较多的不饱和脂肪酸，既能降低血胆固醇，又能降低血甘油三酯，所含的谷固醇也有降脂作用。

- 粗杂粮：如莜麦面、荞麦面、燕麦片、玉米面等含有多种微量元素、B 族维生素和膳食纤维，有延缓血糖升高的作用。可用玉米面、豆面、白面按 2:2:1 的比例做成三合面馒头、烙饼、面条，长期食用，既有利于降糖降脂，又能减少饥饿感。

食疗方推荐

- 红烧鳝鱼

鳝鱼 250 克，宰杀后去内脏、洗净，切成3厘米长的段。起油锅，放油烧热后，先入蒜蓉，随即倒入鳝鱼段，翻炒3分钟，再焖炒3分钟，加盐 1 匙，酱油 3 匙，冷水 1 大碗，继续焖烧 20~30 分钟，至汁水快干时，撒入葱花，盛碗。

- 土茯苓猪骨汤

猪骨 500 克打碎，加水煮汤约 2 小时，去骨及浮油，放入 50~100 克土茯苓，再煎至 500 毫升，去渣，每日 1 剂，分 2 次服。

- 煮豆腐

将嫩豆腐切成 1 方块，胡萝卜 1 根切成细丝，与苋菜 50 克一起放入锅中与高汤一起煮，开锅后加盐调味，起锅后加入葱花即可。

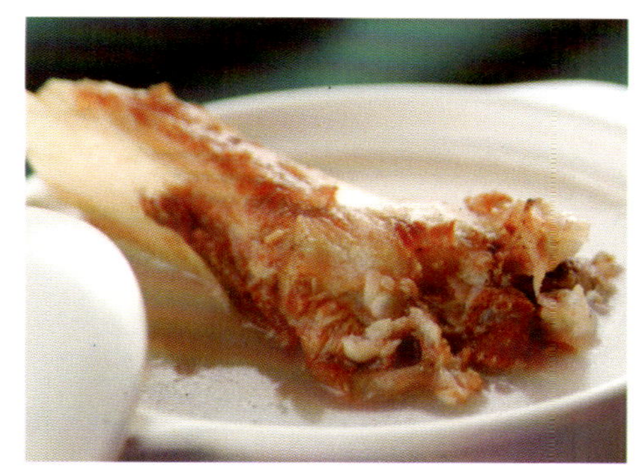

照护提示

患妊娠糖尿病的孕妈妈，营养需求与正常孕妈妈相同，主要在于控制饮食，运动以不引起宫缩、孕妈妈心率正常为原则。

- 少吃豆制品：豆制品吃多了会加重肾脏负担，诱发糖尿病肾病。可以适量食用牛奶、鸡蛋等低嘌呤食品。
- 严格控制糖果、饼干、糕点、红薯、土豆、粉皮等高碳水化合物食品的摄入。对主食应有一定控制，劳动量轻时摄入量为每日200~250克。
- 膳食纤维可降低胆固醇量，建议逐渐提升到每天 40 克膳食纤维的摄取量。
- 适当减少水果，尤其是高甜度水果的大量食用。

医师叮咛

孕妈妈应在孕 24~28 周进行“糖筛”，以便早期发现妊娠糖尿病，及时开始治疗。超过 35 岁、肥胖、有糖尿病家族史、有不良孕产史的孕妈妈要更早进行“糖筛”。如果“糖筛”不过关，还需要进一步进行糖耐量检测。适用于妊娠糖尿病的门冬胰岛素属于大分子蛋白，不能通过胎盘，不会给胎宝宝造成影响。

妊娠高血压综合征

孕期的头晕、头痛可不是小毛病，应该检查下是否得了妊娠高血压。

症状解析

虽然妊娠高血压只是暂时的，但如果控制不好，可能会发展为重度妊娠高血压，引发孕妈妈抽搐、昏迷等现象，威胁母子生命安全。

妊娠高血压综合征临床诊断标准为孕20周后血压超过130/90毫米汞柱，或血压较以前升高超过30/15毫米汞柱，并伴有蛋白尿及水肿。

轻度妊高征无明显症状或仅有轻度头晕，产后大多自愈。中度妊高征可能会有头晕等轻度自觉症状。重度妊高征包括先兆子痫及子痫。

自我判断

正常情况下，在孕晚期会有足部水肿，但妊娠高血压导致的水肿通常会出现在怀孕第4~6个月，且会发展到眼睑部位。如果发现体重每周增加多于0.5千克，同时伴有水肿的情况，就要尽快去医院检查。

对于怀孕前患有高血压、慢性肾炎及糖尿病的孕妈妈，在妊娠20周以后出现头晕、头痛及水肿时，也要及时去医院检查。

有助缓解症状的食材

新鲜水果：柿子、雪梨、葡萄、橘子、苹果、香蕉、西瓜、桃子等。

新鲜蔬菜：南瓜、芹菜、土豆、冬瓜、葫芦、茄子、茭白等。

肉类：纯鸭肉、瘦牛肉以及鸡肝、猪肝等。但肾功能异常的孕妈妈必须控制蛋白质摄入量，避免增加肾脏负担。

其他类：酸奶、海参、豆浆、豆腐、玉米、红小豆、绿豆等。

鱼肉富含不饱和脂肪酸，是孕妈妈防治妊娠高血压综合征的理想食品。鱼类中的黄鳝还可以防治妊娠糖尿病。

食疗方推荐

- 海带炒干丝

海带200克用水发透，切成丝，豆腐干200克切细丝。炒锅加油，至八成热时先入干丝翻炒，再入海带丝，加盐、水，煮沸10分钟后，炒匀，再煮沸10分钟即可。

- 黄芪粥

黄芪15克，粳米150克。先将黄芪煎汁备用。粳米淘洗后，放入锅中加水熬粥，将成时加入药汁。

- 罗布麻鸭块

罗布麻叶30克洗净，鸭肉400克切块。将鸭块在沸水中煮一下，洗去浮沫；罗布麻叶装入布袋中，扎口后，与鸭块同时放锅中，加盐、水炖1~2小时，即可食用。

- 山药枸杞黑鱼汤

淮山药20克、枸杞子10克洗净，黑鱼250克收拾干净。炒锅倒油待六成热时下黑鱼稍煎一下，加水、姜块、葱段，煮沸10分钟，捞去姜葱，加山药、枸杞子，再煮至鱼汤变乳白色即可。

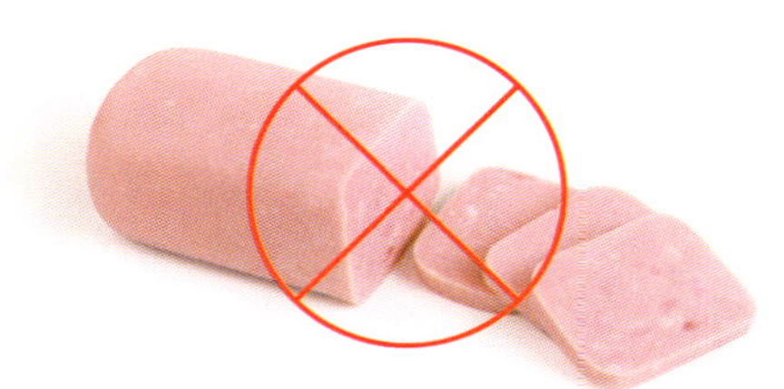

火腿肠含钠盐较多，是孕妈妈的禁忌食品。

照护提示

保持心情舒畅，精神放松，卧床休息时采取左侧卧。

注意控制体重。孕前超重则要尽量少吃或不吃糖果、点心、甜饮料、油炸食品及高脂食品。

不吃太咸或含钠高的食物，如腌肉、腌菜、腌蛋、腌鱼、火腿、榨菜、酱菜等，以免水钠潴留。轻度妊高征时只要不吃过咸的食物就可以了。中度、重度者每天盐摄入量分别不要超过5克和3克。

小苏打、发酵粉也含有钠，要适当限制食用。

每天摄入蔬菜500克，水果200~400克，多种蔬菜和水果搭配食用，有利于妊娠高血压的防治。

轻度妊高征的孕妈妈尽量减少水分的摄入，中度时每天水摄入量不超过1200毫升，重度者可按头一天尿量加上500毫升水计算摄入量。

医师叮咛

实行产前检查是筛选妊娠高血压征的主要途径。妊娠早期应测量1次血压，作为孕期的基础血压，以后定期检查。尤其是在妊娠36周以后，孕妈妈应每周观察血压及体重的变化、有无蛋白尿及头晕等自觉症状，做好自觉防控工作。

妊娠纹

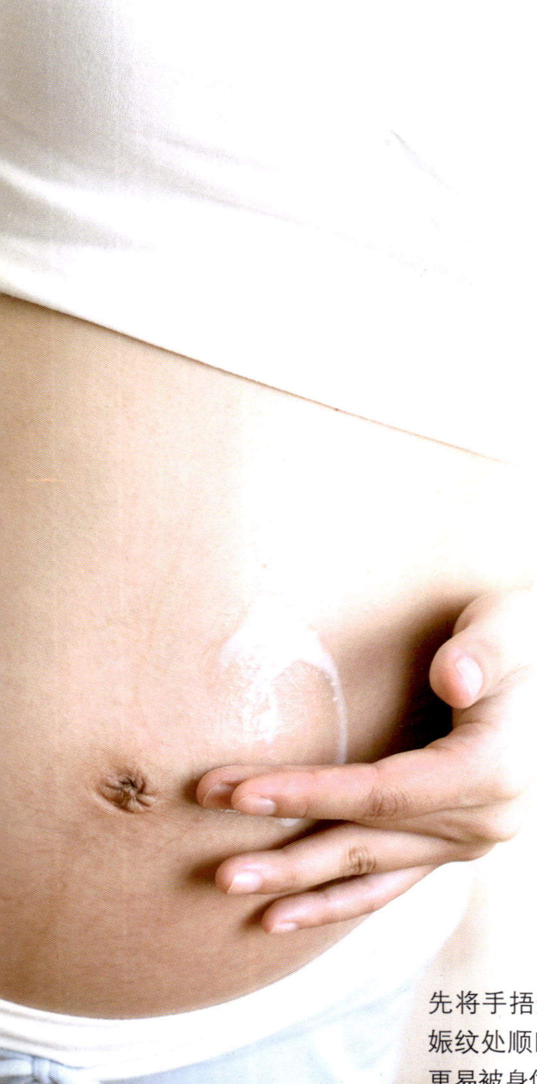

症状解析

妊娠纹的产生是由于怀孕后子宫膨胀超过腹部肌肤的伸张度，导致皮下纤维组织及胶原蛋白纤维断裂，从而产生的裂纹。另外，怀孕期间激素改变，或者体重增加过快，也会出现妊娠纹。

妊娠纹的位置主要在腹壁上，也会出现在大腿内外侧、臀部、胸部、肩膀与手臂等处，这与遗传也大有关系。如果孕妈妈留下了很深的妊娠纹，自己一定要注意预防。

自我判断

妊娠纹有的呈紫色，也有的呈粉红色，分布往往由身体中央向外放射，成为平行状或放射状。夏天由于潮湿炎热，妊娠纹往往还会引发皮肤瘙痒、湿疹等问题。

先将手捂热了，取适量妊娠纹霜，在妊娠纹处顺时针打圈轻轻涂抹，这样膏体更易被身体吸收，肚子也不易着凉。

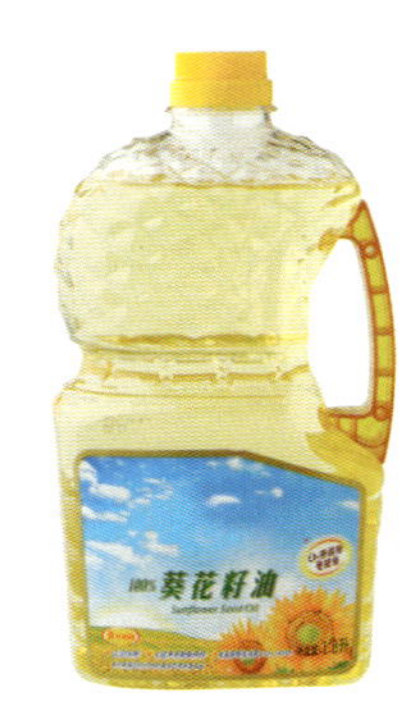

有助缓解症状的食材

胶原蛋白丰富的食物，比如猪蹄、猪皮、蹄筋之类，可以增加皮肤弹性。

富含维生素 E 的食物，如圆白菜、葵花子油、菜子油等，对皮肤有抗衰老的作用。

富含维生素 A 的食物，如动物肝脏、鱼肝油、牛奶、奶油、禽蛋及橙红色的蔬菜和水果，可以使皮肤避免干燥。

富含维生素 B_2 的食物，如动物肝肾、动物心、蛋、奶等，可以预防皮肤开裂和色素沉着。

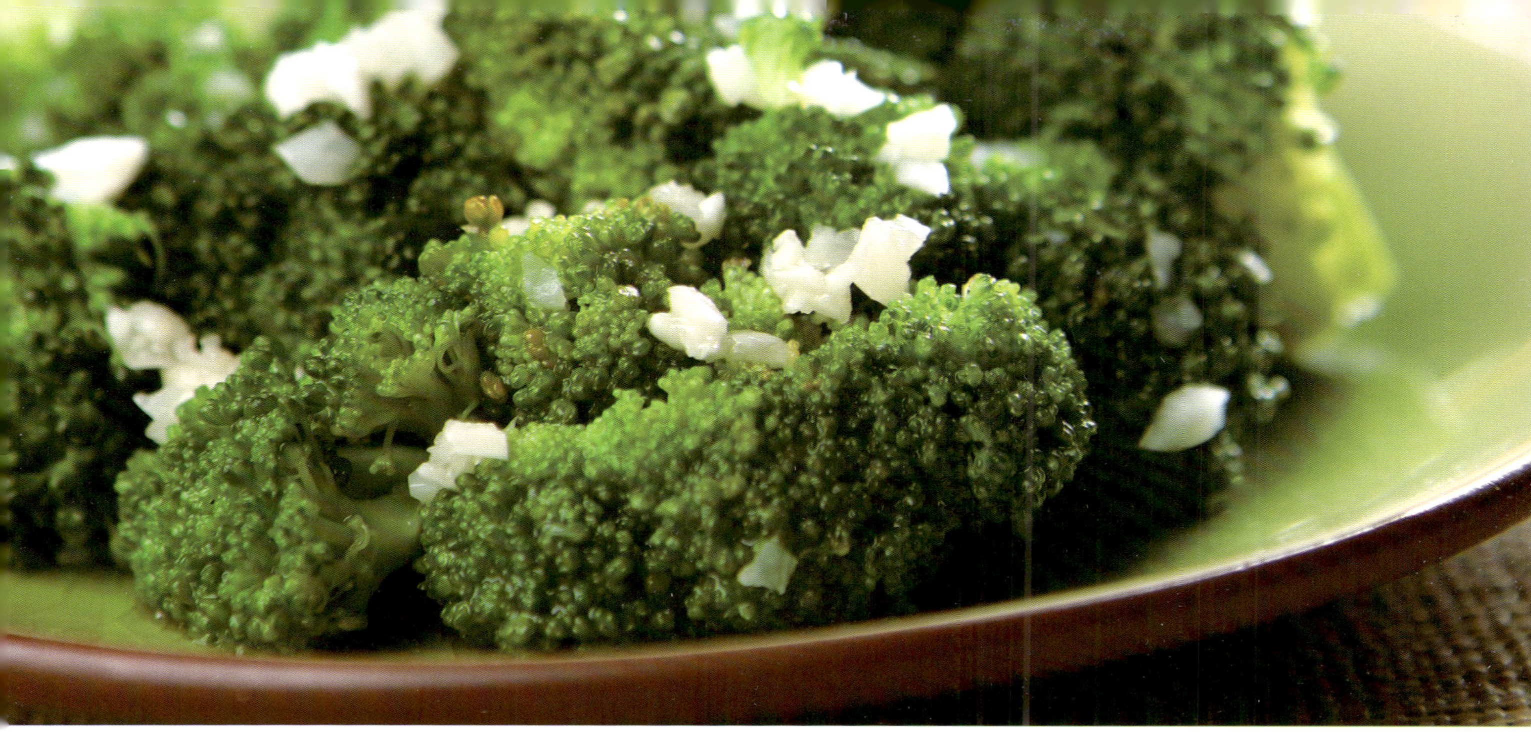

食疗方推荐

- 西红柿汁

西红柿 2 个，剥皮后加适量水放入搅拌机中打碎即可。但是西红柿性寒，如果空腹食用容易造成腹痛，所以孕妈妈食用前应先吃点其他食物。

- 炒西蓝花

西蓝花300克，洗净分成小株，再将植物油倒入锅中加热，加入西蓝花快炒至熟即可放盐出锅。

- 猕猴桃酸奶

猕猴桃 1 个，清洗干净，切成两半，用勺子挖出中间的果肉，放入酸奶杯中即可。

照护提示

均衡摄取营养，保持正常的体重增加，少吃油炸、高糖的食品，多吃膳食纤维丰富的蔬菜、水果和富含维生素 C 的食物。每天早晚喝 2 杯脱脂牛奶，以此增加细胞膜的通透性和皮肤的新陈代谢功能。

- 按时作息，帮助身体建立规律的新陈代谢，有助于皮肤弹性的建立。
- 从怀孕初期到产后 3 个月，每天早晚取适量抗妊娠纹乳液涂于腹部、髋部、大腿根部和乳房部位，并用手做圆形按摩帮助吸收，可减少妊娠纹的出现。即使产前没有妊娠纹的孕妈妈，也同样不能省去这个步骤，因为有些细微的妊娠纹在减肥瘦身后反而会跑出来。
- 使用孕妈妈专用的托腹带，减轻腹部的负担，又能预防妊娠纹的产生。
- 洗澡时不要用太烫的水，水温过高会破坏皮肤的弹性。

医师叮咛

妊娠纹调理乳液必须每天一次，坚持使用以达到最佳效果。

过多摄取脂肪，不但会造成产后瘦身的困难，也会在短时间内形成妊娠纹。

安胎、养胎营养食谱

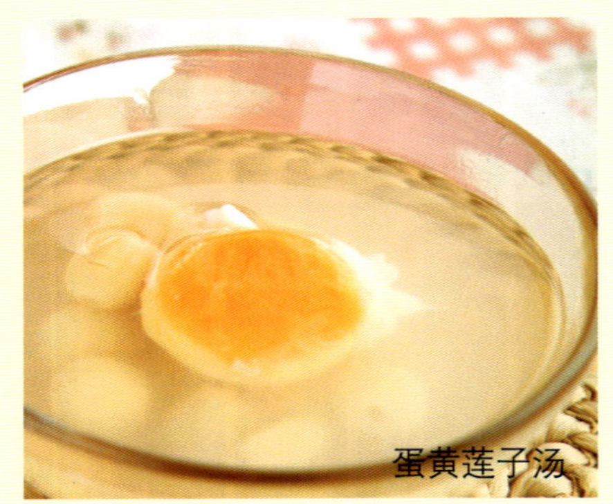
蛋黄莲子汤

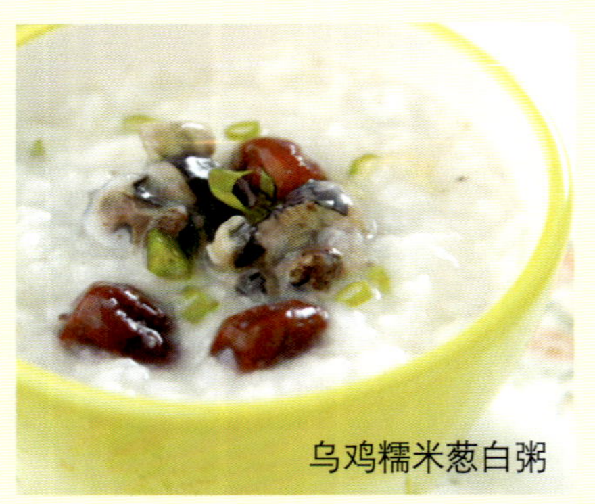
乌鸡糯米葱白粥

• 蛋黄莲子汤

莲子加水煮软烂，加冰糖，再加一个生蛋黄，稍煮即可。

——养心除烦，安神固胎。

• 猪肝粥

大米淘净，用小火熬煮约20分钟。猪肝洗净切成约0.3厘米厚的长方薄片，用淀粉、葱花、姜末、少许盐拌匀，腌上浆。将油烧至五六成热，投入猪肝片滑散，约1分钟，至猪肝半熟，捞出控油。至米涨开时，放入猪肝片，至米粒全部开花，肝片酥熟，汤汁变稠，加鸡精和余下的盐，调好口味即可。

——含铁丰富，黏稠鲜滑，肝香浓郁。

• 蘑菇炖豆腐

嫩豆腐切成约2厘米见方的小块，焯沸水捞出待用。把鲜蘑菇削去根部黑污，洗净，放入沸水中焯1分钟，捞出，用清水漂凉，切成片。在沙锅内放入豆腐、笋片、鲜蘑菇片、盐和素汤汁（浸没豆腐为准），用中火烧沸后，移至小火上炖约10分钟，加入酱油、鸡精，淋上香油即成。

——含有蛋白质、多糖、钙、磷、铁、锌、铜等营养成分，可满足胚胎成形对各种营养素的需求。豆腐还具有宽中和脾、生津润燥、清热解毒的功效。

• 乌鸡糯米葱白粥

将乌鸡腿切成小块，加水大火烧开，再小火炖15分钟，加入糯米，开锅后转为小火。待米煮熟加盐，加切成丝的葱白焖一下即可。

——补气养血，安胎止痛。

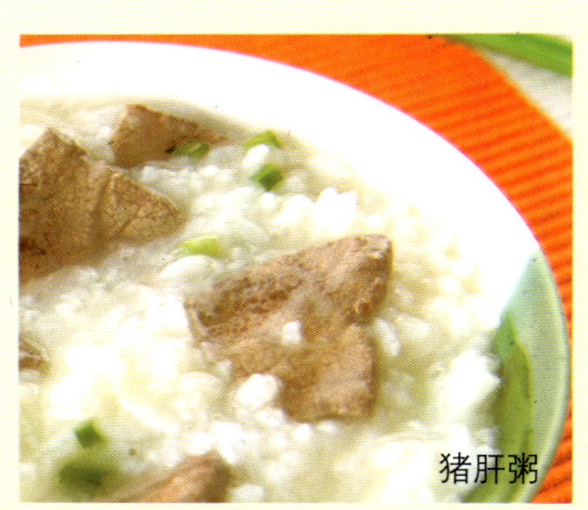
猪肝粥

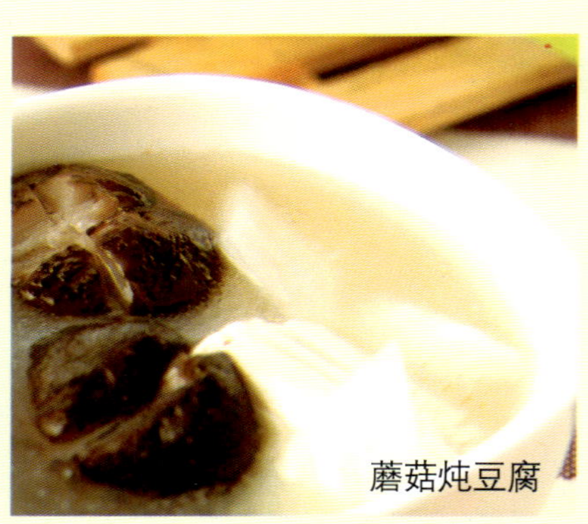
蘑菇炖豆腐

帮助孕妈妈顺利分娩的临产营养食谱

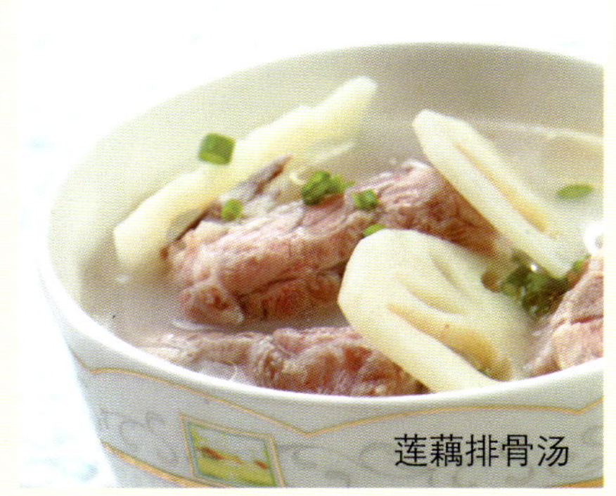
莲藕排骨汤

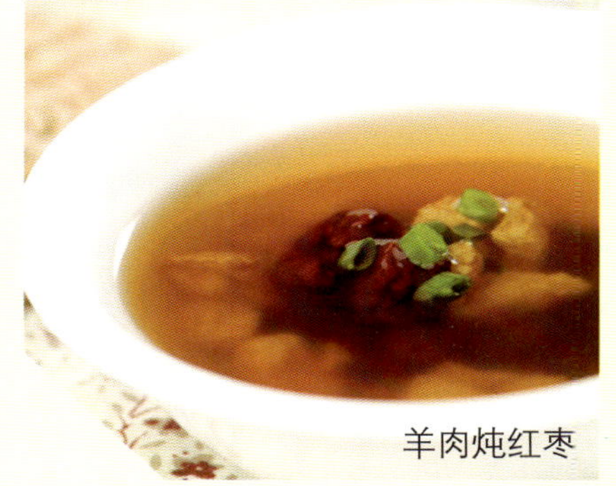
羊肉炖红枣

• 莲藕排骨汤

排骨洗净，莲藕刮衣切片，莲子洗净。在锅中加清水适量，放入藕片，以中火煮滚，然后用小火炖煮约半小时，加入排骨和莲子。烧滚后再炖2小时，藕片变软后加入盐调味即可。

—— 补锌益脾，止血安神。

• 洋参瘦肉汤

西洋参切片，沙锅加水2碗半，放入西洋参片和瘦肉，煮成1碗，加盐调好温服。

—— 产前补气血。

• 无花果莲子猪肠汤

无花果洗净，莲子去心用水浸1小时，猪大肠1段（约20厘米）用粗盐擦洗净。把无花果、莲子装进猪肠内（留少量水），扎紧猪肠开口，放入锅内，加清水适量，大火煮沸后，小火煮2小时，调味即可，随量饮用，猪肠佐餐。

—— 健脾和胃。

• 羊肉炖红枣

优质羊肉350克，红枣100克，红糖100克，黄芪、当归各15~20克，加1000毫升水一起煮，在煮成500毫升后，倒出汤汁，分成2碗，加入红糖。在临产前三天开始早晚服用。

—— 能够增加体力、安神，还可快速恢复疲劳，有利于顺利分娩，对于防止产后恶露不尽也有一定作用。

• 香菇鸡汤面

鸡胸肉100克洗净切片，煮熟待用。胡萝卜1根去皮洗净切片，放入过滤过的鸡肉汤中煮熟，加盐和少许酱油调味。香菇4朵入油锅略煎。将细面条200克煮熟盛入碗中，把胡萝卜片和切成片的鸡胸肉摆在面条上，淋上热鸡汤，再点缀上葱和煎好的香菇。

—— 富含水溶性维生素及矿物质。

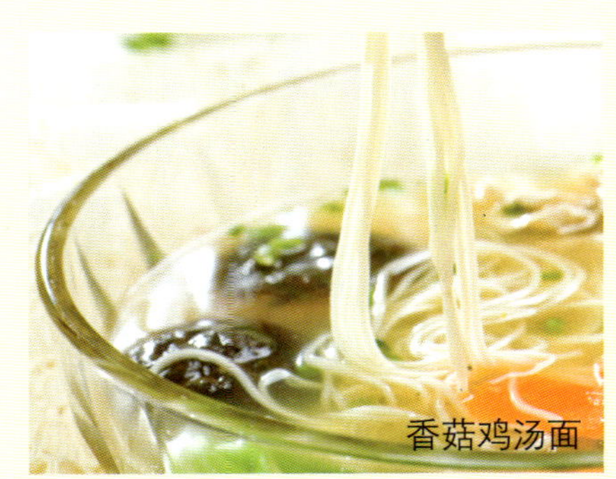
香菇鸡汤面

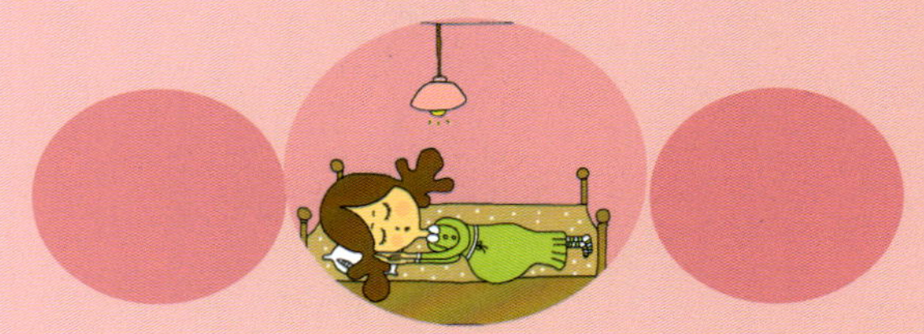

感谢全世界，终于迎来了我的小天使！

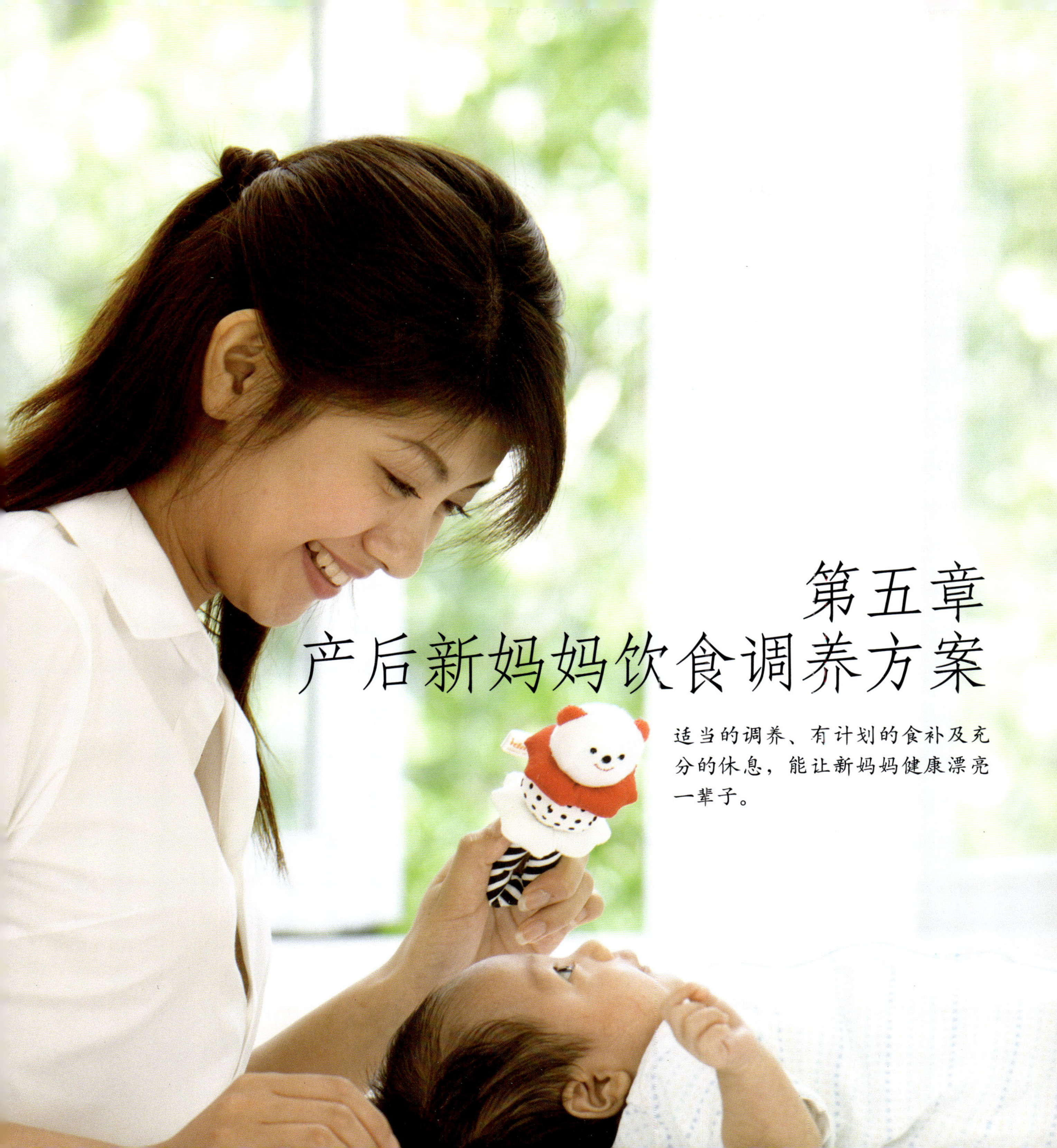

第五章
产后新妈妈饮食调养方案

适当的调养、有计划的食补及充分的休息，能让新妈妈健康漂亮一辈子。

产后1~7天饮食调养方案

新妈妈的身体情况

产后1~2天，新妈妈的体温在37~38℃是正常的。产后2~3天，会有多尿的情况出现，这是因为怀孕后期身体贮存了大量水分，此时身体正忙着排毒。大约在产后第3天，乳汁开始正常分泌，并随着宝宝的吸吮而分泌增多。

此时，妈妈的子宫不断复原，宫底会逐渐降至脐与耻骨的中间部位。妈妈能感觉到因宫缩而引起的疼痛，也会觉得肚子在一点点缩小，腹部皮肤明显松弛，妊娠纹开始变淡，恶露从最初大量的血性黏液逐渐变为褐色而量少的状态。

顺产的妈妈，会阴缝合处有痛感；剖宫产的妈妈头两天需忍受麻醉药退去后的伤口疼痛，到1周时疼痛将不再明显。

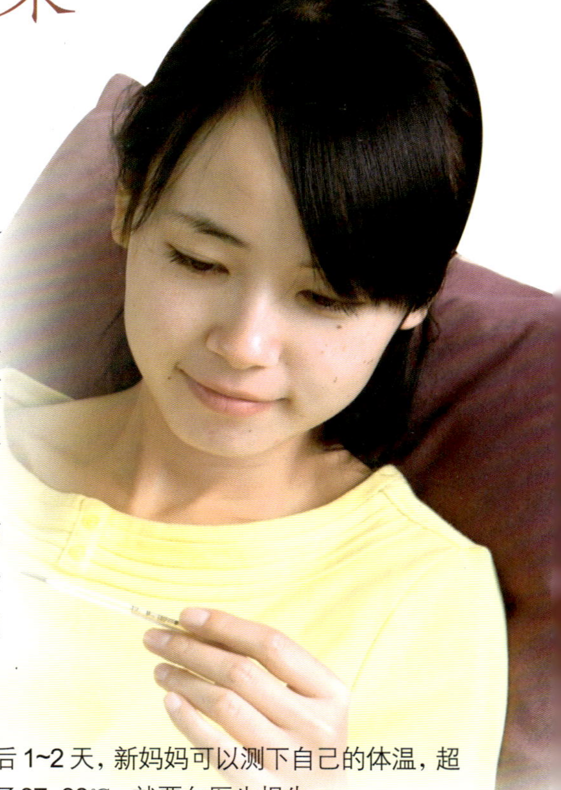

产后1~2天，新妈妈可以测下自己的体温，超过了37~38℃，就要向医生报告。

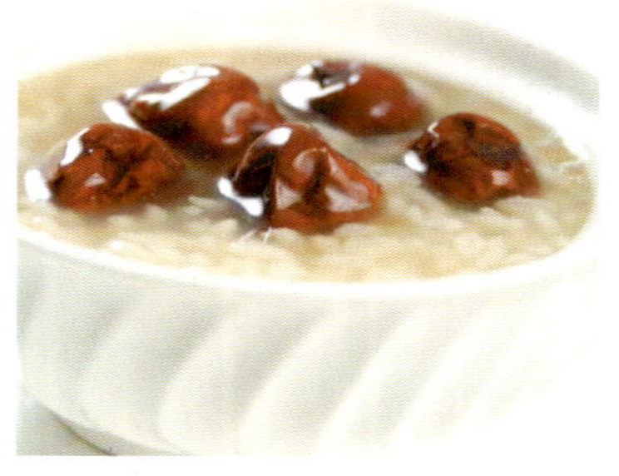

产后的新妈妈气血亏虚，将红枣与糯米同煮粥，气血双补，还可健脾胃。

营养饮食原则

分娩后的1~2天，新妈妈会感觉身体虚弱、胃口不好，因此这两天的主要任务就是开胃。在饮食上，应讲究有营养、口感细软、易消化，少食多餐。

产后3~5天，新妈妈要大量饮水以促进肠子的蠕动。饮食可由流质改为半流质，食物要有营养、易消化，可选择蛋汤、米粥、烂面等。

产后6~7天，新妈妈可根据体质将饮食逐渐恢复到正常，可多吃鸡、鱼、排骨等富含营养的食物。这样可以逐渐提升妈妈的奶量，以满足宝宝快速生长的需要。

切记，月子里妈妈的饮食一定要吃得清淡，盐和味精都会影响奶水的质量及妈妈的健康，也会影响到宝宝的肾脏发育。

重点营养任务

排毒：产后第1周也称为新陈代谢周。怀孕时妈妈体内贮留的毒素、多余的水分、废血、废气，都会在这一阶段排出。第1周的饮食要以排毒为先，如果太补了，恶露和毒素会排不干净。

开胃：产后最初几天，因为身体虚弱，妈妈的胃口会非常差。如果大鱼大肉地猛补，只会适得其反。此时最适宜吃比较清淡的饮食，如素汤、肉末蔬菜等，同时多吃橙子、柚子、猕猴桃等有开胃作用的水果。

促进伤口愈合：自然生产的妈妈，伤口愈合只需3~4天，而剖宫产妈妈则需约1周。产后营养好，会加速伤口愈合，建议多吃富含优质蛋白和维生素C的食物，以促进组织修复。

特别提示

产后须按身体的恢复状况来进补，如第1周以活血化淤、能顺利排出恶露为主，第2周以收缩子宫、帮助内脏复位为主，第3周才是可以真正进补的时期。若进补时间错了，内脏尚未完全收缩复位，就吃下许多太难消化的食物，会造成身体代谢失调。

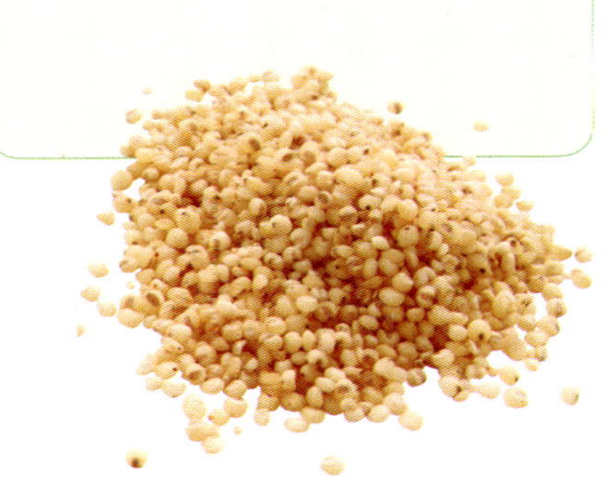

最适合的食物推荐

鲤鱼：富含优质蛋白质，可健脾开胃、消水肿、利小便、通乳。

鲫鱼：富含丰富的蛋白质，可提高子宫的收缩力，还具有催乳作用。

香油：富含不饱和脂肪酸，能够促使子宫收缩和恶露排出。

薏米：清利湿热，利小便，益肺排脓，尤其对排恶露效果好。

香菇：含有多种维生素、矿物质和香菇多糖，可增强新妈妈的免疫力。

白萝卜：具有降气、祛痰、止血等功效，更是剖宫产妈妈排气的好助手。

南瓜：所含果胶可帮助妈妈清除体内的毒素，丰富的锌是促进生长发育的重要物质。

营养饮食禁忌

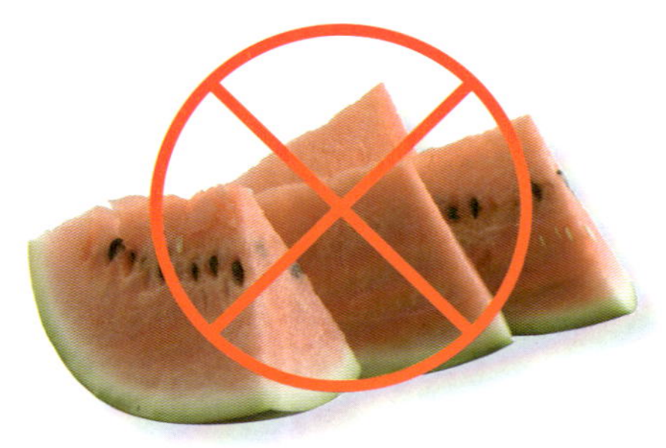

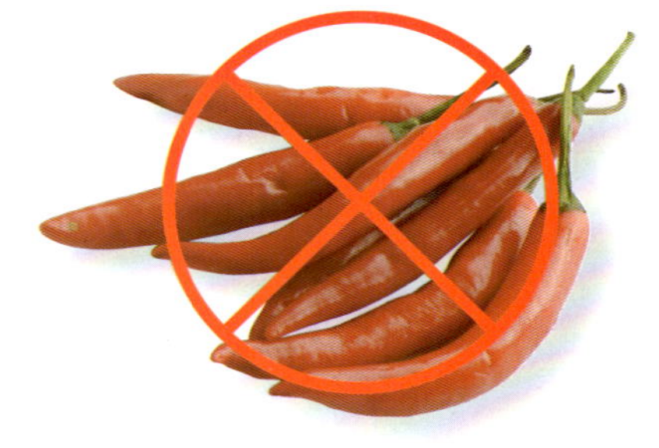

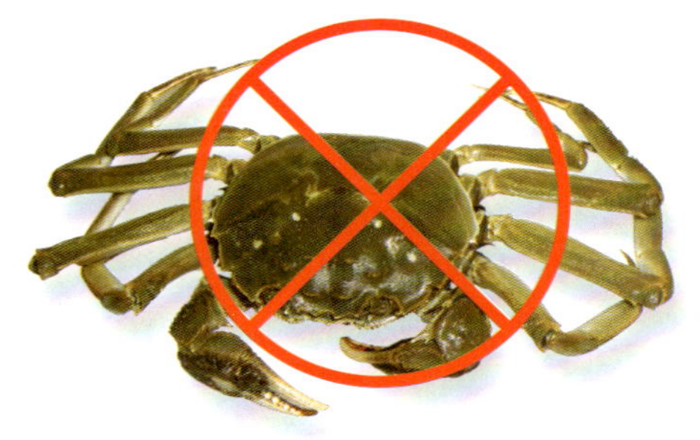

- 不宜吃过硬的食物

很多新妈妈产后会有牙齿松动的情况，过硬的食物对牙齿不好，也不利于消化吸收，因此食物要松软可口，利于消化吸收。

- 不宜食生冷硬的食物

产后体质较弱，抵抗力差，容易引起胃肠炎等消化道疾病，所以产后第1周尽量不要食用寒性的水果，如西瓜、梨等。

- 不宜快速进补

新妈妈的乳腺管大多还未完全通畅，产后前两三天不要太急着喝催奶的汤，不然涨奶期可能会疼痛，也容易得乳腺炎等疾病。可喝些蛋汤、鱼汤等较为清淡的汤品。

- 不宜食用油炸、辛辣的食物

新妈妈在产后不宜进食油条、辣椒、咖喱等油炸、辛辣的食物，这些食物容易造成大便干燥，使新妈妈排便困难，不利于体内排毒，还会影响母乳的质量和宝宝的健康。

- 不宜马上进补

高级滋补品如人参，含有人参甙，具有强心兴奋作用，会影响手术正常进行和手术后休息；鱼类体内含有丰富的有机酸物质，会抑制血小板凝集，建议在开奶之后再饮用。桂圆红枣有活血功效，一般产后2周或恶露干净后才适合吃。

- 不宜着急喝老母鸡汤

分娩后，由于血液中雌激素和孕激素的浓度大大降低，催乳素才会发挥促进泌乳的作用，促使乳汁分泌。老母鸡体内含有的雌激素比较高，会导致乳汁不足，甚至完全回奶。这个时候吃公鸡汤比较合适。

专家答疑

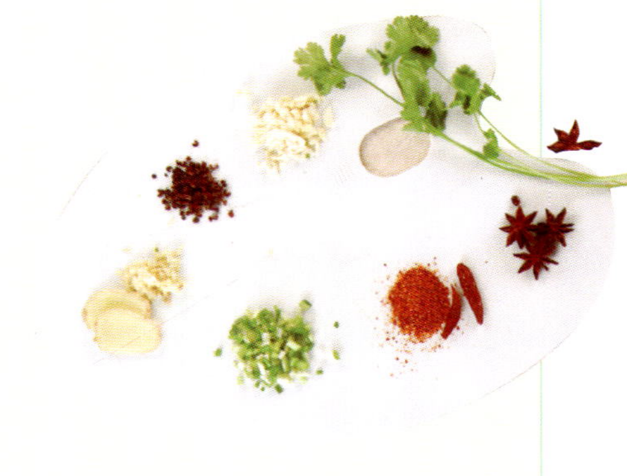

- 吃海鲜会引起刀口发炎吗？

刀口感染与否与吃海鲜无关。

刀口发炎是由于刀口感染细菌而引起的炎症反应。由于恶露不断排出，会阴部切口不能保持干燥，容易受细菌污染，从而导致刀口感染的发生率较高。

海鲜属于高蛋白食物，产后适当食用有利于身体的恢复和刀口的愈合。如果对海鲜食物过敏，在刀口愈合之前最好不要吃虾、螃蟹和贝类食物。如果对海鲜不过敏，是可以吃的。

- 能不能吃调料？

刚分娩的新妈妈可以吃少量的调料，如葱、姜、盐等，但不能过量。坐月子的人口味要淡一点是千真万确的，这样奶水质量会好一些，奶水的产量也多一些。

为调节口味，妈妈还可以适当补充些红糖和蜂蜜，为产后虚弱的身体增加能量。

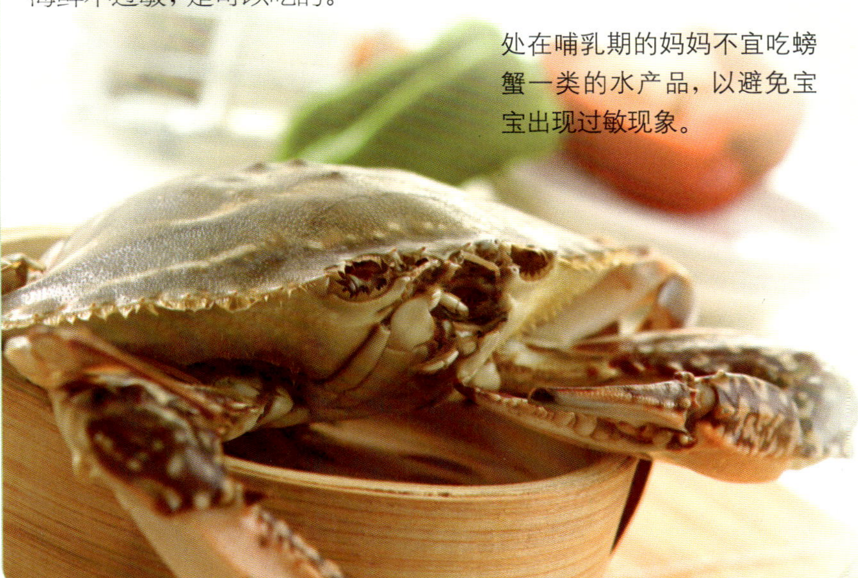

处在哺乳期的妈妈不宜吃螃蟹一类的水产品，以避免宝宝出现过敏现象。

- 怎样才能把饭做得好吃点？

产后，新妈妈的胃口不是很好，此时做饭，可以加点有独特滋味的作料，如芝麻、葡萄干、瓜子等，增添饭菜的滋味。

做汤的时候，用猪骨、鸡、干贝、鱼加冷水先做一锅不加盐的清汤，储存在冰箱里，可以作为煲汤的汤底，也可以作为烧菜的配料。

姜、红枣、海带可以增加汤水的鲜美滋味，产后食用既安全又美味。

第1~7天美味滋补推荐食谱

早餐空腹	生化汤100毫升（分三次喝）
早餐	牛奶红枣粥1碗，鸡蛋1个，苹果1个
加餐	红豆汤1碗
午餐空腹	生化汤100毫升（分三次喝）
午餐	米饭1小碗，西芹百合1份，西红柿菠菜蛋花汤适量
加餐	鲫鱼汤适量
晚餐空腹	生化汤100毫升（分三次喝）
晚餐	香油米线1碗，西红柿菜花1份
晚点	香油猪肝汤适量

生化汤

原料：当归15克，桃仁15克，川芎6克，黑姜10克，甘草3克，粳米100克，红糖适量。

做法：1. 粳米淘洗干净，用清水浸泡30分钟，备用。

2. 将当归、桃仁、川芎、黑姜、甘草和水以1:10的比例共同煎煮。

3. 用小火煮30分钟，取汁去渣。

4. 将药汁和淘洗干净的粳米熬煮为稀粥，调入红糖即可，温热服用。

营养分析：活血散寒，可缓解产后血淤腹痛，恶露不尽，对于脸色青白，四肢不温的虚弱妈妈，有很好的调养温补的功效。

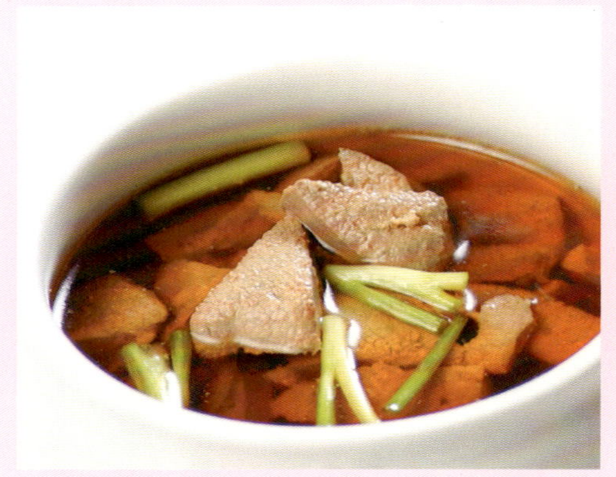

香油猪肝汤

原料：猪肝150克，香油20克，米酒150克，老姜30克。

做法：1. 猪肝洗净擦干，切成1厘米厚的薄片备用；老姜连皮切片。

2. 锅内倒香油，小火至油热后加入姜片，煎至浅褐色。

3. 将猪肝放入锅内大火快速煸炒5分钟，将米酒倒入锅中。

4. 米酒煮开后，立即取出猪肝。

5. 米酒用小火煮至完全没有酒味，再将猪肝放回锅中，趁热食用。

营养分析：此汤既可促进恶露代谢，又可帮助妈妈和宝宝补充铁元素，预防贫血。

月子推荐汤粥

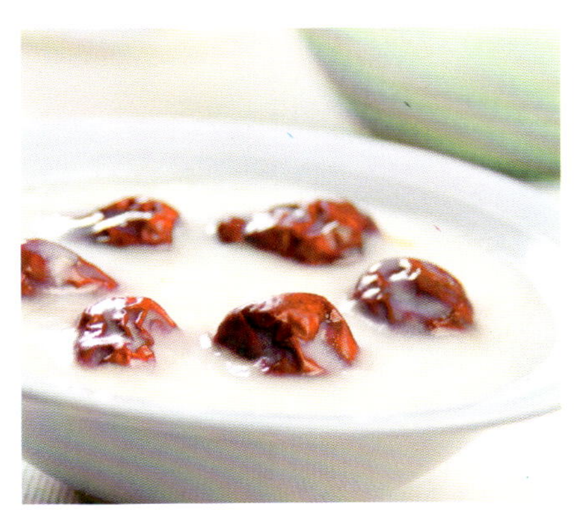

西红柿菠菜蛋花汤

原料：西红柿100克，菠菜50克，鸡蛋1个，葱、盐、香油各适量。

做法：1. 西红柿洗净切片；菠菜洗净切成4厘米长的段；鸡蛋打散；葱切成葱花。

2. 锅中油热后，放入西红柿片煸出汤汁，加入适量水烧开。

3. 放入菠菜段、蛋液、盐，再次煮3分钟，出锅时滴入几滴香油、撒上葱花即可。

营养分析：西红柿具有抗氧化、提高免疫力的功效，可增强产后妈妈的抗病能力。

牛奶红枣粥

原料：粳米50克，牛奶200克，红枣10颗。

做法：1. 红枣洗净，取出枣核后，枣肉备用。

2. 粳米洗净，用清水浸泡30分钟。

3. 锅内加入清水，将粳米放入后，大火煮沸，转小火熬30分钟，至粳米绵软。

4. 加入牛奶和红枣，小火慢煲至牛奶烧开，粥浓稠即可。

营养分析：牛奶营养丰富，含有各种蛋白质、维生素和矿物质，特别是含有较多的钙，可促进宝宝的骨骼生长。

香油米线

原料：米线适量，香油猪肝汤小半碗。

做法：1. 米线放进沸水中煮熟（大约2分钟）。

2. 捞出后用香油猪肝汤调味即可。

营养分析：香油米线滋补活血，是产后妈妈排出体内恶露、滋补身体的好选择。

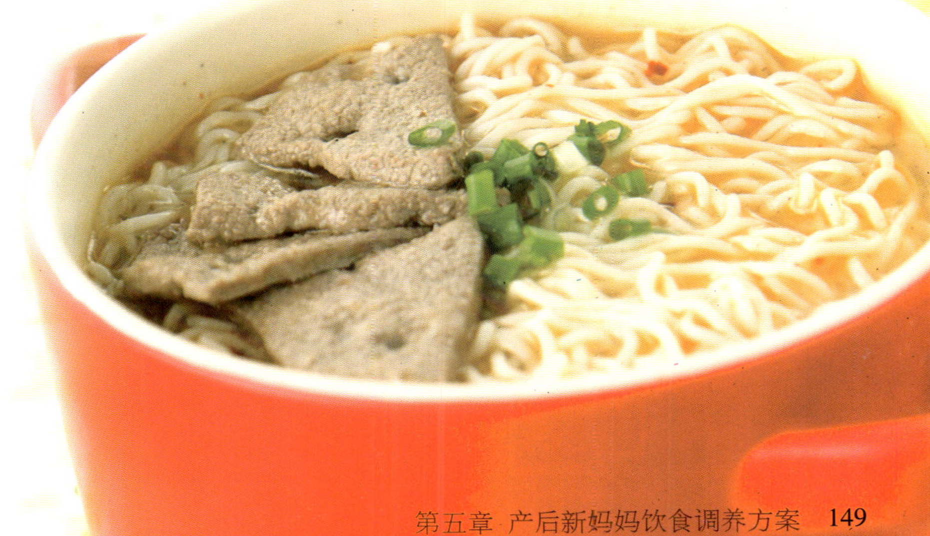

产后 8~42天饮食调养方案

新妈妈的身体情况

产后的第 2~3 周，从腹部已触摸不到子宫了。恶露的颜色逐渐变浅，乳汁分泌越来越多，下腹部正中线的色素沉着开始逐渐消失，腹壁开始由松弛变得紧致。

产后第 3 周，乳房开始变得饱满，肿胀感也在减退，清爽的乳汁渐渐浓稠起来，每天哺喂宝宝的次数也增多了。此时偶尔会有漏乳，妈妈要及时更换乳垫。

除了哺喂宝宝，给宝宝换尿布、洗澡、哄宝宝睡觉、陪宝宝玩等，会让你觉得非常劳累，此时不妨请家人多帮忙。要记住，不能让自己太累了，否则得不偿失。

营养饮食原则

这一阶段，新妈妈的饮食要富含蛋白质，尤其要多摄入优质的动物蛋白，如鸡、鱼、瘦肉、动物肝、动物血等。豆类虽然有益身体，但过量食用会加重肝肾负担，每天摄入100克即可。

粗粮和细粮都要吃，比如小米、玉米粉、糙米、标准粉，它们所含的 B 族维生素都要比精米精面高出好几倍。多吃蔬菜和水果，以防产后便秘。

不吃酸辣食物，少吃甜食，这些食物会刺激胃肠。过多吃甜食还会引起肥胖。

这一阶段，新妈妈也要多进食各种汤饮，如红糖水、鲫鱼汤、猪蹄汤、排骨汤等，汤肉同吃营养更丰富。

特别提示：

汤饮的进量要适度，以防引起妈妈奶胀疼痛。

红糖水的饮用时间不能超过 10 天，因为时间过长反而使恶露中的血量增加，使妈妈处于一个慢性失血过程而发生缺血性贫血。

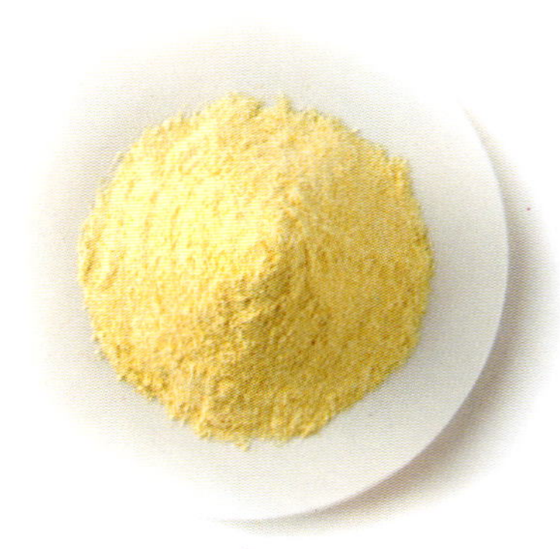

用玉米粉发馒头吧，北方的妈妈一定喜欢。记得发面时要加适量面粉，不然很难发酵。

重点营养任务

进入月子的第2周，妈妈的伤口基本上愈合了，胃口也明显好转。从第2周开始，可以尽量吃一些补血食物，以调理气血，促进内脏收缩。如猪心、红枣、猪蹄、红衣花生、枸杞子等。

第3周是“滋养进补周”，可以吃补养品并进行催奶。如鲫鱼汤、猪蹄汤、排骨汤等都是很好的催奶汤品。第3周开始至哺乳期结束，菜谱应以品种丰富、营养全面为主。

到产后第4周，妈妈身体的各个器官都在逐渐恢复到孕前状态，需要更多的营养来帮助运转，以尽快提升元气。无论是需要哺乳的妈妈，还是不需要哺乳的妈妈，进补都不可掉以轻心，本周可是恢复产后健康的关键时期。

在整个哺乳期，妈妈要养成每日喝牛奶的习惯，多吃新鲜蔬菜水果。吃得好，才有好奶水；吃得好，体重才不会失去平衡；吃得好，才能保证月子里的美丽。

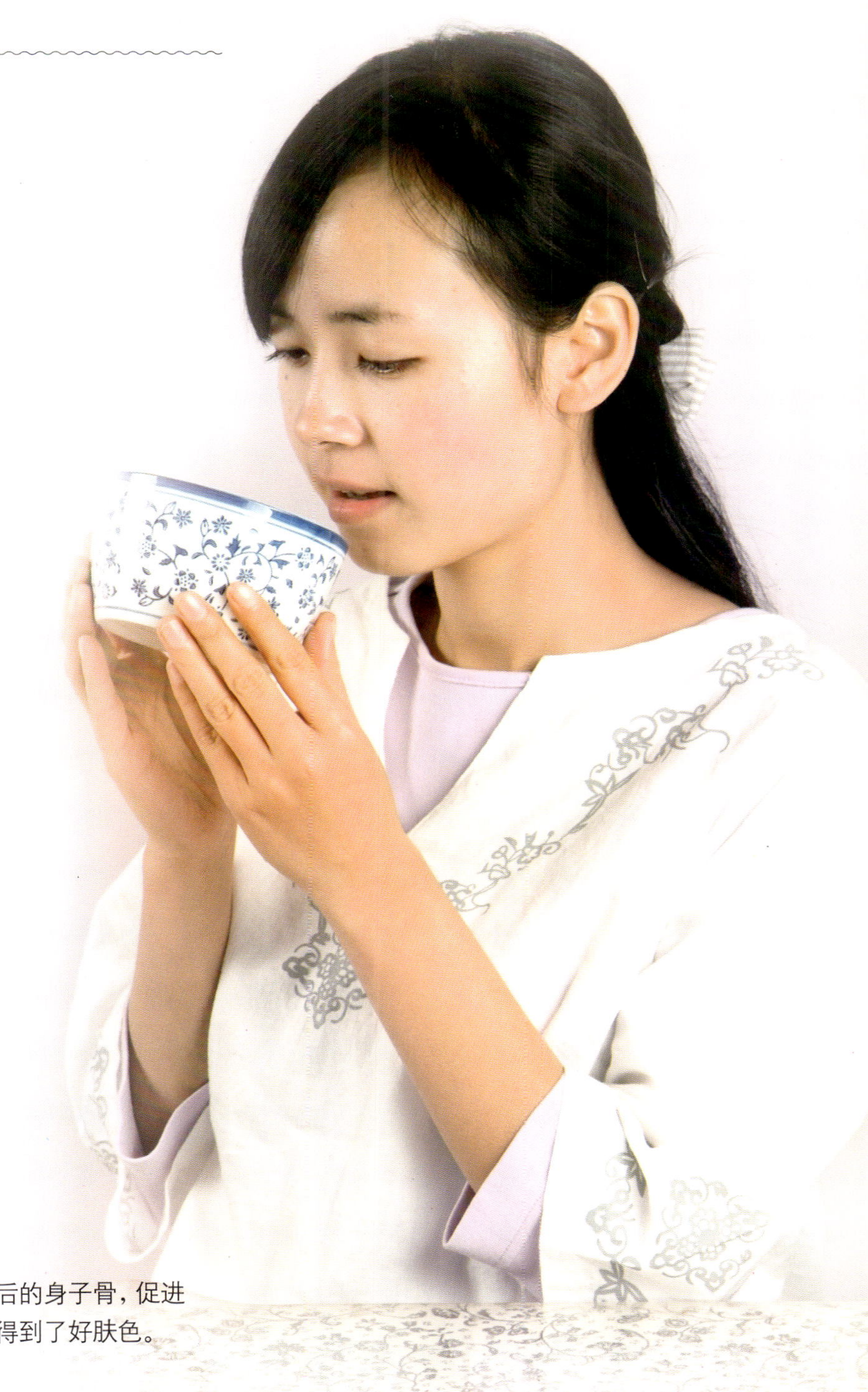

用汤汤水水调理产后的身子骨，促进身体恢复的同时还得到了好肤色。

最适合的食物推荐

• 芝麻：滋养肝肾、补养气血，更利于宝宝的大脑发育。

• 鸭肉：富含蛋白质、脂肪、铁、钾等多种营养素，有清热凉血的功效。

• 银耳：滋阴补肾，更是富含膳食纤维的减肥佳品，可帮助妈妈预防产后便秘。

• 核桃：健脑益智、延年益寿，所含大量维生素E和亚香油酸，有润肤、乌发的作用。

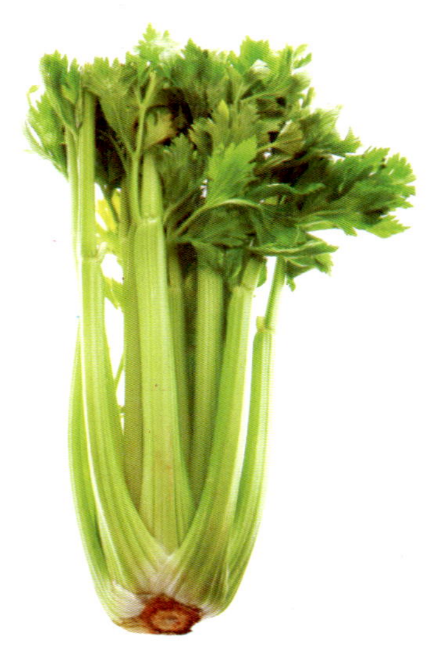

西芹富含膳食纤维，常食可有效预防妈妈产后便秘。

• 玉米：富含多种人体所需氨基酸，可帮助妈妈增强体力和耐力，预防产后贫血。

• 乌鸡：补气虚、养身体的上好佳品，对于产后贫血的妈妈有明显功效。

• 虾：富含磷、钙，对产后乳汁分泌较少、胃口较差的妈妈很有补益功效。

• 牛肉：提高机体抗病能力，在补充失血、修复组织等方面特别适宜。

• 山药：有益气补脾、帮助消化、缓泻祛痰等作用，是产后妈妈滋补及食疗的佳品。

• 牛蒡：能清除体内垃圾，改善体内循环，促进新陈代谢，被誉为大自然的最佳清血剂。

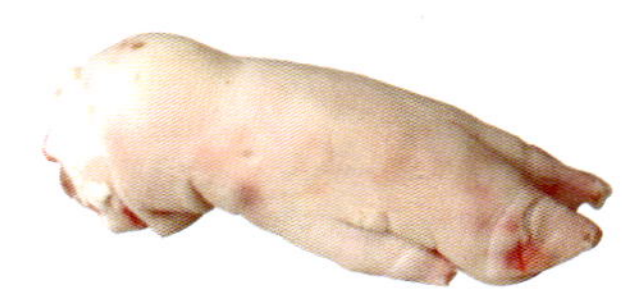

猪蹄富含大分子胶原蛋白，对皮肤有特殊的营养作用，还是传统的催乳佳品。

• 鳝鱼：富含DHA、卵磷脂和维生素A，还有很强的补益功效，对妈妈宝宝都有益。

• 猪肝：是最理想的补血佳品之一，且含有丰富的维生素A，对宝宝眼睛非常有益。

• 牛奶：营养丰富、容易消化吸收、食用方便，是最“接近完美的食品”。

• 桂圆：含有葡萄糖和蔗糖及多种维生素，可补心脾、补气血，适用于产后体虚。

红小豆可帮助妈妈消除肿胀感，排除身体里多余的水分，使身体更轻松。

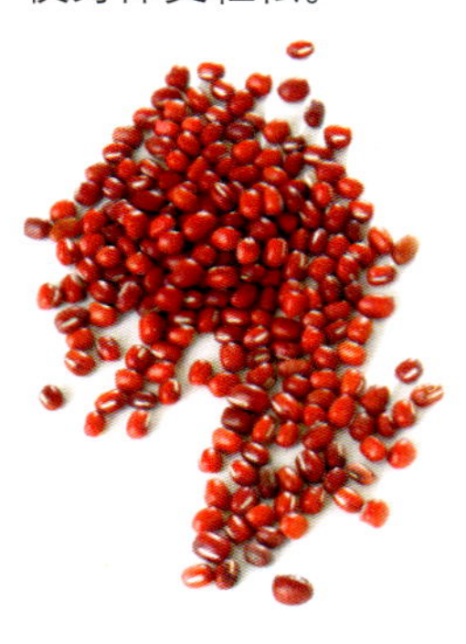

营养饮食禁忌

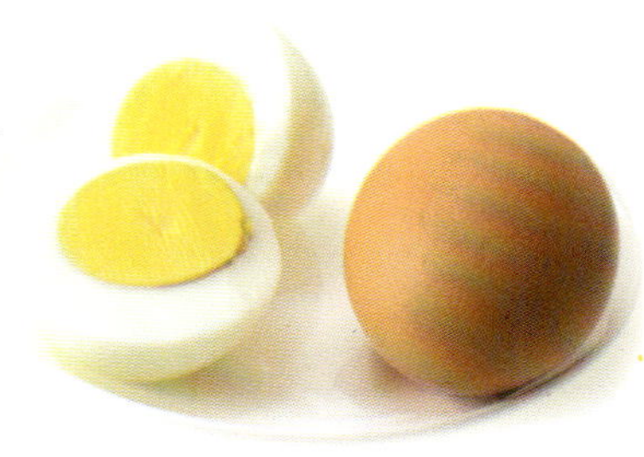

鸡蛋的蛋黄比蛋白更难消化，孕妈妈不宜食用过多，每日不超过2个为宜。

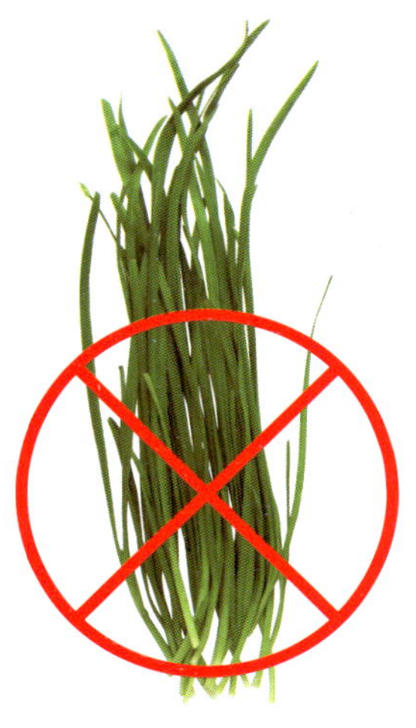

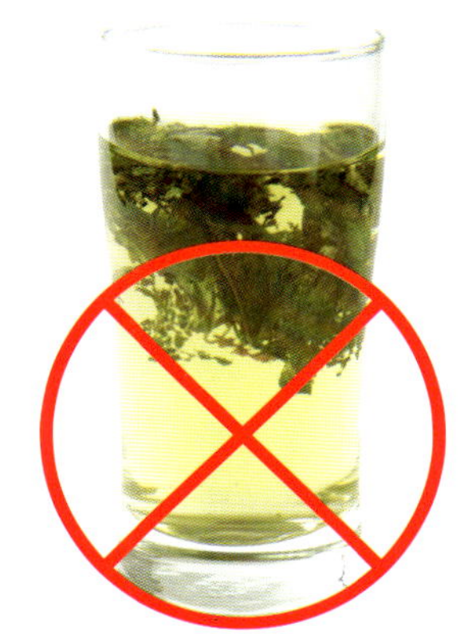

• 忌食辛辣

韭菜、蒜薹、辣椒、胡椒、茴香、酒等食物性味辛辣，温燥，进食过多可引起口舌生疮，大便秘结或痔疮发作，宝宝吃奶后会引发口腔炎，流口水等毛病。

• 忌吃冷饭

冷饭易损伤脾胃，影响消化功能，造成腹泻。饭菜现做现吃最好。

• 忌吃容易引起过敏的食物

海鲜等容易引起过敏或细菌感染的食物，会直接影响到接受母乳的宝宝的健康。

• 哺乳期间忌饮茶

茶内的咖啡因可通过乳汁引起宝宝肠痉挛。常饮茶的新妈妈哺育的宝宝经常无缘无故地啼哭，就是这个道理。

• 忌吃过量味精

味精内的谷氨酸钠会通过乳汁进入宝宝体内，使宝宝血液中的锌随尿液排出。宝宝缺锌会出现味觉差、厌食，甚至智力减退、生长发育迟缓等不良后果。

• 忌过多吃鸡蛋

每天吃鸡蛋2个就足够了。过量食用鸡蛋也会增加肠胃负担，甚至容易引起胃病。

• 不宜过多饮用红糖水

红糖性温，如果新妈妈在夏季多喝，必定加速出汗，使身体更加虚弱。

• 忌酸咸食物

酸性的食物容易使水分积聚，而影响身体的水分排除。过多食用咸味食物会让新陈代谢受到影响，还有回奶作用。

专家答疑

• 生完宝宝后每天都会掉很多头发，怎么办？

产后脱发，最根本的原因在于孕期激素水平的变化。怀孕后，雌激素分泌增多，毛发更新缓慢，很多应在孕期正常脱落的头发没有脱落。产后激素水平恢复正常，就会出现大量脱发的现象。

产后脱发是一种暂时的、正常的现象。多补充蛋白质，保持心情愉快，保持头发清洁，一般在6个月左右即可恢复。如果产后脱发严重，或6个月左右脱发现象仍未停止，则需请医生检查治疗。

• 我的奶水变少了怎么办？

如果分娩后没有及时让宝宝吸吮乳房，会因妈妈的脑垂体受到抑制，而影响乳汁分泌。

可以每天给宝宝喂奶8~12次，每隔3~5分种换一侧乳房。即使感觉没有奶时也要坚持刺激泌乳素的分泌。

加强营养，吃下奶食物，如通草炖猪蹄、猪蹄炖大豆。注意休息，增加睡眠，保持情绪愉快，奶水会在3~7天内上升。

发生急性乳腺炎时，仍可用一侧健康乳房喂乳。

• 为什么奶水会变稀？

满月后，不少新妈妈会发现乳汁的颜色显得比较白，比较稀薄。这主要是因为前奶(前面的奶水）富含水和蛋白质，比较稀，后奶（后面的奶水）富含脂肪乳糖和其他营养素，比较浓，并不是营养不好。对比牛奶和配方奶，母乳所含有的营养素及搭配比例、抗病因子都是前者无法比拟的，不要认为前奶稀就挤掉。觉得自己奶水稀薄的新妈妈可以用羊肉炖大豆来补充营养。

第8~42天美味滋补推荐食谱

早餐	杏仁提子粳米粥1碗，鸡蛋1个，苹果1个
加餐	红豆黑米粥1碗
午餐	米饭1碗，肉片炒青椒1份，猪蹄茭白汤适量
加餐	花生红豆汤1碗，香蕉1根
晚餐	馅饼1个，红枣板栗粥1碗，红烧茄子1份
晚点	十全大补鸡汤适量

月子推荐汤粥

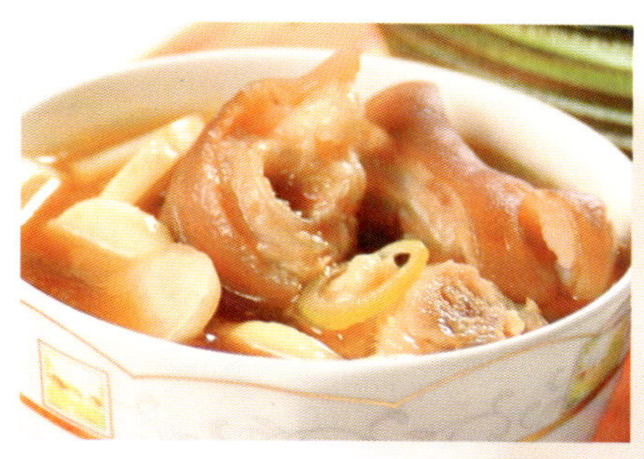

营养分析：这款汤可有效增强乳汁的分泌，促进乳房发育，尤其适用于妈妈产后乳汁不足或无乳，是传统的催乳佳品。

猪蹄茭白汤

原料：猪蹄200克，茭白片50克，葱段、姜片、盐、料酒各适量。

做法：1. 猪蹄用沸水烫后刮去浮皮，用小镊子拔去毛，冲洗干净。

2. 将猪蹄放入锅内，加清水，没过猪蹄即可。

3. 将料酒、葱段、姜片一起放入锅内，大火煮沸。

4. 撇去汤中的浮沫，改用小火将猪蹄炖至酥烂。

5. 放入切好的茭白片，再煮5分钟，加盐调味即可。

十全大补鸡汤

原料：柴鸡1只，姜4~5片，红枣5~6颗，米酒2000毫升，人参3克，茯苓12克，白术12克，炙甘草6克，当归9克，川芎6克，熟地12克，白芍12克，黄芪12克，肉桂2克。

做法：1. 柴鸡洗净切块，沸水焯去腥味。

2. 将10味中药放入炖锅，加入柴鸡块、姜，加米酒泡半小时，煮沸转小火炖1小时，沥渣后食用。

营养分析：此汤在产后第4周可作为主菜，每天1~2碗，帮助新妈妈恢复体力。

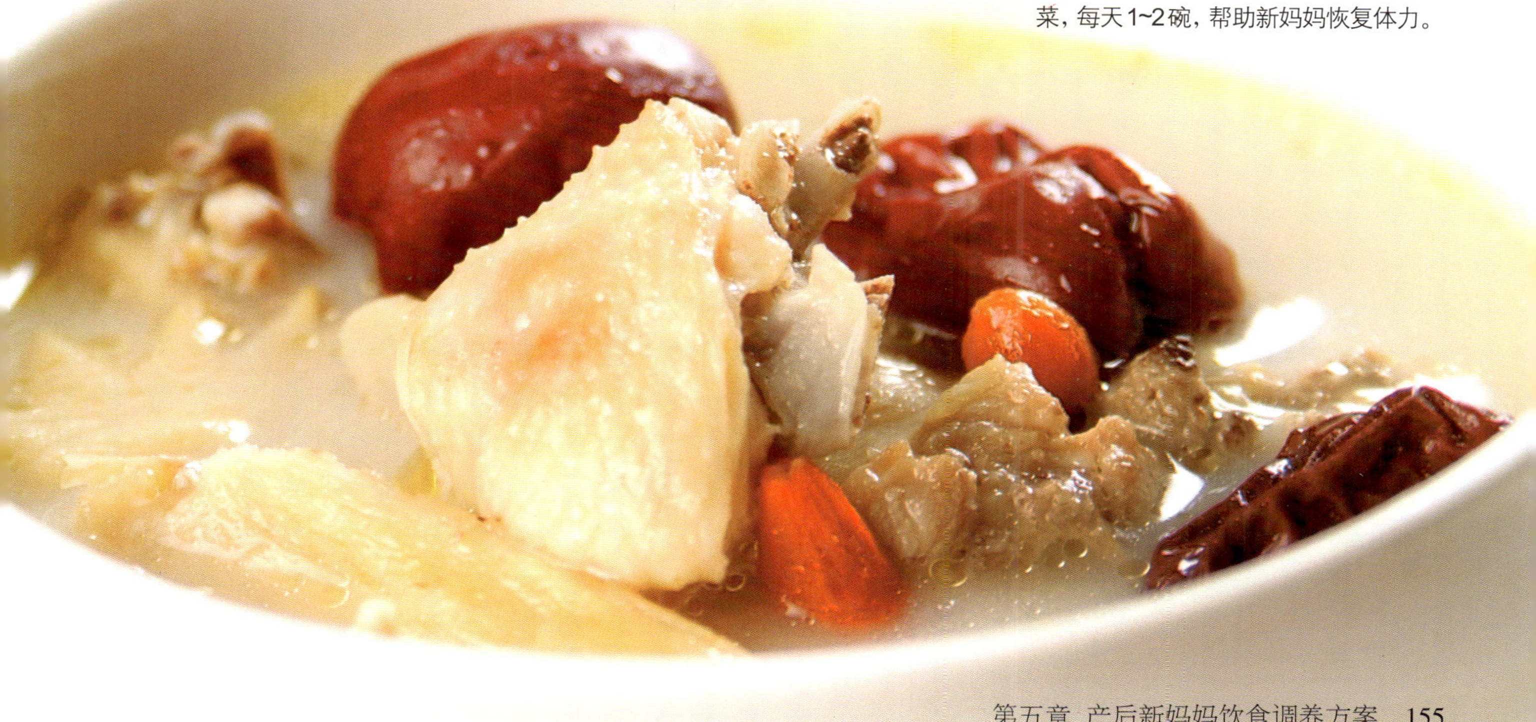

催乳及提高母乳质量的营养方案

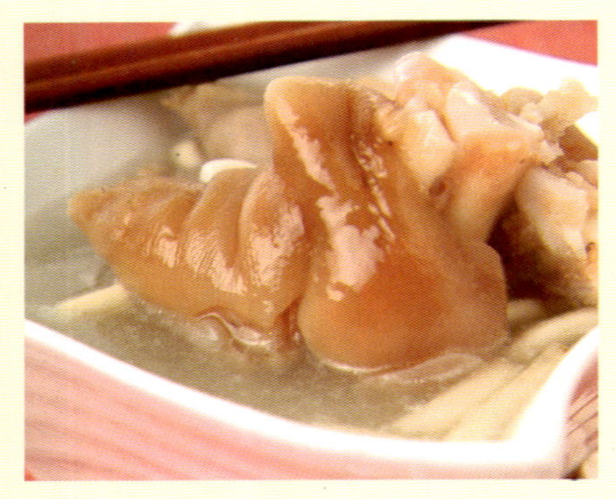

有些妈妈很想母乳喂养，可是生完宝宝都好几天了，不是不见奶水，就是奶水很少，心里很着急。其实，产后乳汁的多少，既受内分泌激素的限制，又受乳房组织本身发育情况的影响。

除此之外，要维持足够的奶量，妈妈还应该适当增加一些富含蛋白质的食物，如瘦肉、鸡蛋等，尤其要喝些有催乳作用的汤水，如鸡汤、猪蹄汤、鲫鱼汤等。

- 猪蹄通草汤

猪蹄2只，通草15克，加水1500毫升，煮至熟烂，吃猪蹄肉、筋，喝汤，每日1剂，连用3~5日。

营养分析：治产后乳滞型少乳、无乳。猪蹄富含蛋白质、脂肪，有补血活血作用。通草有利水、通乳、消痛散肿的功能。

- 羊肉猪蹄汤

羊肉100克，猪蹄2只，盐、醋各适量。将羊肉和猪蹄一起炖烂，吃肉喝汤，每日1剂，连服3日。

营养分析：治产后受寒所致的乳少或无乳。羊肉具有益气补虚、温中暖下、治产后虚冷的功效。

- 当归鲫鱼汤

热水浸泡的当归10克，切片后与鲫鱼1条入锅炖熟，出锅前加入葱花即可。

营养分析：鲫鱼补虚通乳的功效非常好，是传统的催乳佳品。

- 米酒豆腐

豆腐150克，红糖50克，米酒50毫升。将豆腐、红糖加适量水煮，待红糖溶解后加入米酒，吃豆腐喝汤，一次吃完，每日1次，连吃5日。

营养分析：豆腐有宽中益气、消胀利水的功能；红糖能行血化淤；米酒可散淤活血。此方适宜于乳少伴乳房胀痛者服用。

- 花生豆蹄汤

花生米60克，大豆60克，猪蹄2只。三者共煮至熟烂，吃豆、花生、猪蹄肉，喝汤。每日1剂，连服3日。

营养提示：治产后营养性少乳。花生有醒脾开胃、理气通乳的作用，其红衣可活血养血；猪蹄、黄豆均含有丰富的蛋白质和钙，可为产后妈妈补充营养。

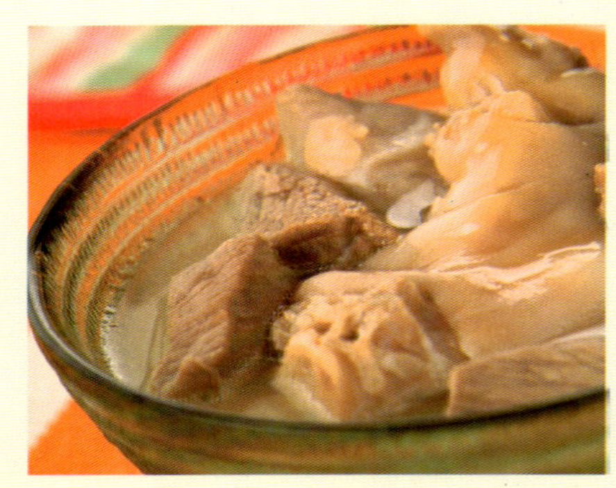

- 药煮肘子汤

猪肘子1只，当归、王不留行各1份，三者按重量的100:2:2搭配。上述材料一同用清水小火煮熟，吃肉喝汤。

营养分析：猪肘子含丰富的蛋白质和脂肪，可补血活血、下乳强身；当归为补血调经之妇科圣药；王不留行有行血通经、催乳下乳的功效。

- 猪蹄寄生汤

猪蹄2只，王不留行4克，桑寄生10克。三者共煮至猪蹄熟烂，吃肉喝汤，每日1剂，连服3日。

营养分析：治产后肝肾虚弱、体有风湿症、筋骨酸软而导致的少乳或无乳。

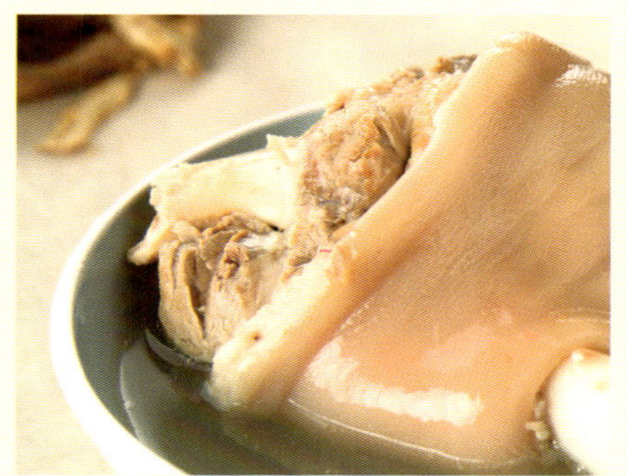

- 木瓜鲤鱼汤

鲜木瓜50克，鲤鱼500克，一起放入锅中，加清水适量煮至熟烂，加盐、黄酒、醋各适量调味，吃鱼喝汤，连服3日。

营养分析：鲤鱼营养丰富，具有开胃、健脾、除寒、催乳的功效；木瓜具有除湿舒筋、强筋壮骨的作用，二者搭配，是产后下乳的佳品。

- 黑芝麻粥

黑芝麻30克碾细，加100克粳米同煮为粥，分早晚空腹食用。

营养分析：该粥具有滋补五脏、润肠通便的功效，对产后气血耗损、津亏肠燥所致的大便干结疗效颇佳。同时，因其营养丰富，能增加乳汁，对兼有乳汁缺少者更为适宜。

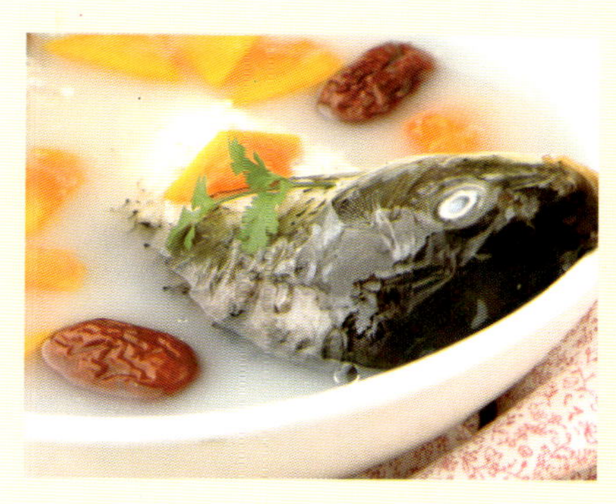

- 芝麻酒蹄汤

黑芝麻500克，猪蹄1只，黄酒适量。猪蹄煮成浓汤，黑芝麻炒熟研末，每次用黄酒加猪蹄汤冲服30克。

营养分析：黑芝麻为养血补肾、补益气血之佳品；黄酒可和血消肿，与猪蹄搭配，适于产后乳房发胀而乳汁偏少者。

帮助新妈妈恢复窈窕身材

女人都渴望自己产后仍美丽动人，而不是变得臃肿难看，但经过妊娠分娩，身体却逐渐“发福”了。那么，怎样才能既满足哺育宝宝的营养需要，又减去身上多余的脂肪，恢复窈窕身材呢？

月子后超有效瘦身餐

荠菜魔芋汤

原料：荠菜150克，魔芋100克，盐、姜各适量。

做法：1. 荠菜去叶择洗干净，切成大片；魔芋洗净，切成条，用热水煮2分钟，沥干；姜洗净切丝。

2. 将魔芋、荠菜、姜丝放入锅内，加清水用大火煮沸，转中火煮至荠菜熟软。

3. 出锅前加盐调味即可。

营养分析：魔芋中特有的凝胶纤维，可促进肠道蠕动，加快排便速度，是天然的肠道清道夫，也是产后瘦身食谱中不可缺少的食物。

竹荪红枣汤

原料：竹荪50克，红枣6颗，莲子10克，冰糖适量。

做法：1. 竹荪用清水浸泡1小时，至完全泡发后，剪去两头，洗净泥沙，放在里热水中煮1分钟，捞出，沥干水分。

2. 莲子洗净去心；红枣洗净、去掉枣核。

3. 将竹荪、莲子、红枣肉一起放入锅中，加清水大火煮沸后，转小火再煮20分钟。

4. 出锅前加入适量冰糖即可。

营养分析：竹荪具有补肾、明目、清热、润肺等功能，被视为有益补作用的“山珍”。同时它还具有明显的减肥、降血压、降胆固醇等功效。

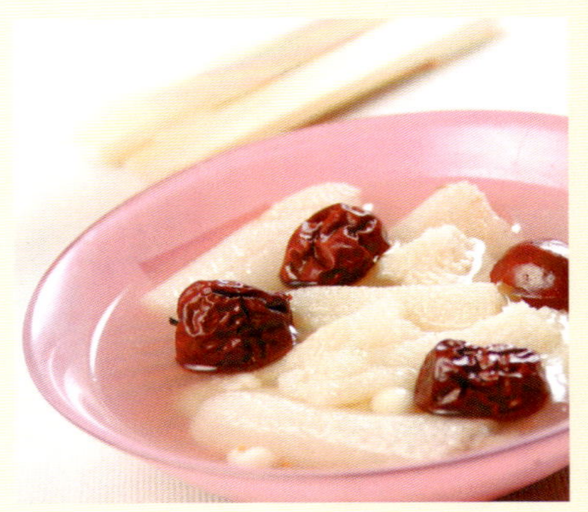

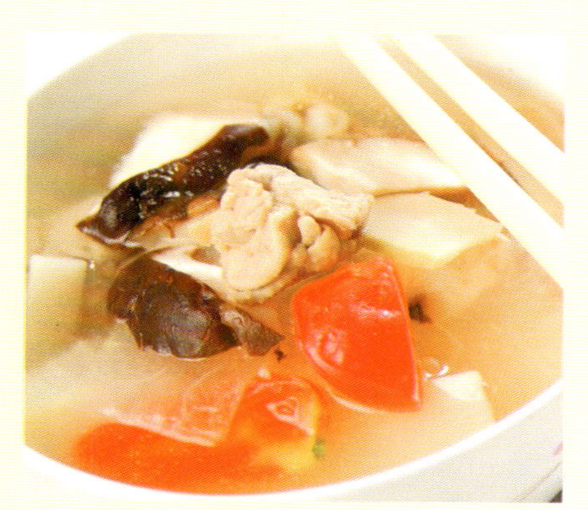

三鲜冬瓜汤

原料：冬瓜50克，冬笋50克，西红柿50克，油菜50克，鲜香菇5朵，盐适量。

做法：1. 鲜香菇切成丝；冬瓜、冬笋、西红柿切成片；油菜掰成段。

2. 将冬瓜片、冬笋片、香菇丝、西红柿、油菜一起放入锅中，加清水煮沸。

3. 转小火再煮至冬瓜、冬笋熟透，出锅前放盐调味即可。

营养分析：冬瓜含有多种维生素和人体必需的矿物质，可调节人体的代谢平衡。冬瓜中所含的丙醇二酸，能有效地抑制糖类转化为脂肪，加之冬瓜本身不含脂肪，热量不高，对于产后急于瘦身的妈妈具有重要意义。

什锦水果羹

原料：苹果、草莓、白兰瓜、猕猴桃各50克。

做法：1. 将苹果、白兰瓜洗净去皮去子去核后，切成约1.5厘米的方丁。

2. 草莓除去根叶洗净，从中间切开成两瓣；猕猴桃剥去外皮，切成约2厘米的块。

3. 将苹果丁、白兰瓜丁、猕猴桃块、草莓瓣一同放入锅内，加清水大火煮沸。

4. 转小火再煮10分钟即可。

营养分析：这四种水果都含有丰富的维生素、矿物质和膳食纤维，是产后妈妈补充营养、预防便秘、瘦身减肥的好选择。

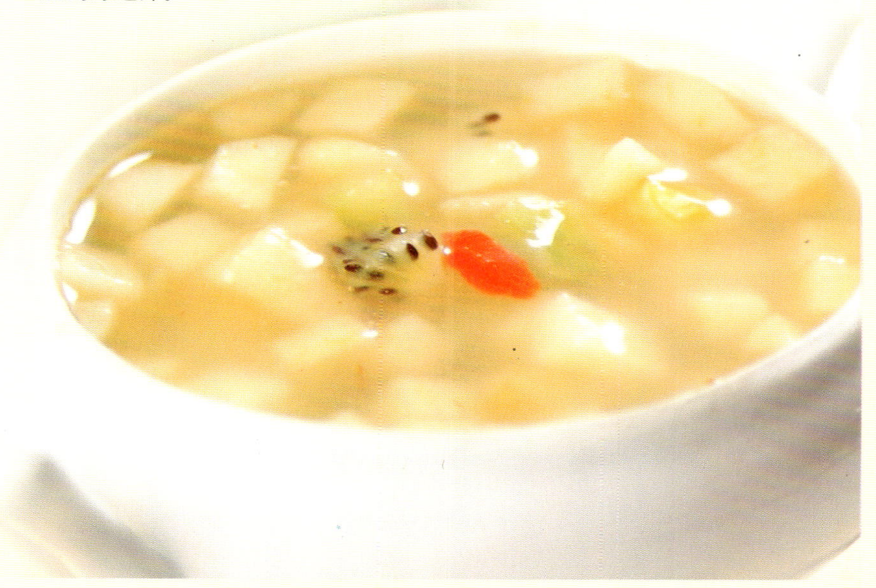

什锦乌龙粥

原料：薏米、干荷叶各30克，冬瓜子100克，红小豆20克，乌龙茶适量。

做法：1. 将薏米、冬瓜子、红小豆洗净、混匀，放入锅内加水适量煮至豆熟米烂。

2. 将用纱布包好的干荷叶和乌龙茶放入粥内再煮8分钟，取出纱布袋即可食用。

营养分析：薏米、冬瓜子、红小豆都是利水减肥的佳品，一起煮粥，效果更好。在粥中加入适量冰糖，味道也不错。

月子后超效果瘦身操

- 拍手及双脚交替抬高运动

全身平躺于舒适的垫子上，拍手的同时，双脚交替抬高。每次20下，每天至少2次。

注：锻炼上臂、腹部及大腿的肌肉。

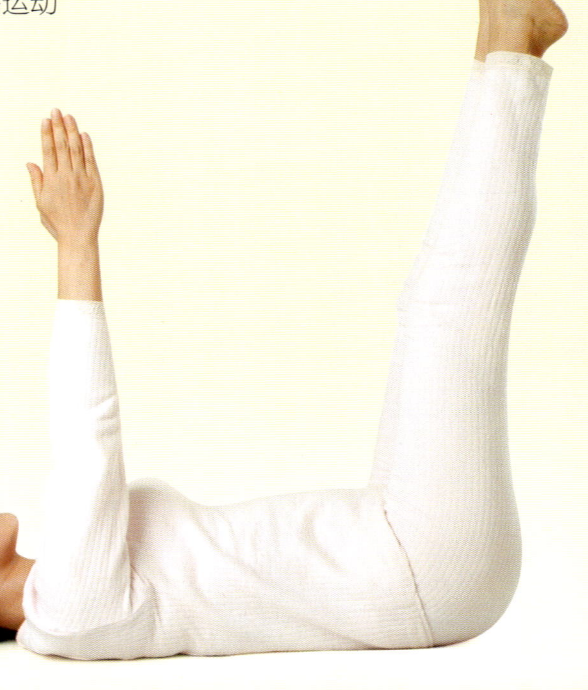

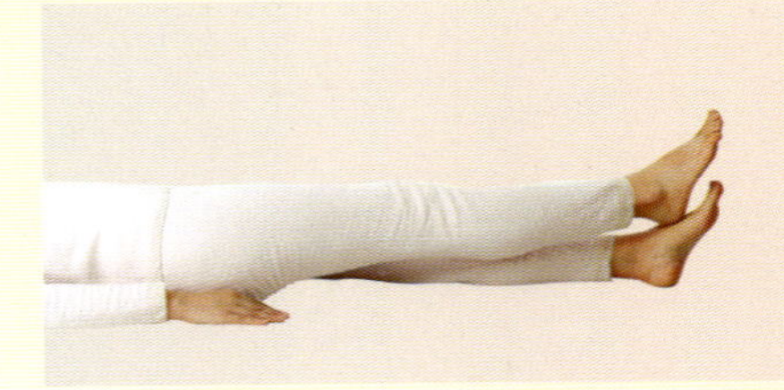

- 点脚运动

全身平躺于舒适的垫子上，将右脚交叉至左脚上方，再回到原位，反之亦然。每次20下，每天至少2次。

注：锻炼腹部及大腿的肌肉。

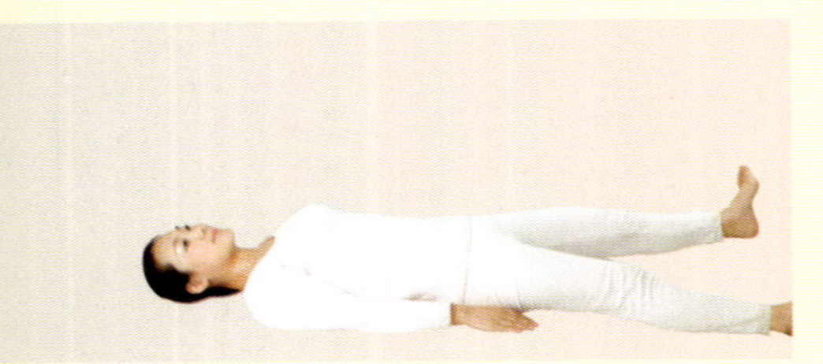

- 双腿开合动作

全身平躺于舒适的垫子上，双腿缓缓往两侧平行开展，再恢复原位。每次20下，每天至少2次。

注：锻炼腹部及大腿的肌肉。

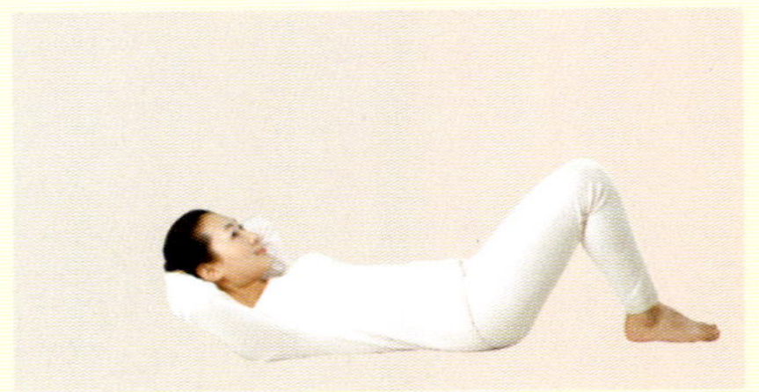

- 进阶仰卧起坐

全身平躺，双手手肘弯曲，手掌扣紧，置于脑后，膝盖弯曲并拢，脚底平贴垫子，头部尽量往前倾。每次20下，每天至少2次。

注：锻炼腹部的肌肉。

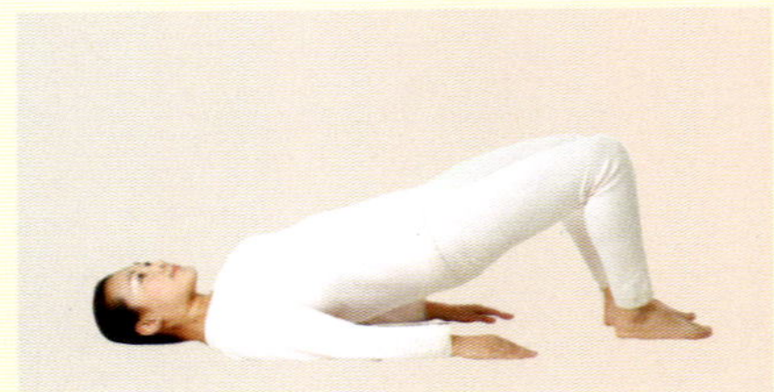

- 抬臀动作

全身平躺于舒适的垫子上，臀部尽量往上抬高，再慢慢放下。每次20下，每天至少2次。

注：锻炼腹部及臀部的肌肉。

• 侧躺抬手脚动作

侧躺，下侧腿膝盖部位稍微弯曲，上侧手脚一起抬高。每次15~20下，每天至少2次。

注：锻炼上臂、臀部及大腿的肌肉。

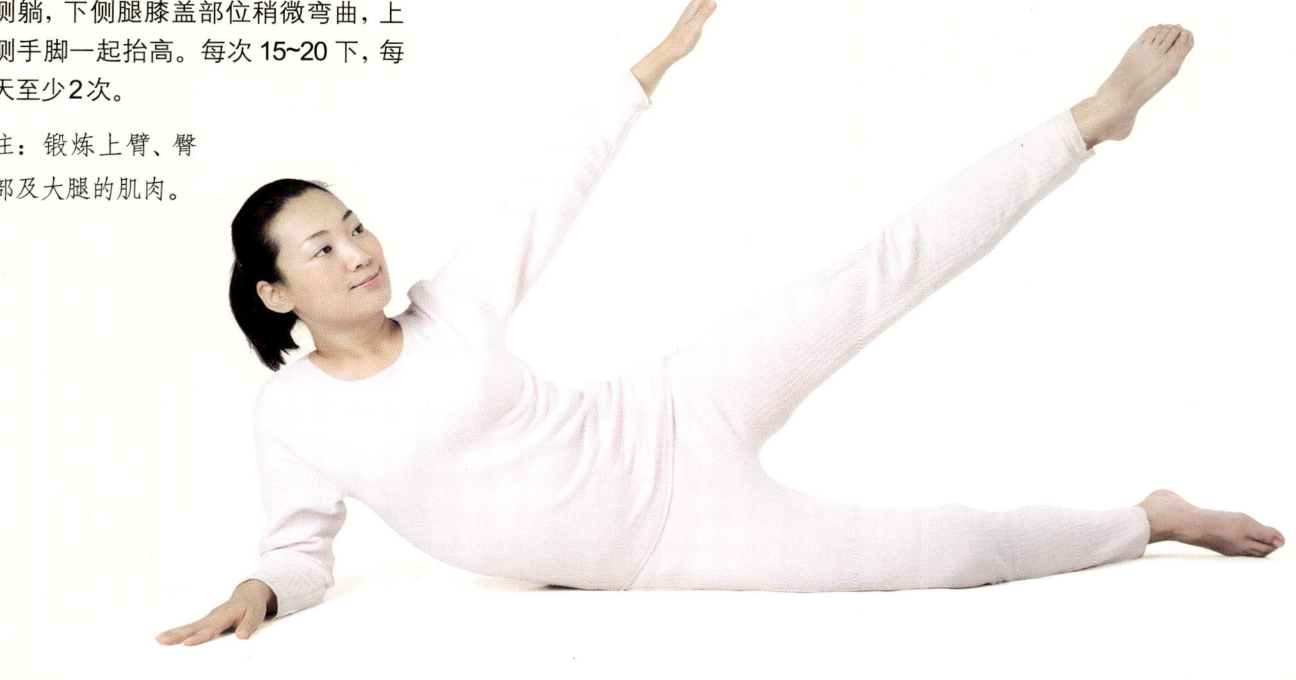

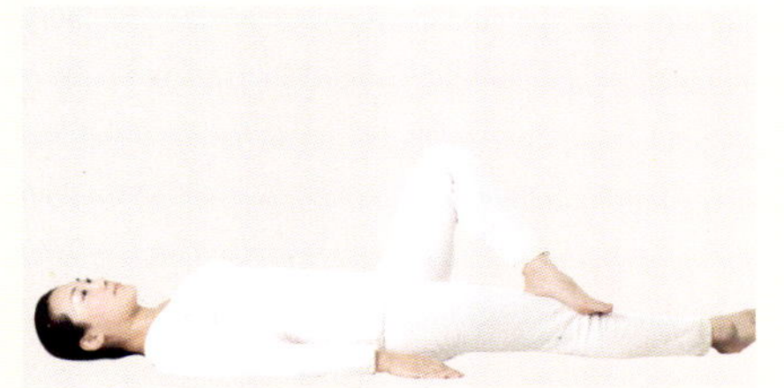

• 脚板滑动运动

全身平躺，左脚脚板沿右脚脚面上滑至膝盖，再下滑回原位，反之亦然。每次20下，每天至少2次。

注：锻炼腹部及大腿的肌肉。

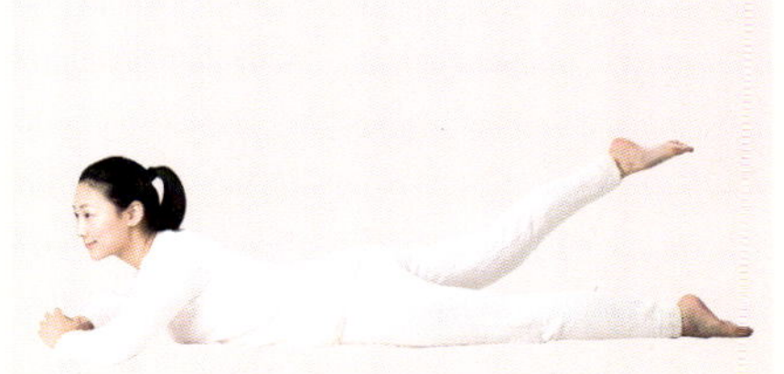

• 俯卧抬腿动作

俯卧，膝盖伸直，双腿交替抬高。每次20下，每天至少2次。

注：锻炼臀部及大腿的肌肉。

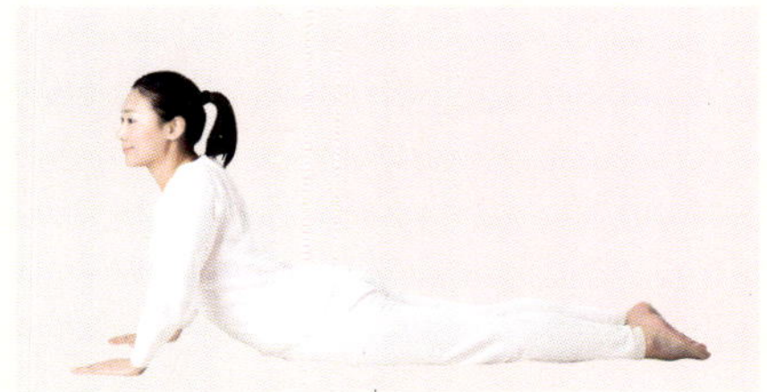

• 进阶伏地挺身

如一般传统伏地挺身，双手撑地，膝盖伸直，身体上下移动。每次20下，每天至少2次。

注：锻炼上肢、腹部及臀部的肌肉。

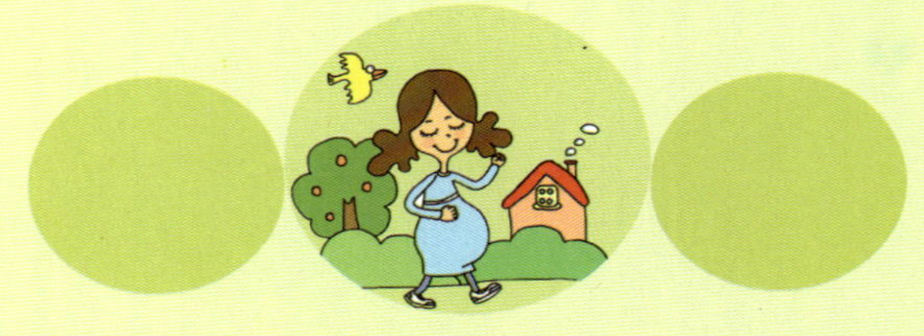

宝宝，你是天下最幸福的，因为你拥有爸爸妈妈全部的爱。

第六章
产后常见不适的食疗方

对付产后不适，正确的食疗方法既能够使新妈妈恢复健康，又不会影响宝宝的营养。

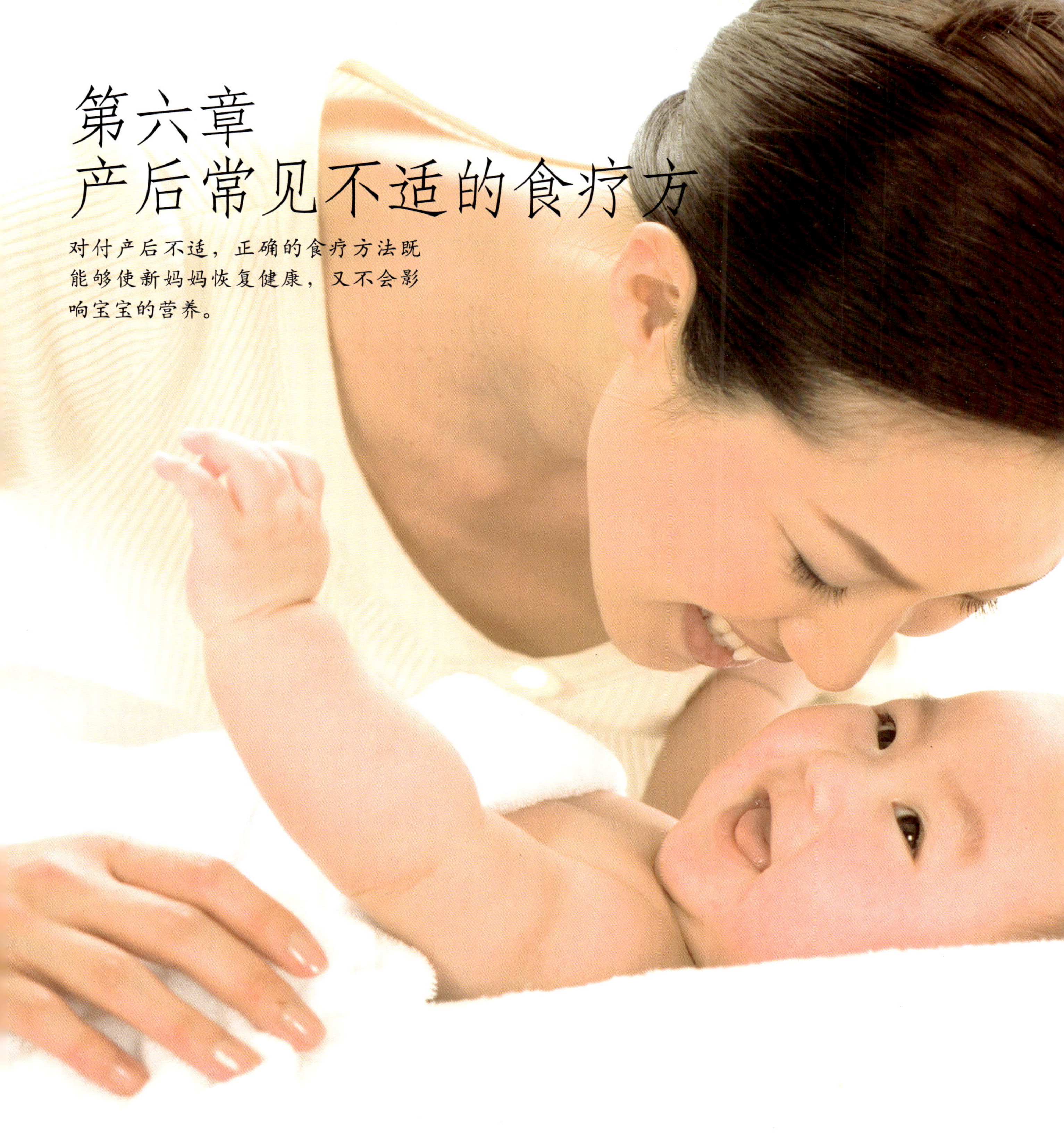

产后出血

症状解析

分娩后24小时内出血量超过500毫升称为产后出血，常见原因是宫缩乏力、软产道损伤、胎盘因素及凝血功能障碍。产后2小时内发生的称为早期产后出血；产后2~24小时内发生的称为中期产后出血；分娩24小时以后到15天内，仍从子宫大量出血，出血量超过400毫升，称为晚期产后出血。

胎盘滞留、子宫收缩不全的出血多发生在产后2周内；子宫或阴道损伤的出血多发生在产后2~3周，并伴有发热、下腹部疼痛、产道血肿等症状。出血量多者尚有头晕、血压下降等失血表现。

自我判断

一般产后2小时内阴道流血较多，2小时后出血逐渐减少。如果胎宝宝出生后24小时内，新妈妈自我感觉阴道出血量比较多的话，就要及时向医护人员反应。

晚期产后出血也要给予高度重视。如果出血发生在产后10天左右，要考虑是不是胎盘残留；如果出血发生在剖宫产后2~3周，要考虑子宫壁切口裂开的可能；如果产后1个月发生大出血，就要考虑做绒毛膜癌的检查。

有助缓解症状的食材

- 肉类：羊肉、牛肉、鸡肉、鱼。
- 蔬菜类：菠菜、西红柿、菜花。
- 水果类：哈密瓜、草莓、芒果。
- 其他类：芝麻、松子仁、海带、虾皮、鸡蛋。

海带可减少子宫出血，和排骨一起炖汤喝，既能帮助身体恢复，还可以补碘。

食疗方推荐

- 人参粥

大米50克，人参末、姜汁各10克。大米煮粥，加入人参末、姜汁搅拌均匀。早晚餐服食。

- 红糖煮鸡蛋

鸡蛋2个，红枣10颗，红糖适量。将锅内水烧沸后打入鸡蛋，水再沸下红枣及红糖，小火煮15分钟即成。每天食用。

- 生地益母汤

黄酒200毫升，生地黄6克，益母草10克。将这些中药一起放瓷杯中，隔水蒸20分钟后服药汤。每次温服50毫升，连服数天。

- 百合当归猪肉

百合30克，当归9克，瘦猪肉60克，一起入锅煮食。

- 参芪山药鸡

母鸡1只，黄芪、党参各30克、淮山药50克，红枣20颗。将鸡洗净，参、芪用布包好，再将以上诸药和鸡放入盘中，加黄酒至药面，隔水蒸熟后去药渣，分数次服。

照护提示

子宫收缩不良宜多食百合、羊血、鸡蛋、鱼鳔、韭菜、荷叶蒂、醋、鲤鱼、海马、芥菜等。

有淤血者宜多吃芸薹、羊血、红糖、慈姑、兔肉等。

产道损伤或有血热表现者宜多吃泥鳅、黑大豆、干冬菜、杨梅、荠菜、金针菜、甜菜、鲫鱼等。

各类型出血均宜多吃富含维生素E的食物，如小麦芽油、棉子油、豆油等植物油，小米、玉米等全粒粮谷，菠菜、莴笋、甘蓝等绿色蔬菜，牛奶、鸡蛋、动物肝脏、肉类、鱼类、胡萝卜、红薯、土豆、奶油、青豆、西红柿、香蕉、苹果等各种食物。

医师叮咛

最重要的是不能粗心大意，不能单纯认为出血是产后的正常现象，对于产后出血的治疗应依病因而定。

此外，还应保证充足睡眠，加强营养，给予高热量饮食，多食富含铁的食物。情况稳定后鼓励下床活动，活动量应逐渐增加。

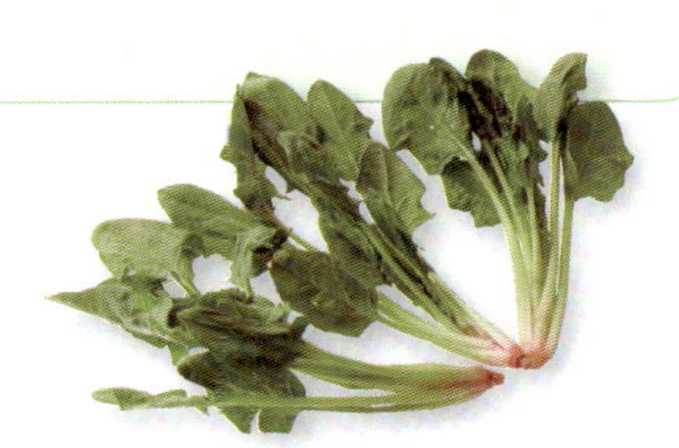

菠菜可是蔬菜中的补铁佳品，且含有丰富的维生素，适宜经常食用。

产后虚弱

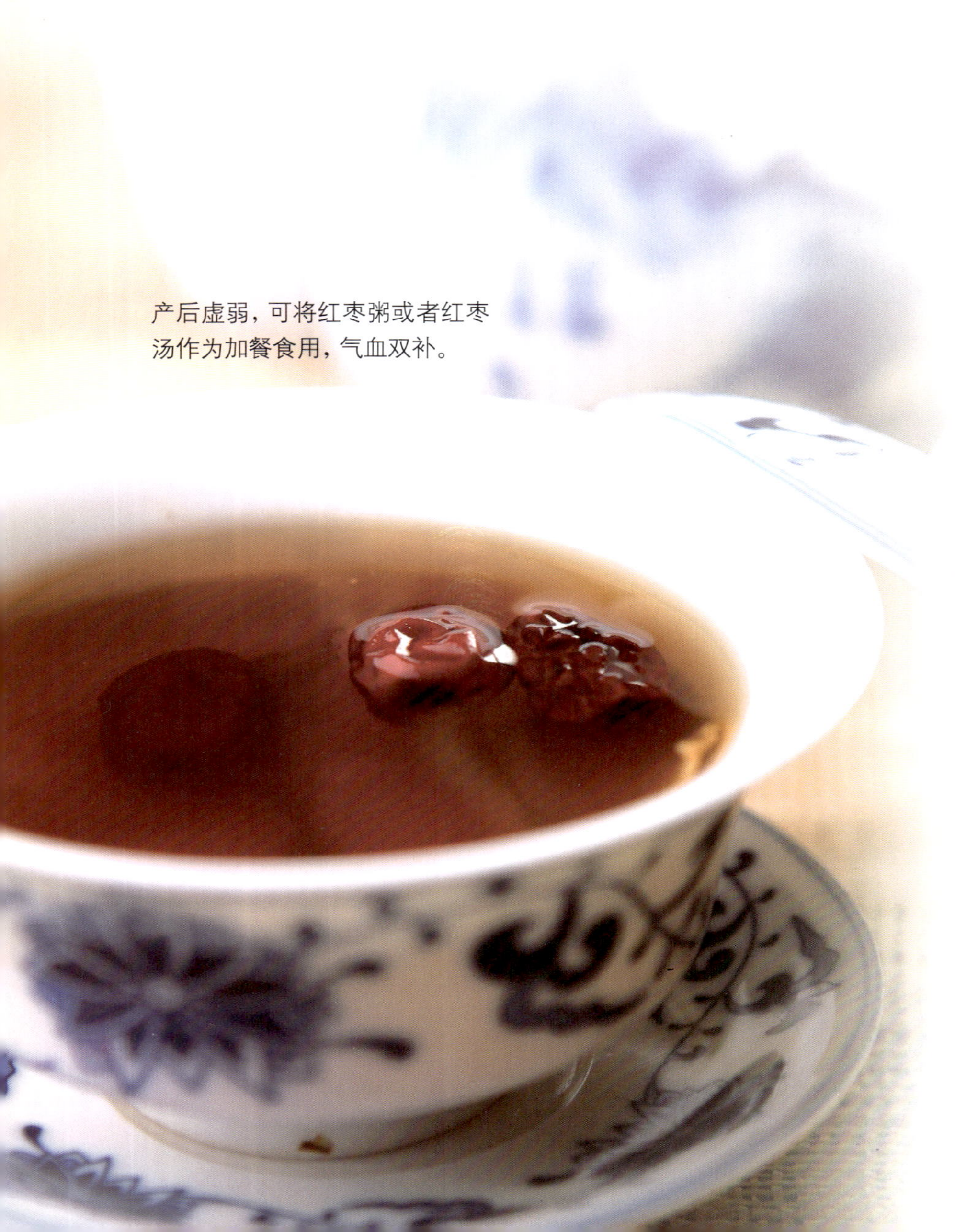

产后虚弱，可将红枣粥或者红枣汤作为加餐食用，气血双补。

症状解析

产后虚弱的原因包括难产、分娩或产后出血过多、产后饮食不当、产后出汗过多或产后休息不足、过度劳累等，严重的产后虚弱称为产后虚劳。

自我判断

生产过后新妈妈如果出现精神不振、面色萎黄、不思饮食，就要考虑是否是产后虚弱了。

有助缓解症状的食材

- 肉类：瘦猪肉、乌鸡、猪肝。
- 蔬菜类：萝卜、豌豆、荷兰豆、西蓝花。
- 水果类：苹果、梨、香蕉、芒果、甜瓜 。
- 其他类：红糖、枸杞子、茯苓。

食疗方推荐

• 桂圆羹

将50克桂圆肉清洗干净，待用。将200毫升清水烧开，放入桂圆肉，改为小火炖30分钟左右，即可食用。

• 香油胡萝卜粥

胡萝卜150克去皮切成丁，粳米100克淘洗干净，加入少量油和盐稍腌。锅中烧沸清水，加入粳米、胡萝卜，沸后再改用小火熬煮至粥成，加盐调味即可。

• 米酒蒸鸡蛋

将鸡蛋2个打入碗内，倒入200毫升米酒，加入糖桂花、白糖适量，拌匀。把鸡蛋碗放入锅里，隔水炖1小时，即可食用。

• 枸杞子粥

枸杞子20克，粳米100克。将枸杞子、粳米加适量水，小火慢慢熬成粥。

照护提示

注意休息，保证睡眠，放松心态，及时和家人沟通，寻求协助。

选择一些富含铁的食品或者是促进血液循环的营养品，如动物内脏、海带、紫菜、菠菜、芹菜、西红柿、桂圆、红枣、花生红衣等。

多吃含有优质蛋白质的食物，如鸡、鱼、瘦肉、动物肝等；适量饮用牛奶、豆类也是新妈妈必不可少的补养佳品。

医师叮咛

产后第2周，剖宫产妈妈伤口基本愈合，可以适量进补。抓住这个时机补充营养，身体就会恢复得比较快。

产后虚弱如果不及时治疗，会使新妈妈的身体留下健康隐患，也不利于照顾宝宝，因此妈妈除了饮食外，还要加强身体锻炼，尽早让身体恢复精力。

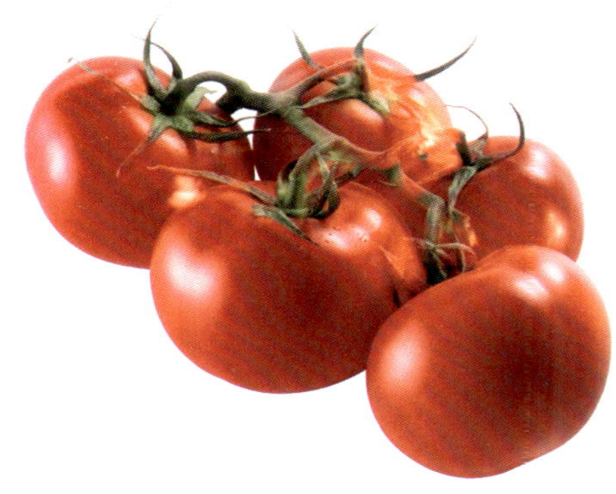

西红柿富含维生素C，能提高人体对血红素铁的吸收率，如用来炖牛腩，就是非常适合妈妈的吃法。

产后恶露不尽

症状解析

恶露是产褥期由阴道排出的分泌物，由胎盘剥离后的血液、黏液、坏死的脱膜组织和细胞等物质组成，正常恶露没有臭味。

在正常情况下，产后1~3天出现血性恶露，含有大量血液、黏液及坏死的内膜组织，有血腥味。产后4~10天转为颜色较淡的浆性恶露，产后1~2周排出的为白恶露，为白色或淡黄色，量更少。恶露在早晨的排出量较晚上多，一般持续3周左右停止。

通过对恶露的观察，注意其质和量、颜色及气味的变化以及子宫复旧情况，可以了解子宫恢复是不是正常。

自我判断

正常恶露一般持续2~4周，少数人在产后1~2个月恶露才结束，也是正常的。剖宫产比通过阴道分娩排出的恶露要少些，但如果血性恶露持续2周以上、量多或恶露持续时间长且为脓性、有臭味，可能出现了细菌感染，要及时到医院检查；如果伴有大量出血，子宫大而软，则显示子宫可能恢复不良。

此外，恶露量也会因为用力或喂哺母乳而增加，或是服用大量的生化汤，造成大出血的情况。万一出现恶露量太多（半个小时浸湿2片卫生垫）、血块太大或血流不止等状况，就必须告诉医护人员，以免发生危险。

有助缓解症状的食材

- 蔬菜类：白菜、菜花、莴笋、西红柿、丝瓜、莲藕、冬瓜、萝卜。
- 水果类：橘子、苹果、柚子、枇杷、葡萄。
- 其他类：益母草、山楂、当归、党参、黄芪、鸡蛋。

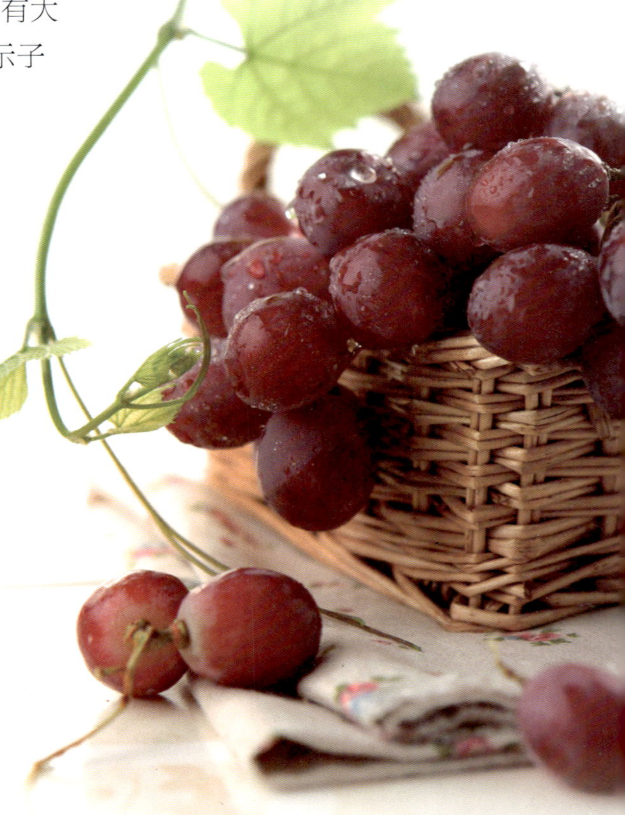

食疗方推荐

- 益母草煮鸡蛋

益母草 30~60 克，加水煮半小时，滤去药渣，打入鸡蛋 2 个，煮熟食用。

- 白糖藕汁

鲜白嫩藕榨取藕汁 100 克，再将白糖20克对入藕汁中，随时饮服。适用于血热所致的产后恶露不尽。

- 人参炖乌鸡

人参 10 克，净乌鸡 1 只，红枣 3 颗，盐少许。将人参浸软切片，装入鸡腹，与红枣同放入沙锅内，加盐隔水炖至鸡烂熟，食肉饮汤。

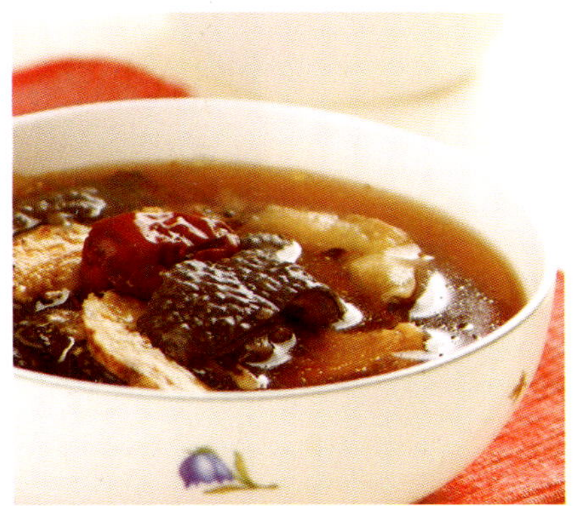

先趁热喝 1 碗鸡汤，再吃肉，这样不仅可以涤清肠胃，营养也更易吸收。

照护提示

食用猪肝、红糖均有助于排出恶露。

大小便后用温水冲洗会阴，擦拭时务必记住由前往后擦拭或直接按压拭干。

冲洗时水流不可太强或过于用力冲洗，否则会造成保护膜破裂。建议采用卫生护垫，不宜用棉球，刚开始约 1 小时更换一次，之后2~3小时更换即可。更换卫生护垫时，由前向后拿掉，以防细菌污染阴道。

医师叮咛

恶露一般都会持续6周左右。如果恶露排出的时间过短，有可能是恶露的残留堵塞了子宫口，造成恶露没有了的假象。这种情况有可能会因运动刺激而导致大量出血。因此，如果恶露在很短的时间内就消失，应该到医院去检查。

产后水肿

症状解析

产后新妈妈在产褥期内出现下肢或全身浮肿，称为产后水肿。中医认为，产后水肿的原因有二：一是脾胃虚弱，二是肾气虚弱。这两种原因都会导致体内水分滞留过多，出现头晕心悸、脉象细弱无力等症状，在体重增加的同时，还会出现眼皮浮肿、脚踝或小腿水肿。

自我判断

当发现自己下肢甚至全身浮肿、心悸气短、四肢乏力、尿少不适等症状时，要及时到医院检查。尤其是剖宫产新妈妈，如果发现小腿水肿、疼痛，要及时通知医生，因为这很可能是静脉血栓合并肺栓塞的先兆。

有助缓解症状的食材

- 肉类：牛肉、羊肉、鸡肉、动物肝脏、鸭肉、龟肉。
- 蔬菜类：西蓝花、油菜、黄瓜、芹菜。
- 水果类：柠檬、苹果、香蕉、草莓。
- 其他类：牛奶及奶制品、鸡蛋、大豆。

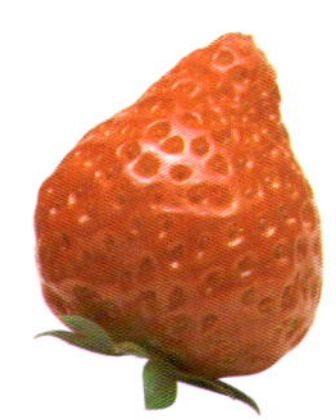

草莓在食用前先用淡盐水浸泡5分钟，可以将附着在表面凹陷处的赃物彻底除尽，更清洁卫生。

食疗方推荐

- 红小豆薏米姜汤

50克红小豆和50克薏米用冷水浸泡3小时以上，将5片老姜与红小豆、薏米同煮，大火煮开后转小火继续煮40分钟，待红小豆薏米煮熟软后，加少量白糖调味。

- 大豆鲤鱼汤

鲤鱼1条，收拾干净。大豆100克与白术20克，洗净，放入沙锅加水与鲤鱼同煮。大火烧开，改小火慢煮至豆、鱼熟烂即可。

- 桂圆粥

桂圆30克，洗净切成小丁块。粳米60克淘洗干净。将桂圆、粳米放入锅中，加水600毫升，煮至米烂开花、粥汁黏稠时离火，搅匀即可食用。每日可食1~2次。

医师叮咛

水肿较严重的新妈妈要适当控制水分摄入，少吃或不吃难消化的和易胀气的食物，如油炸食物、洋葱、土豆、红薯等都要少吃，这些食物会使血液回流不畅，加重水肿。

照护提示

- 有产后水肿的新妈妈，睡前要少喝水，饮食要清淡，不要吃过咸或过酸的食物，尤其是咸菜，以防水肿加重。补品不要吃太多，以免加重肾脏负担。可多摄入脂肪较少的肉类或鱼类，并进行适量的运动以帮助身体恢复，排出体内多余水分。

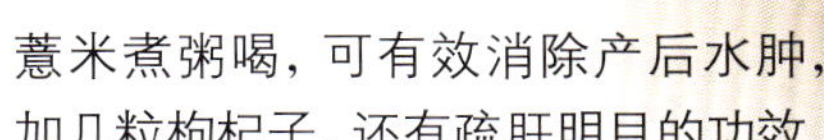

薏米煮粥喝，可有效消除产后水肿，加几粒枸杞子，还有疏肝明目的功效。

产后腹痛

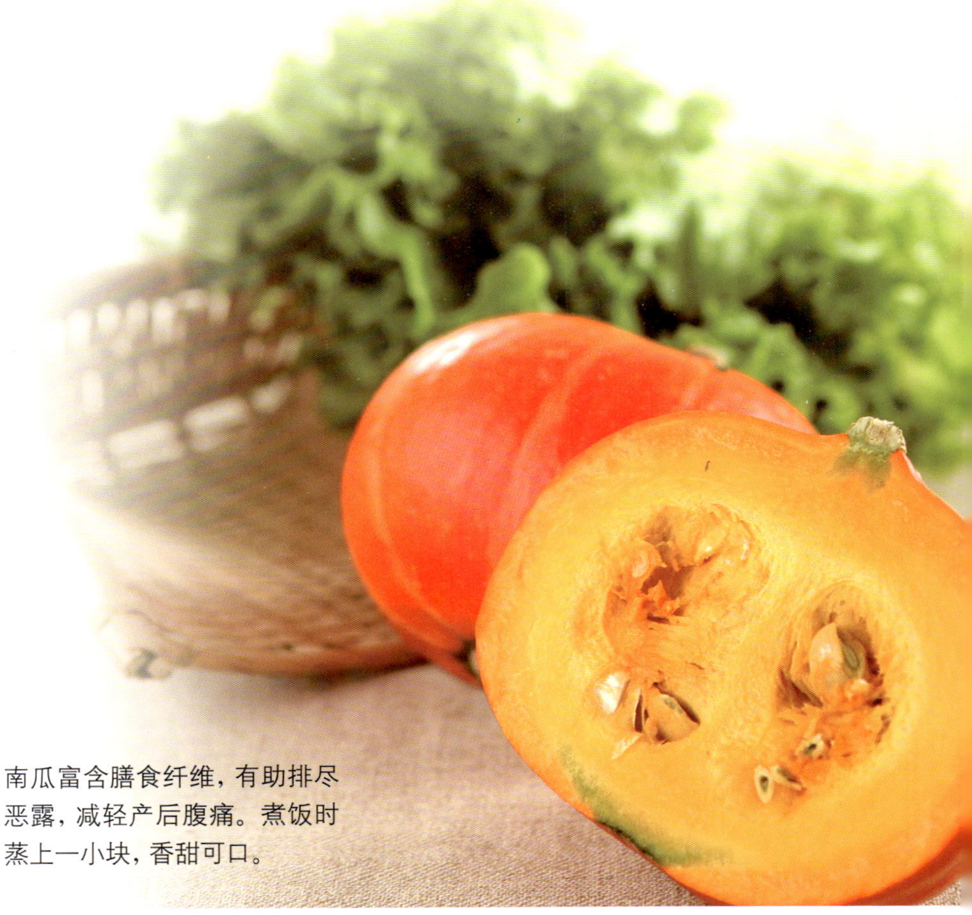

南瓜富含膳食纤维，有助排尽恶露，减轻产后腹痛。煮饭时蒸上一小块，香甜可口。

症状解析

分娩后，新妈妈出现下腹部的阵发性疼痛，成为产后腹痛，也称为“宫缩痛”，这是正常现象，一般发生于产后 1~2 天，3~4 天后自然消失。产后腹痛主要是因为子宫收缩，子宫正常下降到骨盆内所引起的。在喂哺宝宝母乳的时候，因宝宝的吸吮会使新妈妈体内释放出催产素，刺激子宫收缩而加重疼痛感。经产妇比初产妇更容易有产后腹痛。另外，子宫被过度膨胀，如羊水过多、多胞胎等也会加重产后痛。产后大约一周这种疼痛会自然消失。如果腹痛时间过长，就要考虑腹膜炎的可能。

自我判断

产后腹痛如果伴随下列症状，新妈妈就要警惕了：

下腹部呈阵发性疼痛，恶露增加，头晕耳鸣，大便干燥或是恶露量少、色暗紫成块状，胸肋胀痛，面色青白，遇热疼痛稍稍减退，都是不正常的现象，要引起注意。

有助缓解症状的食材

蔬果类：菠菜、南瓜、扁豆。

水果类：苹果、木瓜。苹果较寒凉，煲汤或者蒸熟了吃较好。

其他类：肉桂、红花、当归、黄酒、鸡蛋。

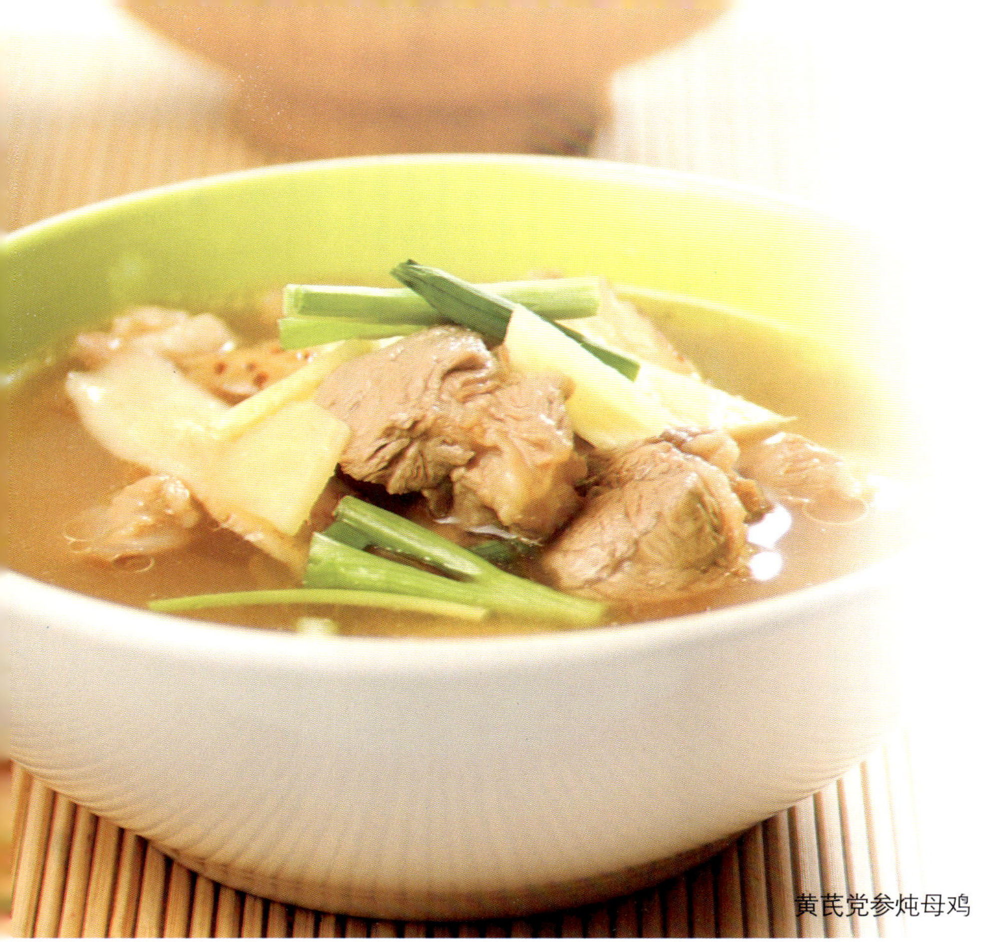

黄芪党参炖母鸡

医师叮咛

自然分娩后可以在肚脐下方触摸到一个硬块，就是子宫的位置。在产后前10天，可以用手掌稍微施力做环形按摩，一直到感觉该部位变硬即可。如果子宫收缩、疼痛厉害时，应暂时停止按摩，并用俯卧姿势来减轻疼痛。

食疗方推荐

- 黄芪党参炖母鸡

母鸡1只，黄芪、党参、山药各30克，隔水蒸熟食用，对产后身体虚弱、产后腹痛有一定的治疗作用。

- 红糖姜饮

红糖100克，鲜姜10克，水煎服，可辅助治疗产后腹痛和产后胃部疼痛。

- 桃仁汤

桃仁9克，红糖20克，煎水内服，治疗产后腹痛有较好的疗效。

- 黄瓜藤汤

取黄瓜藤适量，阴干，每次取30克，加红糖50克、米酒50毫升，加水适量，煎服。每日1次，连服3次，可辅助治疗产后腹痛。

照护提示

咨询医生，是否住院期间所开的药物已包括子宫收缩剂在内，如果有，就不宜同时服用生化汤，免得子宫收缩过强造成产后腹痛。

避免长时间站立或久坐，坐时臀部垫个坐垫。采用侧卧睡姿。

若疼痛不舒服影响到休息及睡眠，要及时通知医护人员。

产后便秘

症状解析

产妇产后饮食如常，但大便数日不行或排便时干燥疼痛，难以解出者，称为产后便秘，或称产后大便难，这是最常见的产后病之一。生产之后胃口不好、伤口疼痛、活动得少、饮食缺乏膳食纤维，是产后便秘形成的重要因素。大便干结疼痛，难以排出，又会形成恶性循环，影响新妈妈的身心健康。

产后便秘除和一般便秘症状相同外，有时可见兼有面色萎黄、皮肤不润、口渴舌红、精神疲惫等情况。

自我判断

新妈妈以产后2~3天内排便为宜，一旦在产后超过3天未解大便，则一定要请医生予以适当地处理。

运动是预防产后便秘的最佳途径。健康、顺产的产妇，产后第二天即可开始下床活动，逐日增加起床时间和活动范围。也可以做产后提肛操，将肛门向上提，然后放松，早晚各1次，每次10~30回。

有助缓解症状的食材

- 肉类：鸡肉，最好是肉末。
- 蔬菜类：芹菜、油菜、玉米、黄瓜等。
- 水果类：香蕉、苹果、梨，最好用炖、煲汤或者蒸的方式预先加热一下，避免过于寒凉。
- 其他类：红薯、芝麻、蜂蜜、何首乌、花生米、松子仁、瓜子仁等。

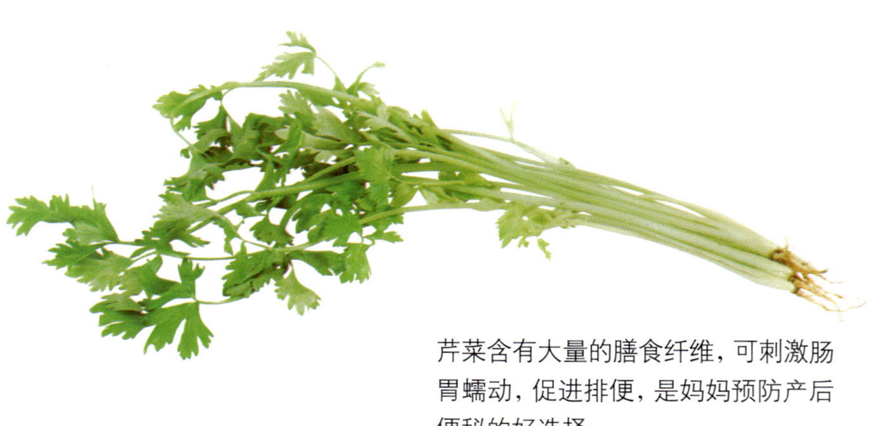

芹菜含有大量的膳食纤维，可刺激肠胃蠕动，促进排便，是妈妈预防产后便秘的好选择。

食疗方推荐

- 芹菜茭白汤

取新鲜茭白100克，旱芹菜50克，水煎服。每日1剂，可辅助治疗产后便秘。

- 油菜汁

取新鲜油菜洗净，捣烂取汁，每次饮服1小杯，每日服用2~3次，可辅助治疗产后便秘。

- 茼蒿汤

取新鲜茼蒿250克，做菜或做汤吃，每日1次，连续7~10天为1个疗程，可辅助治疗产后便秘。

- 蜂蜜芝麻糊

蜂蜜180克，黑芝麻30克，研碎调和蒸熟，每天食用2次。

照护提示

为了避免排便时用力过度，应该多喝水、多吃新鲜水果，吃全麦或糙米食品。

常下床行走，维持轻度的运动量，帮助肠胃蠕动，促进排便。

避免忍便或延迟排便的时间，以免导致便秘。

不吃咖啡、茶、辣椒、酒等刺激性食物和油腻食物。

学会休息，渐渐将其他工作转交给家庭其他成员，将自己的生物钟调至和宝宝一致。

医师叮咛

产后便秘禁用大黄及以大黄为主的清热泻下药，如三黄片、牛黄解毒片、牛黄上清丸等。可以使用刺激性不强，又不会产生依赖性的缓泻剂，北如开塞露塞肛。如果仍不能解决便秘的问题，可以遵医嘱在医院进行肥皂水灌肠。

蜂蜜芝麻糊不但可以解决产后便秘之苦，还能使妈妈的秀发乌黑发亮。

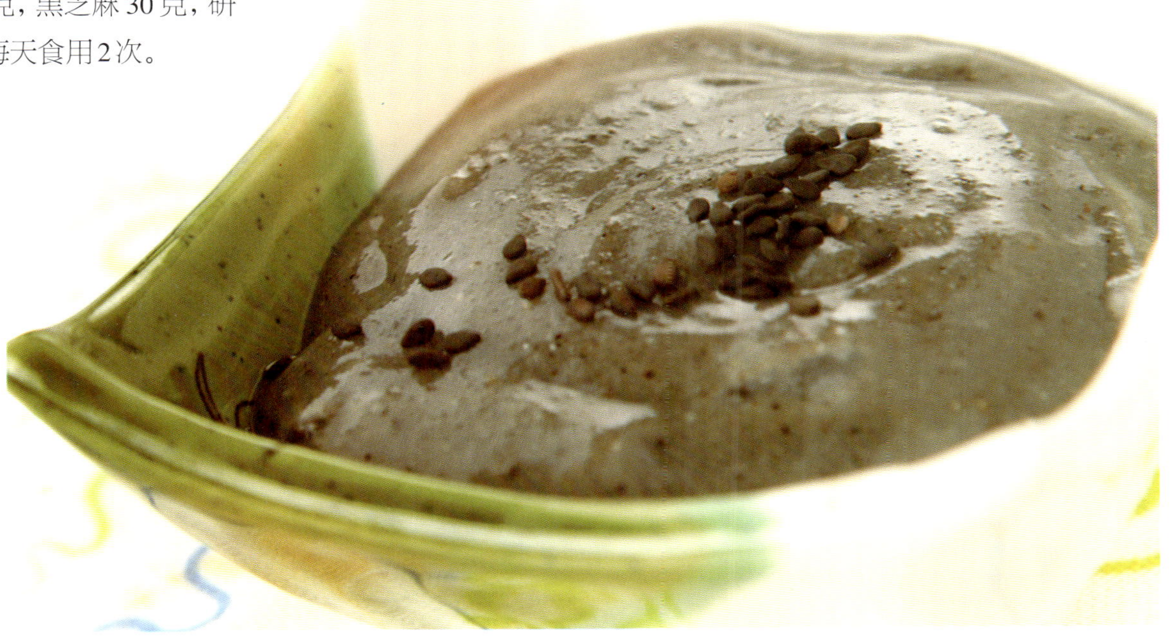

产后痛风

症状解析

产后痛风的特点是：产后肢体酸痛、麻木，局部红肿、灼热，类似于风湿、类风湿引起的关节痛。中医认为，本病因分娩时用力过度、出血过多，及产后气血不足、筋脉失养、肾气虚弱，或产后体虚，再感风寒，风寒乘虚而入，侵入关节、经络，使气血运行不畅所致。

产后痛风有三种类型：

血虚型：遍身关节疼痛，肢体酸楚、麻木，头晕心悸，舌淡红、少苔，脉细无力。

风寒型：周身关节疼痛，屈伸不利，或痛无定处，或疼痛剧烈，宛如锥刺，或体肿、麻木，步履艰难，遇热则舒服，舌淡、苔薄白，脉细缓。

肾虚型：产后腰肌酸痛，腿脚乏力，或足跟痛，舌淡红、苔薄，脉沉细。

自我判断

新妈妈在产褥期出现腰膝、足跟、关节甚至全身酸痛、麻木沉重，或腰肩发凉、肌肉发紧、酸胀不适、四肢僵硬等不适症状，尤其在遇到阴雨天的时候，症状更加显著，即可认为是患上了产后痛风。

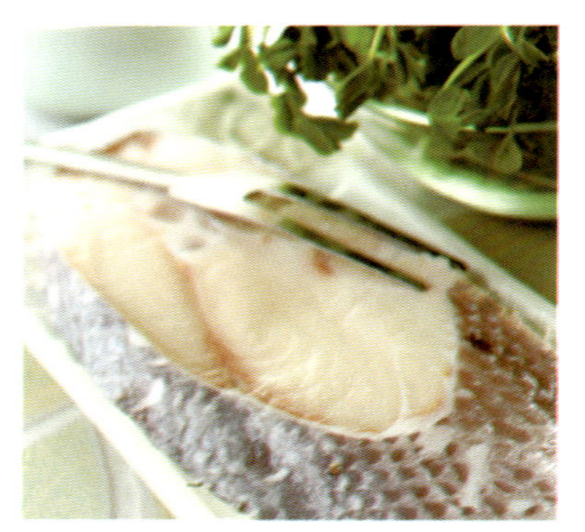

鳕鱼用清蒸的方法制作可以更好地保持原有的营养，且肉质细腻清爽，符合产后新妈妈饮食清淡的需求。

菠萝所含的酶可促进尿酸排泄，缓解因产后痛风所引起的不适。

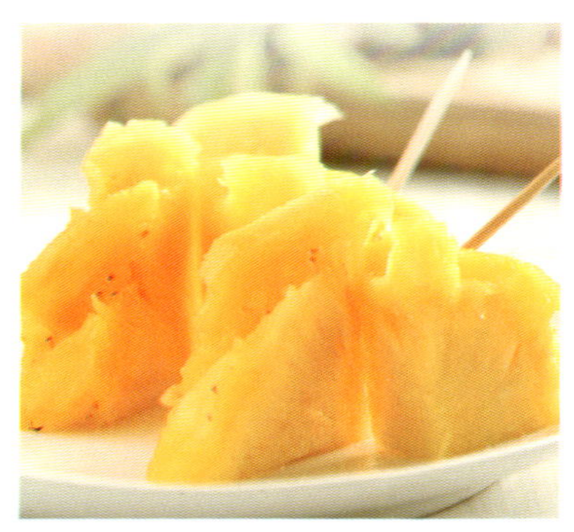

有助缓解症状的食材

- 肉类：猪肝、牛肉、鱼。
- 蔬菜类：胡萝卜、西红柿、茄子、南瓜。
- 水果类：水蜜桃、菠萝、梨。
- 其他类：干枣、木耳。

食疗方推荐

- 薏米炖鸡

母鸡1只，收拾干净，与薏米20克一起放入锅中，加清水适量、大火烧开，撇去浮沫后改中火煮至熟，加入葱段、姜丝，放盐调味即可。

- 薏米甜汤

薏米200克淘洗干净，加清水大火烧开，放入冰糖20克转小火煮至薏米烂熟即可。

- 羊肾枸杞粥

羊肾1对，洗净切细丝，与枸杞子50克、小米50克和葱末适量一起煮粥，粥熟即可食用。

照护提示

产后要注意保暖，不可经受风寒，尤其要注意头部和脚部的保暖。

室内要通风透气，但不可直接吹风，即使在夏天也不要贪凉。居室环境要保持干燥洁净，避免潮湿。

医师叮咛

痛风重在日常预防，切不可麻痹大意。产后一定要小心风寒，时刻注意天气变化，使身体经常处于微微出汗的状态为宜。

特别关注剖宫产妈妈

剖宫产与自然产的生理变化大致相同，但是因为有伤口的缘故，对于排尿、排气、伤口等需要特别的照顾。

排尿

产后数天的尿量会增加，尿管通常需留置1~2天，或等到点滴拔除后约1~2小时移除尿管，拔除尿管后，产妇一般可在4~8小时内自己排尿。但是由于腹部伤口疼痛，而不敢用力，造成排便困难。

- 照护提示

尿袋不可上提超过腹部（膀胱位置）或放置在地上。

摄取足够水分，避免尿液颜色深黄。

避免拉扯导尿管而产生血尿。

避免压折或扭转尿管，造成尿路不通。

尿管粘贴处与尿袋悬挂处应为同一方向。

尿管应放置于膝盖下方，不可高过膀胱。

导尿管要等到产妇慢慢练习起床、站立、走路之后才能拔除。

3~4小时要排尿一次，并注意排尿时是否有灼热或刺痛的感觉，以防尿道感染。如有任何不适（如膀胱涨、血尿、疼痛），应立即通知医护人员。

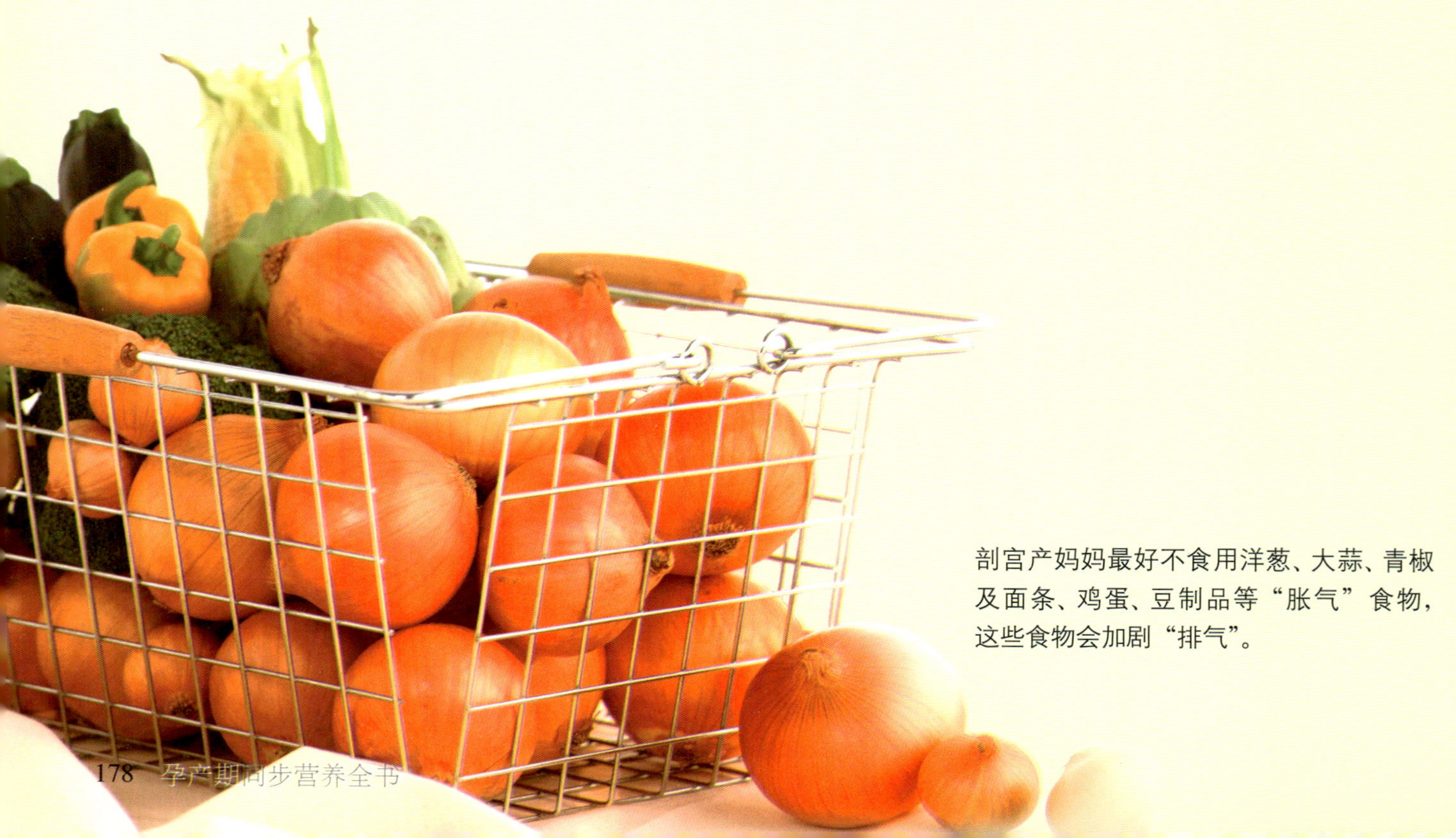

剖宫产妈妈最好不食用洋葱、大蒜、青椒及面条、鸡蛋、豆制品等“胀气”食物，这些食物会加剧“排气”。

蜂蜜既可润肺止咳、润肠通便，也可滋润肌肤、防干燥，是产后的保健圣品。

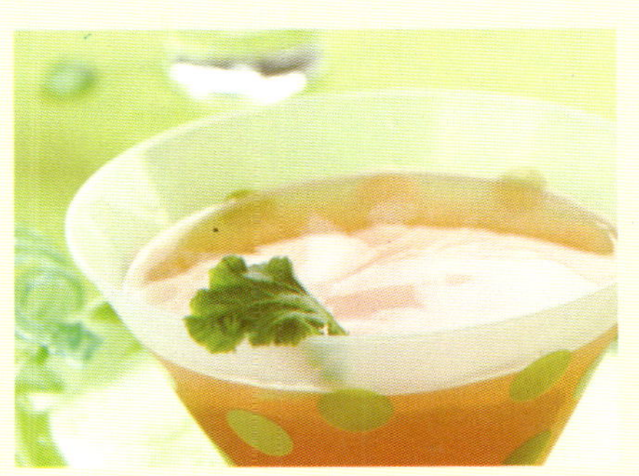

排气

排气代表肠子已恢复蠕动，一般建议等到排气之后再进食。排气后可先喝一些水，1小时后，如果没有呕吐情况，即可拔除点滴。

- 照护提示

手术后若觉口干，可用棉签沾水润唇，并按医生指导喝水。

先食用流质食物，如鱼汤和米汤，再采取半流质，最后进食软质或固体食物。

不可空腹吃水果，否则容易胃痛。

伤口

剖腹产伤口的照顾必须遵循两个原则：一是保持干爽；二是在手术隔天视情况换药，要特别注意翻身的技巧。

- 照护提示

伤口若有渗湿或出血应马上通知护士。万一弄湿的话，必须立即擦干。

第一周内不可使冷水接触伤口，洗澡需采用擦澡方式。必要的话可贴上防水胶布。 在咳嗽、笑、下床前，以手及束腹带固定伤口部位。

术后24小时后就应该练习翻身，坐起并下床慢慢活动，以增强胃肠蠕动并尽早排气，防止肠粘连及血栓形成。

翻身时一手扶住伤口，另一手抓住床边扶拦，利用手部的力量而不是肚子的力量翻身。

饮食调理

喝2周生化汤。手术后第1天，以稀粥、米粉、藕粉、果汁、鱼汤、肉汤等流质食物为主，分6~8次进食。黑鱼汤和鸽子汤能够促进伤口愈合，可以提前准备。

术后第2天，可吃些稀、软、烂的半流质食物，如肉末、肝泥、鱼肉、蛋羹、烂面、烂饭等，每天4~5次，保证营养摄入。

第3天后，就可以吃普通饮食了，并注意补充优质蛋白质、各种维生素和微量元素，每日可选用主食300~400克、牛奶250~500毫升，肉类150~200克、鸡蛋2~3个、蔬菜水果500~1000克、植物油30克左右，有效保证乳母和婴儿的营养。应根据新妈妈的实际情况进食，不必勉强。

正常作息，养成及时大小便的习惯，对营养的消化吸收很有好处。

图书在版编目（CIP）数据

孕产期同步营养全书 / 汉竹主编；王琪编著．— 北京：中国轻工业出版社，2014.8

（汉竹·亲亲乐读系列）

ISBN 978-7-5019-7534-1

Ⅰ．①孕… Ⅱ．①汉… ②王… Ⅲ．①孕妇-营养卫生-基本知识 ②产妇-营养卫生-基本知识 Ⅳ．① R153.1

中国版本图书馆 CIP 数据核字（2010）第 036650 号

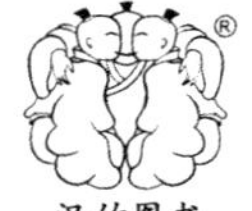

汉竹图书
www.homho.com
全案策划

责任编辑：龙志丹　付　佳　张　弘　　责任终审：劳国强
责任监印：马金路
版式设计：辛　琳　顾　燕　　封面设计：辛　琳

出版发行：中国轻工业出版社（北京东长安街6号，邮编：100740）
印　　刷：北京画中画印刷有限公司
经　　销：各地新华书店
版　　次：2014年8月第1版第15次印刷
开　　本：889×1194　1/20　印张：9
字　　数：210千字
书　　号：ISBN 978-7-5019-7534-1　定价：39.80 元
邮购电话：010-65241695　传真：65128352
发行电话：010-85119835　85119793　传真：85113293
网址：http：//www.chlip.com.cn
E-mail：club@chlip.com.cn
如发现图书残缺请直接与我社邮购联系调换
140992S7C115ZBW